シリーズ MIに基づく歯科臨床　補巻

生体に優しい総義歯製作法
～高維持力機能総義歯～

五十嵐尚美・高橋宗一郎　著

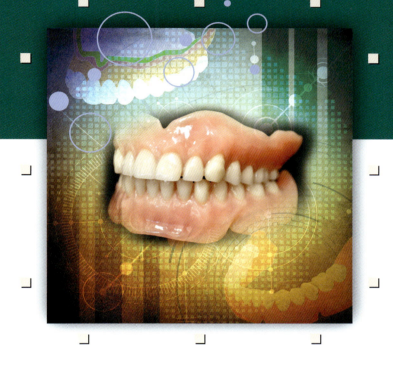

クインテッセンス出版株式会社　2018

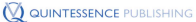

Berlin, Barcelona, Chicago, Istanbul, London, Milan, Moscow, New Delhi, Paris, Prague, São Paulo, Seoul, Singapore, Tokyo, Warsaw

推薦のことば

　私が大学（歯学部）を卒業したのは40年以上前である．卒業前の最終学年（6年生）は，ポリクリ（臨床実習）と称して患者さんの治療にほとんどの時間を費やした．記憶では，コンポジットレジン10症例，インレー5症例，クラウン2症例，ブリッジ1症例，抜歯10症例，矯正1症例（見学中心），局部床義歯数症例，総義歯2症例（上下であれば1症例）などを，形成・印象・技工を含めすべて自分でこなさなければ卒業できなかった．大変であったが，今の歯学生と比べれば，楽しい学生生活であり，その後の人生に有意義であった．

　しかし，本当に困ったことが生じた．ある上下総義歯の患者さんを配当され，それが教授ケースの対象となったのである．これに合格しない（患者さんが噛めると言わない）と卒業ができないのである．私は，分厚い河辺の総義歯学の本を再度紐解き，ボーダーモールディング，選択的加圧/無圧印象，咬合採得，人工歯排列，試適と教科書どおりに実行した（つもりであった）．そして，いよいよ教授の面前で義歯の装着日を迎えた．結果は，惨敗であった（まったく噛めない，使えないというお答えであった）．教授には，咬合高径の不備を真っ先に指摘された．私は，安静空隙を教科書どおり2mmになるように咬合高径を設定したが，教授からは「君は詐欺師か」とお叱りを受けた．旧義歯（十数年使用してかなり咬合高径がすり減っている）に合わせなかったことがいけなかったようである．そこで，再度旧義歯を参考にしながら義歯を新製したのであるが，やはり満足とは程遠いものであった．また，下顎の顎堤はきわめて吸収しており，私の技術では到底安定した義歯にはならなかった．幸い，患者さんの優しい言葉（教授の前で噛めると言ってくださった）で卒業できた．

　以来，私は総義歯が嫌いになった．リンゴや柿がパカパカ噛めるなんて，夢でなければ嘘に決まっていると決めつけていた．しかし，約8年前に本書の著者である五十嵐尚美先生に出会って考えが一変した．彼女と歯科技工士の高橋宗一郎氏が手掛けた上下総義歯の患者さんのビデオを見て唖然とした．

　患者さんがリンゴ，せんべい，沢庵，食パン，何でも咀嚼し，口数が増え，笑顔が多くなり，義歯の装着感について「軽い，入れ歯を入れていないみたい」と言っているのを聞いた時に直感し，『高維持力機能総義歯』と私が命名した．咀嚼機能時にはしっかり維持しているにもかかわらず，窮屈感がなく「自分の歯で食べているようだ」と言わしめる総義歯である．

　早速，私のセミナーで高維持力機能総義歯のコースを開始した．実際に患者さんに来ていただき，すべての工程を受講生と共有しながら義歯を作り上げていくのであるが，最終日に受講生の前で，出来上がった義歯でリンゴやせんべいなどを食べていただいている．もう感動的である．このノウハウが余すところなく詰まったのが本書である．読まない手はない．

月星光博（月星歯科クリニック）

はじめに

　総義歯製作は，まず診査・診断を基に治療計画立案を行い，その後製作過程においても必要に応じ診査・診断，再治療計画を行うプロセスが大切である．製作法のみがスポットを浴び画一的な総義歯製作システムを用い完成した総義歯は必ずしも良好な結果を導けず，患者満足と歯槽骨の長期安定が得られない．

　「装着違和感がなく外れやすくない，咀嚼能率が良く，審美・発音に優れ長期装着可能な総義歯」を製作することは，口腔の健康のみならず，全身の健康にも寄与できると確信している．そのための維持や機能を取り込み患者固有の総義歯を製作することが重要である．

　しかし，総義歯治療の難しさは，顎堤条件のみならず以前の治療歴・設定された顎位に大きく影響を受けることに加えて患者の抱える特有の問題を共有しなければいけないところにある．

　総義歯は装着した患者が評価し，その結果が明白であるため，歯科医師にとり大きなやりがいに繋がる時もあるが大きな苦痛をともなうこともある．

　筆者は，日本大学松戸歯学部で故・加藤吉昭教授に出会い，広島大学にて故・津留宏道教授ほかさまざまな先生から総義歯を学んだ後，現在は，深水皓三先生（銀座深水歯科），堤 嵩詞先生（PTDLABO）のもとで勉強を行っている．

　この本は，地域密着型の一般開業医である筆者がさまざまな制約を抱えながらの日常診療で能率が良く，質の高く，患者満足度の高い義歯製作を行うための重要事項をまとめたものである．超高齢化社会において，自費診療や保険診療の垣根を超えた「吸着力に頼らないのに高維持力，生体に優しい機能を取り入れた真実の総義歯製作」とは何かを問う一翼になれれば幸いである．

五十嵐尚美

CONTENTS

推薦のことば 2

はじめに 3

高維持力機能総義歯製作法のフローチャート 7

高維持力機能総義歯についてのQ&A 8

CHAPTER 1　概論 11
総義歯治療／高維持力機能総義歯とは／高維持力機能総義歯を成功に導く5つのポイント

CHAPTER 2　印象採得に必要な解剖学 17
義歯床辺縁を設定する解剖学的指標／上顎の維持に関する解剖学／上顎総義歯の維持を向上させる工夫／下顎の維持に関する解剖学

CHAPTER 3　総義歯の維持力 35
維持力／印象採得で得られる維持／維持力を阻害しない安定を考慮した咬合付与

CHAPTER 4　診査・診断，前処置 49
総義歯新製時の診査／前処置

CHAPTER 5　印象採得 61
一次印象にて使用する材料／アルジネート印象材のルール／アルジネート印象材の硬さによる印象体の違い／総義歯用既製トレー／ストッパーの付与と辺縁の調整／熱可塑性トレーを使用したアルジネート一次印象採得／アルジネート印象材の練和法と一次印象の採得法／個人トレーを用いた無圧的印象採得／二次印象にて使用する材料の寸法変化／個人トレーの製作／トレーの試適／閉鎖維持／筋圧形成（筋形成）の材料／筋圧形成（筋形成）の一例／顎堤吸収条件に応じた印象採得法の選択とまとめ／石膏注入の注意点

CONTENTS

CHAPTER 6　規格模型の製作と診断と咬合床製作　121
模型の規格化／義歯製作のための規格模型の観察：上顎／義歯製作のための規格模型の観察：下顎／規格咬合床の製作

CHAPTER 7　咬合採得　143
総義歯における咬合採得／総義歯の顎位／総義歯における咬合再構成／一次咬合採得／人工歯選択／フレンジテクニック／一次咬合採得での顎位の設定／一次咬合採得でのライトタッピング下顎誘導法／リップインデックスの印記／咬合器／一次咬合採得模型の咬合器への付着／咬合平面の咬合器上での修正／水平的顎位の設定／ゴシックアーチ装置の装着／ゴシックアーチ描記の術式／ゴシックアーチ描記の診断

CHAPTER 8　人工歯排列　205
Model analysis（模型分析）とその目的／模型分析をすべき事項／上顎に対する下顎の三次元的位置／顎堤の咬合圧支持領域（Stable zone）と咬合圧支持不安定領域（Unstable zone）の位置／人工歯の歯軸（咬合支持領域〔Stable zone〕への咀嚼力のベクトル）の設定／歯科用模型診断用レーザーマーカー（Model analyzer Divineguide・モデルアナライザー・ディバインガイド）／人工歯排列／前歯部排列／臼歯部排列／歯齦形成（歯肉形成）

CHAPTER 9　レジン成型・総義歯完成・調整　231
試適／床用レジンの重合と成型精度／咬合器上での咬合調整／コンディレーターバリオ半調節性咬合器を使用した咬合調整／総義歯調整

CHAPTER 10　治療用義歯　261
治療用義歯とは／治療用義歯製作法／治療用義歯で採得する「機能印象」とは／治療用義歯を用いたダイナミックインプレッション／顎位のリハビリテーション／コピーデンチャーの製作／治療用義歯調整終了後／ゲルバーレジストレーションのための準備／仮床試適／フェイスボウトランスファーとレジストレーションの描記／レジストレーション後から総義歯完成までのラボサイドワーク／おわりに

CONTENTS

治療用義歯を用いた高維持力機能総義歯の製作に使用する器材 …… **305**

おわりに …………………………………………………………… **306**

APPENDIX　索引 ………………………………………………… **307**

著者略歴 …………………………………………………………… **313**

コラム「もっと詳しく」

①フレンジテクニック（Flange technique）とは **023**／②口蓋突起の窪み **024**／③義歯性線維症 **028**／④機能的印象時の注意点 **031**／⑤舌の違和感がない舌房研磨面形態 **031**／⑥分子間力（分子間結合）とは **038**／⑦一次印象採得時で得られる基礎維持 **040**／⑧トレーの調整で使用する材料 **079**／⑨トレー試適時の注意事項―口角炎など― **079**／⑩アルジネート印象採得時の注意 **088**／⑪上顎結節部に骨隆起があるときの印象採得法 **092**／⑫小帯部トレーの調整での注意 **100**／⑬印象圧について **114**／⑭吸盤装置と吸着維持 **114**／⑮閉鎖弁の厚みの違い **115**／⑯基礎維持の重要性 **115**／⑰イミディエイトサイドシフト（Immediate side shift）や後退運動（Retrusive movement）を起こした患者における有歯顎補綴物製作と無歯顎総義歯製作の違い **148**／⑱カンペル平面の定義の変遷 **148**／⑲コンディレーターバリオ半調節性咬合器が誕生したきっかけ **169**／⑳リマウントを行い咬合平面板に修正した咬合平面を再設定する理由 **182**／㉑ゴシックアーチ描記法とは **185**／㉒二態咬合で人工歯排列を依頼する場合 **202**／㉓アクリルレジンの切削・研磨・保管における注意点 **250**／㉔「ふだんは痛くないが，食べ物を噛むときに痛む」場合の調整法 **252**／㉕軟性裏装材を扱うときの注意点 **278**／㉖レジン成型後にリマウントして削合調整する理由 **302**

高維持力機能総義歯製作法のフローチャート

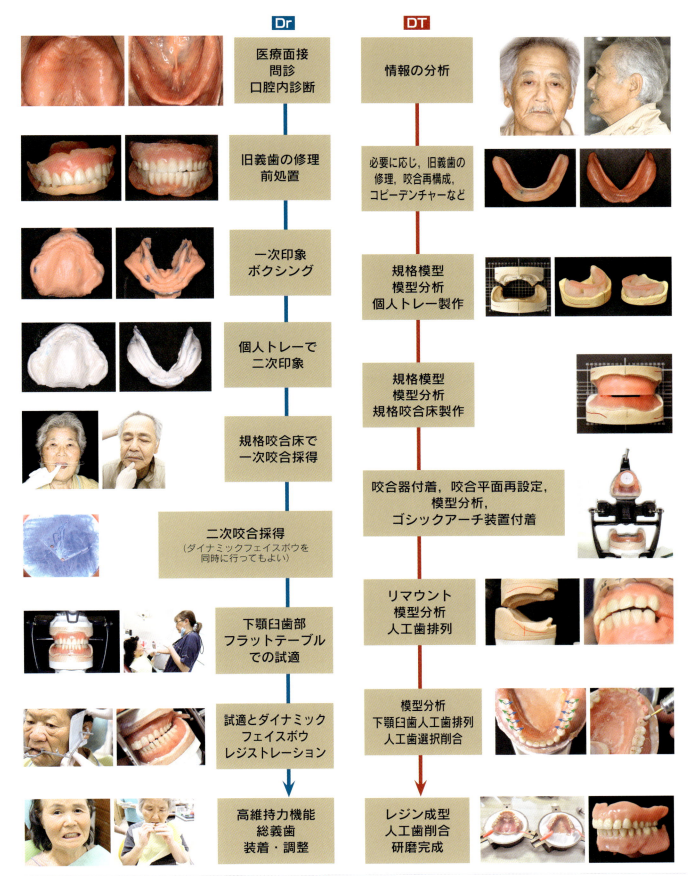

高維持力機能総義歯についての Q & A

Q 高維持力機能総義歯とは，何でしょうか？ 特徴を教えてください．

A 食事をしていない時には義歯を入れていない錯覚を起こすような装着感でふんわり付着していますが，食事中には，しっかり維持力を発揮して咀嚼能率を向上させる総義歯です．

　歯のある家族と一緒に，同じものを同じ時間で食べることができます．機能的な研磨面形態を再現することで，細かなゴマやイチゴの種などが義歯粘膜面に入らず食渣が頬側に溜まることもありません．加えて審美・発音の満足度も高く義歯床下組織にかかる咀嚼力も均等なため，歯槽骨の吸収も緩慢になり長期使用が可能です．完成総義歯の調整が少ないのも特徴です．

Q 私は経験の浅い歯科医師です．総義歯を上手く製作できるようになるには，最初に何をすべきでしょうか？

A まず，日常診療ですでに使用されている総義歯の（できればリマウントを行い）咬合調整をしましょう．

　両側性平衡咬合（バイラテラルバランスドオクルージョン）の調整ができることで「軽くなった」「食べやすくなった」と感想を述べられるでしょう（**CHAPTER 8, 9**）．次にアルジネート印象採得の手技を磨くことです．それにはまず，診療室の室温や湿度，粉・水の管理を整えることが大切です．印象の理論と手技を参考にしてください（**CHAPTER 3, 5**）．

Q 無圧的印象法の利点を教えてください．

A 維持があり，装着違和感がなく，歯槽骨吸収が緩慢になることです．

　咀嚼粘膜を無圧的に印象することで，ありのままの形の粘膜の形態が模型で再現されます．粘膜を加圧することなくピッタリでそこに少量の唾液が介在することで基礎維持が得られます．それにより維持があっても粘膜が加圧されていないため装着違和感もなく，義歯床下粘膜の血流が阻害されないため歯槽骨吸収が緩慢になると考えられます（**CHAPTER 3, 5**）．

Q ゴシックアーチ描記法は，必要ですか？ どんなメリットがありますか？

A 筆者は総義歯ではすべての症例で行っています．再排列の頻度を減らすことができます．

　総義歯・多数歯欠損，咬合再構成を必要とする補綴治療には，保険診療でもゴシックアーチ描記法を行っています．それは，顎位の設定を適切に行いたいからです．総義歯製作を多く手掛けているにもかかわらず仮床試適時に再排列を指示する頻度が高い術者にはおすすめです．また，顎運動の二次元的な描記を観察することで，人工歯排列の診断材料のひとつになります（**CHAPTER 7**）．

Q 規格模型とは何でしょう？ 規格模型の特徴を教えてください．

A 有歯顎時の歯の位置関係にできるだけ近い咬合床（規格咬合床）を製作することを目的に，経時的・解剖学的に変わりにくい3点をランドマークに設定し規格化することで，製作した模型です．

　規格模型を製作することは，高維持力機能総義歯を製作するうえでの必須技工工程です．規格性に優れており，一次咬合採得が楽に行えます．今まで見えてこなかった患者の口腔歴（顎堤状態や咀嚼習慣等）の簡易診断にもなり非常に便利です，しかし，正確な規格模型を製作するためには必要なランドマーク（上下顎前歯部基準点・レトロモラーパッド・翼突下顎ヒダ）を無圧的に印象採得する必要があります（**CHAPTER 6**）．

Q 総義歯製作を上手くなりたいため，いろいろな義歯のコースに出るたびに，咬合器をそろえ，重合システムを変えいろいろ材料が増え，そのたびに投資をしなければなりません．この本を読んで今度は何を買い揃えればいいですか？

A まずは，今ある材料や咬合器で可能な範囲で模倣してください．

　この本を読んで，もし実践したいと思われるなら，今ある材料や咬合器で模倣してください．ゴシックアーチ描記法やフェイスボウ，治療用義歯などは非常に有益ですが経験の浅い術者には必須ではありません．歯科医師であれば，印象採得（**CHAPTER 5**）や一次咬合採得（**CHAPTER 7**）が妥当であることが重要です．歯科技工士なら，まず材料の管理や用量・用法を守ること，規格模型と規格咬合床を正確に製作し（**CHAPTER 7**），各ステップで診査・診断（**CHAPTER 8**）を行うことが重要です．

　本書を最後まで体得されれば，超難症例でなければ総義歯完成後の調整回数は少ない（平均2回程度）と思います．超難症例でも治療用義歯製作法を体得されれば，完成した機能義歯の調整（**CHAPTER 10**）に多くの時間は必要ありません．

CHAPTER 1
概論

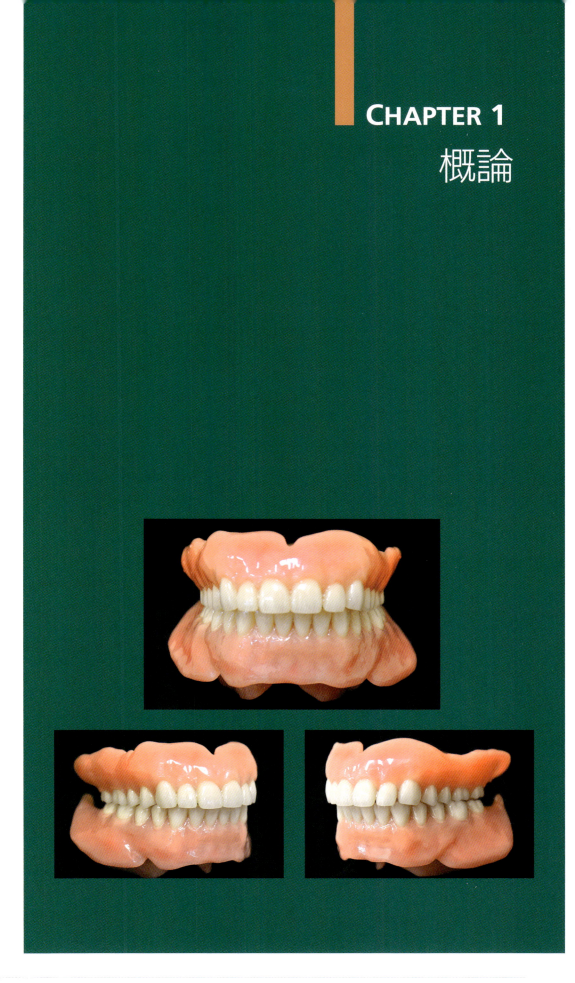

Chapter 1 のポイント

> **総義歯と患者満足**

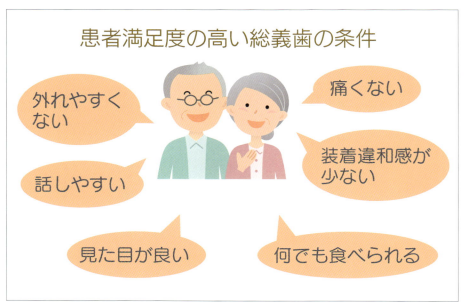

Fig 1 総義歯の患者満足度とは．

総義歯治療

1．現代の総義歯治療

総義歯製作はさまざまな工程がある．そのため歯科医師，歯科技工士がお互いの作業工程を理解し，患者情報を共有・連携することが重要となる．

歯科医師は総義歯製作工程で診査・診断を基に生体に調和した機能を取り入れ，歯科技工士はチェアサイドからもたらされる情報（印象採得・咬合採得）を認識し，精密な成型精度で製作する．総義歯製作の過程や理論は先人たちによって，すでに確立されていることも多い．

近年，高齢化が進み難易度の高い症例が増えているため多くの情報認識で問題点を見出し，確実な作業工程を経て適切に治療にあたる必要がある．

患者は，無歯顎になるまでに今まで経験した苦痛や不満，患者自身が抱える多くの問題で，診療に対して十分な理解を得られないことが多い．しかし，患者にとって総義歯は，歯を失った後の大切な人工臓器となるため，治療目的を共有しなければならない．

総義歯装着患者の満足度を高める条件（**Fig 1**）としては，

- 維持が良い
- 装着違和感がない
- 咀嚼・嚥下がスムーズである
- 発音に違和感がない
- 見た目が美しい（審美）

などが考えられる．

患者と歯科医療従事者が，より満足度の高い総義歯を製作するには，まず，「装着違和感のない，いかなる時も（安静時も咀嚼運動時も）必要かつ十分な維持が得られた総義歯製作」を目指さなければならない．

総義歯の維持面

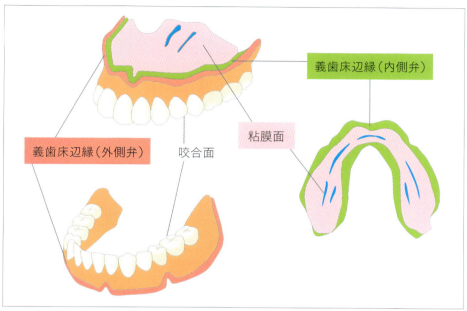

Fig 2 総義歯の4つの維持面.

高維持力機能総義歯とは

1．高維持力機能総義歯の定義

　総義歯製作においては維持力を最大限に発揮できることが大切である(**Fig 2**).

　口腔粘膜と口腔周囲筋にその維持力をいかに発揮させられるかが，快適に機能する総義歯を製作するポイントとなる．

　そのためには，
①総義歯の維持力が持続する印象採得
②規格模型・規格咬合床を用いた咬合採得
③顎関節機能と調和した顎位の設定
④機能的な咬合付与
⑤レジンの成型精度
の5つのポイントを守ることが必要であり，それにより十分な維持力を与えることができる．

総義歯の維持力が持続する印象採得

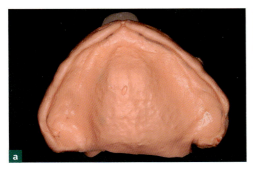
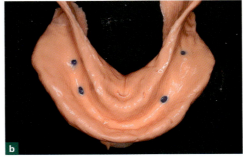

Fig 3a, b 基礎維持を期待した無圧的印象採得法によるアルジネート印象体.

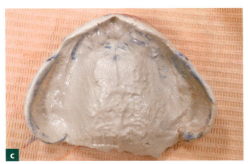
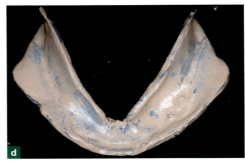

Fig 3c, d 閉鎖維持を期待してコンパウンドで筋圧形成し、酸化亜鉛ユージノールでウォッシュした選択的加圧印象体.

規格模型・規格咬合床を用いた咬合採得

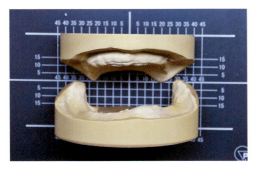

Fig 4 規格模型・規格咬合床での咬合採得は、総義歯製作において最も重要な作業である。補綴治療における基本であり、補綴の質を左右する(総義歯のみならず、部分床義歯、有歯顎の模型でも有効である).

高維持力機能総義歯を成功に導く5つのポイント

1．総義歯の維持力が持続する印象採得

高維持力機能総義歯の製作ではまず、基礎維持を期待した無圧的印象採得法を行う(**Fig 3a, b**). その後、被圧変位量・閉鎖維持・生理的維持を取り込んだ選択的加圧印象採得法を行う(**Fig 3c, d**). そうすることで十分な維持が得られ、かつ義歯床下組織の長期安定が得られる.

2．規格模型・規格咬合床を用いた咬合採得

歯や顎堤が失われた口腔で有歯顎時に近い咬合を再建するためには、有歯顎時より形態変化の少ない点を解剖学的ランドマークと定め、規格模型・規格咬合床を製作する(**Fig 4**). 規格咬合床を使用することで、短時間で一次咬合採得を終了することができる.

3．顎関節機能と調和した顎位の設定

正常咬合が常に中心位とは限らない. 総義歯を製作する場合重要になるのは、Physiologic and reliable centric

妥当な顎位の設定

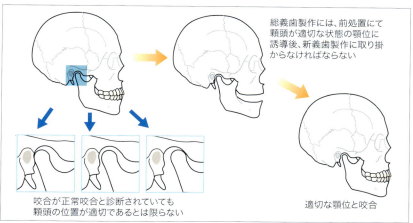

Fig 5 総義歯患者の多くは顎関節部がルーズになり，下顎頭部がさまざまに動き，三次元的偏位を起こしていることが多い．

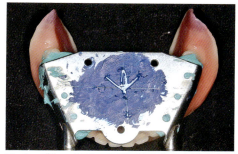

Fig 6 ゴシックアーチ描記は中心位を設定する有効な手段である．

機能的な咬合付与

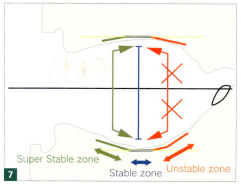
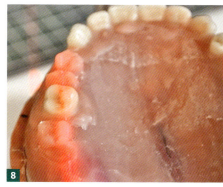

Fig 7 咬合器にて対向関係が決定した作業模型にModel analysis（模型分析）を行う．

Fig 8 Model analysis・歯槽頂間線法則・ニュートラルゾーンなどを総合的に判断し人工歯排列を行う．

relation（生理的で信頼できる中心位）を設定することである．総義歯患者の多くは，長年のダメージで顎関節部に緩みや形態変化が起こり，イミディエイトサイドシフト（平衡側顆頭が下顎側方運動の動き始めに三次元的に起こすわずかな横ずれ．下顎並進運動）やRetrusive movement（後退運動）を起こす．加えて，咬合高径不足やさまざまな原因で不適切な顎位設定がなされた総義歯を長期装着している場合，咀嚼運動のたびに下顎位が口腔周囲筋に誘導され三次元的偏位を起こしていることが多い（**Fig 5**）．

顎関節部の緩みがある患者の下顎運動路の観察と，中心位を設定する方法として，ゴシックアーチ描記（**Fig 6**）やダイナミックフェイスボウで行うレジストレーションによる診断は患者固有の咬合を与える有効な手段である．

4．機能的な咬合付与

咬合器にて上下顎の対向関係が決定した作業模型にModel analysis（模型分析）を行い，Stable zone（安定する部位）に咬合を与え義歯床下組織に均等に咀嚼力を負担させる（**Fig 7**）．Model analysis・歯槽頂間線法則・ニュートラルゾーン（天然歯が生えていたと思われる位置）などを総合的に判断し，人工歯排列を行う（**Fig 8**）．

以前，歯が植立していた位置，もしくはそれに近い位置に人工歯を並べることで，患者は口腔を広く感じ，義歯装着違和感が少なくなる．また，Model analysisを行った後に咬合を与えるため，咀嚼運動時にも維持が保たれる．

レジンの成型精度

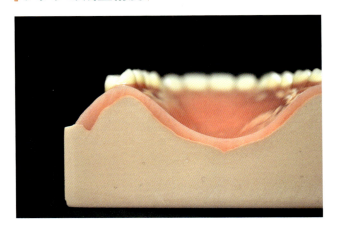

Fig 9　維持力を最大限発揮するには，技工操作上のレジン成型精度が重要になる．

5．レジンの成型精度

　咀嚼粘膜と被覆粘膜の維持力を最大限発揮するには，レジン重合における成型精度が重要である（**Fig 9**）．近年，重合システムは飛躍的な進化を遂げている．

精密な重合システムであれば，いかなるシステムでもよいと思われるが，今回は化学重合（常温重合）レジン重合システムを使用する．

参考文献

1. 堤嵩詞，平岡秀樹．総義歯づくり　すいすいマスター　総義歯患者の「何ともない」を求めて～時代は患者満足度～．東京：医歯薬出版，2014：24-31.
2. McGRANE HF. Five basic principles of the McGrane full denture procedure. J Fla State Dent Soc 1949；20(11)：5-8.
3. 上濱正，堤嵩詞．機能解剖学・生理学に基づく印象テクニック　その1．維持と支持、口腔周囲筋と舌とのバランスを採り入れるための基本理論．歯科技工 2001；29(10)：1327-1341.
4. 堤嵩詞，平岡秀樹．総義歯づくり　すいすいマスター　総義歯患者の「何ともない」を求めて～時代は患者満足度～．東京：医歯薬出版，2014：112-114.
5. 末次恒夫．リンガライズド・オクルージョン　その考え方と与え方．デンタルダイヤモンド 1980；10：300-311.
6. 深水皓三（編著），堤嵩詞，阿部伸一，岡田尚士（著）．治療用義歯を用いた総義歯臨床．京都：永末書店，2014：68-79.
7. 浜田重光，津留宏道，他．印象圧が義歯床下組織に及ぼす影響に関する実験的研究．補綴誌 1982；26(6)：1135-1145.
8. 原哲也，佐藤隆志，中島啓一朗，他．咬合圧が義歯床下組織の初期変化に及ぼす影響に関する研究．補綴誌 1995；39(4)：722-728.

CHAPTER 2
印象採得に必要な解剖学

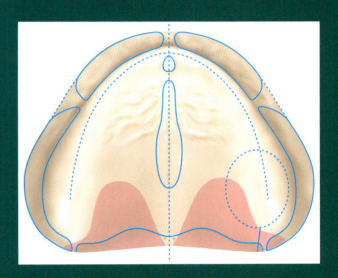

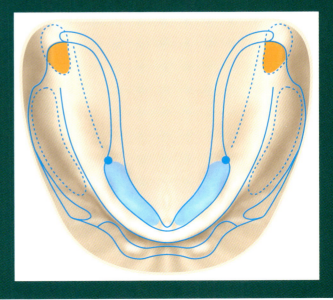

Chapter 2 のポイント

印象採得に必要な解剖学的な名称（上顎）

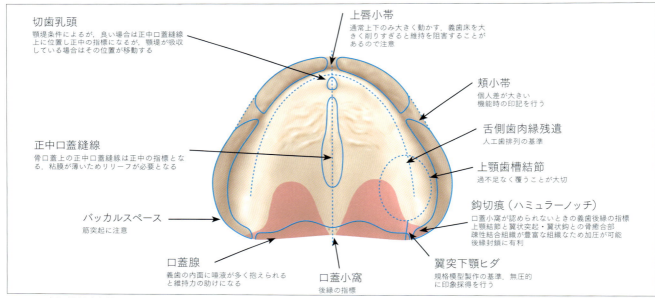

Fig 1a　上顎総義歯製作に必要な解剖学的名称.

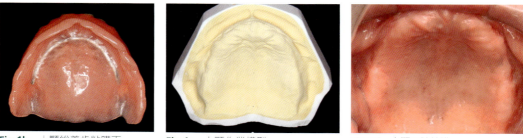

Fig 1b　上顎総義歯粘膜面.　　Fig 1c　上顎作業模型.　　Fig 1d　上顎口腔粘膜.

総義歯床辺縁設定（上顎）

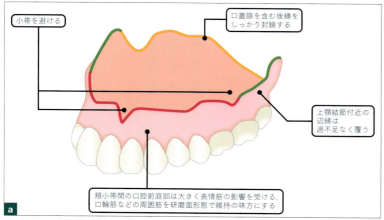

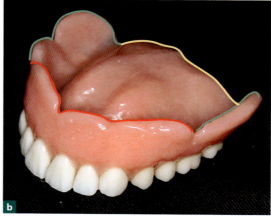

Fig 2a, b　上顎総義歯床辺縁設定のまとめ.

印象採得に必要な解剖学的な名称（下顎）

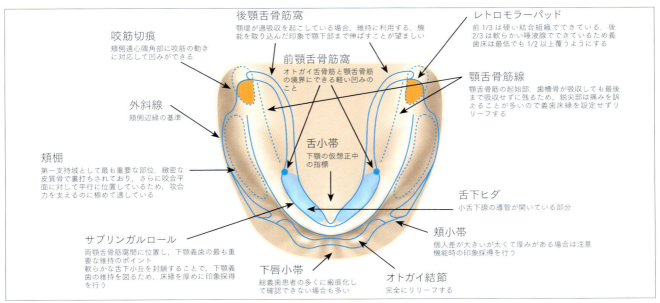

Fig 3a　下顎総義歯製作に必要な解剖学的名称.

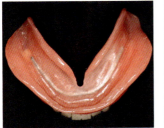

Fig 3b　下顎総義歯粘膜面.

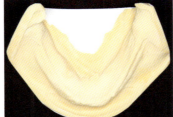

Fig 3c　下顎作業模型.

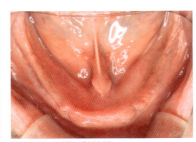

Fig 3d　下顎口腔粘膜.

総義歯床辺縁設定（下顎）

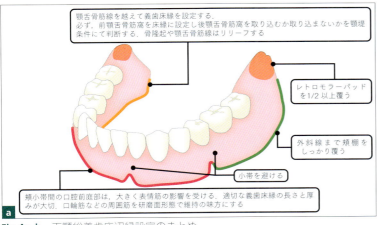
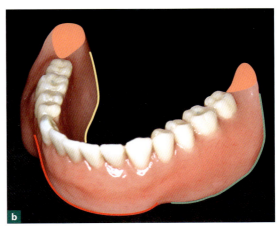

Fig 4a, b　下顎総義歯床辺縁設定のまとめ.

歯肉歯槽粘膜境付近

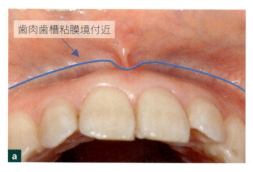
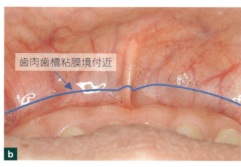

Fig 5a 上顎歯肉歯槽粘膜境付近.
Fig 5b 下顎歯肉歯槽粘膜境付近.

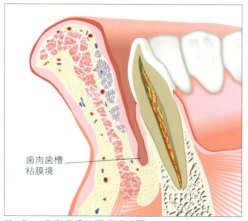

Fig 5c 歯肉歯槽粘膜境組織図.

義歯床辺縁を設定する解剖学的指標

　義歯床辺縁は，小帯・歯肉歯槽粘膜境付近（歯肉唇移行部・齦頬移行部・口腔前庭円蓋）・口腔周囲筋・顎堤条件などの影響を考慮して設定される．

　歯肉歯槽粘膜境とは，被覆粘膜（口唇粘膜や頬粘膜）と咀嚼粘膜（歯槽突起〔上顎〕または歯槽部を覆う歯槽部粘膜）との境をなしている部位である（**Fig 5**）．この部位は，歯槽骨の吸収によるアダプテーションや口腔周囲筋の影響で可動する．つまり小帯の位置や形態は印象採得前に診査しておき，口腔周囲筋の基本的な動きを知っておくべきである．義歯床辺縁は，総義歯の維持力に大きな影響を及ぼすため，適切に設定する．

1．小帯（Frenulum）

　小帯は，大きな血管や筋線維を含んでいないため，それ自体が動くことはない粘膜固有層である．義歯床辺縁

設定において避ける必要がある．しかし大きく避けると封鎖性が劣り，総義歯を脱離させる原因となる．小帯を覆った義歯床辺縁は，小帯や口腔周囲筋に干渉し痛みや維持力の減弱を起こす．そのため，小帯の形態や機能に即した義歯床辺縁形態にしなければならない．

上唇小帯（Frenulum labii superioris）

　上唇小帯は，正中付近の口唇粘膜と歯槽粘膜の間に存在する．

　上唇小帯は，口腔内の小帯の中で最も発達しており付着の位置もさまざまで，形態はⅠ字型またはⅤ字型が多い．周囲筋の影響や外科処置後の瘢痕等の影響により形態を変え，義歯床辺縁に影響を与える（**Fig 6**）．

頬小帯（Buccal frenulum）

　頬小帯は，小臼歯相当部付近の頬側歯槽粘膜とモダイオラス（Modiolus）との間に存在する（**Fig 7**）．口輪筋や周囲筋の影響を受け，形態が変化する．上下頬小帯は，モダイオラスよりつながっている一帯の組織束の一部である．

下唇小帯（Frenulum labii inferioris）

　下唇小帯は，下顎唇側前庭部の正中付近に存在する（**Fig 8**）．形態は下唇の機能運動に影響を受けるが，瘢痕化や退縮を起こして，ほとんど確認できない場合もある．正中の指標になる場合もあるが，下唇小帯と舌小帯との位置にずれがある場合は，舌小帯を優先する．

印象採得に必要な解剖学

上唇小帯

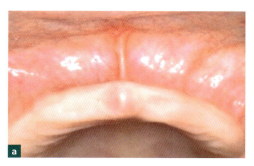
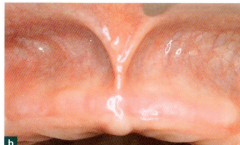

Fig 6a Ｉ型上唇小帯．
Fig 6b Ｖ型上唇小帯．

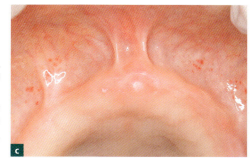
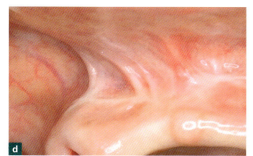

Fig 6c 複数条の上唇小帯．これは，鼻中隔下制筋の筋束のスジと考えられている．
Fig 6d 上唇小帯とスジ．このような縦や斜めに走行するスジは，義歯を脱離させる作用があるため避ける．

頬小帯・下唇小帯・舌小帯

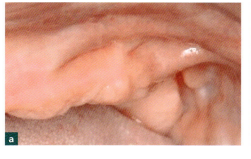
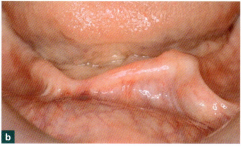

Fig 7a 上顎頬小帯．
Fig 7b 下顎頬小帯．

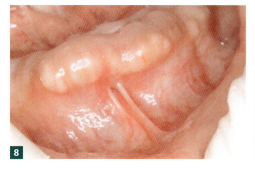
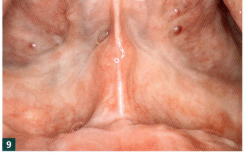

Fig 8 下唇小帯．
Fig 9 舌小帯．

舌小帯（Frenulum linguae）
　舌小帯は，舌の下面から下顎の歯肉の内側に連続して存在する（**Fig 9**）．形態は，舌の習慣・安静時の位置・付着状態によりさまざまである．下顎の仮想正中線の指標とされているが，下顎が解剖学的に非対称の場合はその限りではない．

021

義歯の脱離に影響する口腔周囲筋

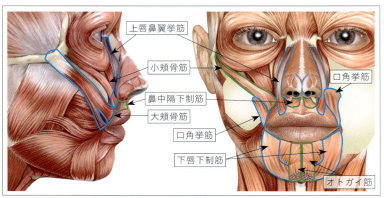

Fig 10 小頬骨筋・大頬骨筋・口角挙筋は縦走している筋肉であるため，強い力が義歯を脱離させる方向に働く．上唇小帯部のそばに筋肉筋束の影響がスジとなって現れることがある．術者主導で筋圧形成を行う場合は，口腔周囲組織の動かし方で短すぎる辺縁となる場合があるので注意が必要である．

義歯の維持に影響する口腔周囲筋

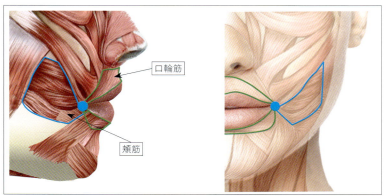

Fig 11 口輪筋は口唇の閉鎖時に働く筋である．口裂の周囲を輪状に取り巻いている．頬筋は横走の筋肉で，3層構造をしている表情筋の中で最も深層に存在し，頬粘膜の裏打ちをしている．モダイオラスとは，頬筋・口角下制筋・口角挙筋・笑筋・大頬骨筋などの表情筋の筋線維が口角部で交錯，停止し結節状を呈している部分を言う．口角部を指で挟むと容易に確認できる．

2．口腔周囲筋（Oral circumference muscle）

　義歯床辺縁は，歯肉歯槽粘膜境付近の被覆粘膜上のいずれかに設定され，それは口腔周囲筋の走行や形態に影響を受ける．その影響を受けない短い辺縁設定は支持領域の減少となり維持力が弱くなる．口腔周囲には，義歯の維持に役に立つ筋肉と脱離に働く筋肉がある．

脱離に影響する筋肉（縦走している筋）

　表情筋の中でも大頬骨筋・小頬骨筋・口角挙筋・鼻中隔下制筋・上唇鼻翼挙筋等は，縦走している筋肉のため収縮を起こすと強い力で義歯を脱離させる．そのため，義歯床辺縁を設定する場合は，これらを避けなければならない．

印象採得に必要な解剖学

もっと詳しく① フレンジテクニック（Flange technique）とは

口腔周囲筋の状態を十分に診査して適切な研磨面を形成することにより、口腔周囲筋を利用した維持力を得ることができる。このように口腔周囲筋を考えた研磨面を「フレンジ」と呼び、研磨面形成を「フレンジテクニック」と呼ぶ。

フレンジテクニックは、リップサポートと審美性の回復、食渣が入りにくい形態を目的とするもので、患者固有の失われた形態を取り戻すことが大切である。筋力の弱った患者の頬側を大きく膨らましすぎると、維持が減弱し唾液の介在がなくなり違和感が増すので注意が必要である（Fig 12）。

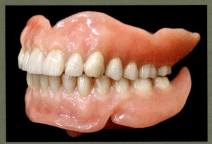
Fig 12 フレンジテクニックを取り入れた研磨面形態．

鼻中隔下制筋・上唇鼻翼挙筋は口腔前庭部の義歯床辺縁に影響する筋肉だが、筋束の影響が上唇小帯部のそばにスジとなって現れることがある。その部分を義歯床辺縁が覆わないように気をつける。

口角下制筋・下唇下制筋・オトガイ筋は、総義歯下顎唇側部の研磨面形態を設定するが、筋を緊張させると下顎口腔前庭部は隙間がなくなるため、義歯床辺縁は短くなりすぎることがある。この部位は咬合高径や咀嚼能率などの要素で筋緊張状態が多様に変化する場所である。よって術者主導で筋圧形成を行う場合は、口腔周囲組織の動かし方に注意が必要である（Fig 10）。

維持を助ける筋肉（横走の筋肉）

維持に働く筋肉は、口輪筋、頬筋などの横走の筋肉である。また、モダイオラス部も維持として役に立つ。

頬筋は上下顎臼歯部の歯槽隆起・上顎骨の頬骨下稜および翼突下顎縫線から起始し前方へ走って口角に集まり、上下の筋束が交差するようにして口輪筋と名称を変えて正中に走行していく。両者とも表情筋に分類されるが、咀嚼時に頬筋が緊張することで、頬筋を歯列に押し付け口腔前庭部の食塊を歯列に戻す働きがある。それらは開口時に弛緩し閉口とともに収縮、嚥下時に強く収縮する。義歯製作時に頬筋と義歯研磨面形態を十分に考慮しておかないと、頬側に食塊が溜まり不快感につながる。重度顎堤吸収の義歯床辺縁の設定は、外斜線を越えて設定する場合がある。頬筋は歯槽部の下顎骨体面に接しており、義歯床が頬筋の上に乗っていても頬筋自体がC形を呈しているため、ある程度義歯床辺縁を頬筋上に伸ばすことが可能である（Fig 11）。

また、モダイオラスも閉口時や嚥下時に義歯の維持に役立つ（Fig 11）。そのため、咀嚼時にモダイオラスがスムーズに動くことで頬側に食塊が溜まることを防ぐ因子のひとつとなる。

上顎の維持に関する解剖学

上顎総義歯は上顎骨の支持エリアが広いことや、舌などの周囲筋の阻害を受けないことから、通常容易に維持力を期待することができる。しかし、顎堤の吸収、フラビーガムが維持に影響を及ぼす。

1．口蓋（Palate）

上顎総義歯の維持の要である。口蓋の前方2/3は硬口蓋と呼ばれ、内部の基底部は骨質があり（Fig 13）口蓋腺が覆っている（Fig 14）。表層は、口腔粘膜で覆われており咀嚼粘膜と呼ばれ、弾性が乏しく可動はしにくい。口蓋の後方1/3は軟口蓋に移行し、軟らかく可動性が高い。

軟口蓋の基底部には口蓋帆張筋や口蓋帆挙筋などの筋肉があり、その上に口蓋腺と表面には口腔粘膜が覆って

上顎の維持に関する解剖学

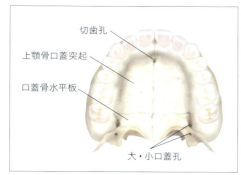

Fig 13　口蓋骨.

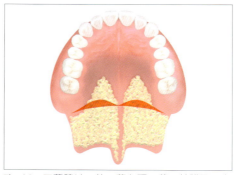

Fig 14　口蓋腺は，軟口蓋と硬口蓋の粘膜下に存在する混合腺である．硬口蓋では，後方2/3に存在するが，正中口蓋縫線部分とその周辺にはほとんどない．口蓋小窩は口蓋腺の開口部であるが，47.3%[1]の人には確認できない．

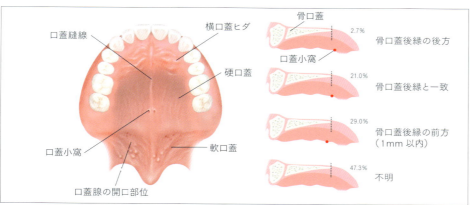

Fig 15　口蓋小窩の骨口蓋に対する位置（参考文献1より引用改変）.

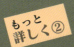 **口蓋突起の窪み**

　口蓋突起とは，骨口蓋の前方に位置する骨板である．口蓋水平板と縫合しているが，口蓋水平板と比較すると変形しやすい．そのため，多数歯欠損や無歯顎の患者の特徴として，上顎骨口蓋突起が大きく窪みを呈した変形が見られるときがある．通常このような窪みは，咀嚼時の物理的刺激によるものと予測される．

　習慣性咀嚼側に窪みが見られることも多いのだが，多数歯欠損時代の物理的圧力の原因とも考えられるため，一概には口蓋突起の窪み側＝習慣性咀嚼側とはならないが，過去に他の部位と比較した窪み付近に力が掛かっていたことがわかる（Fig 16, 17）．

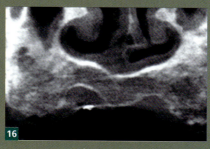
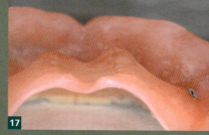

Fig 16　CBCT像より見られる口蓋骨の窪み.
Fig 17　同部の総義歯粘膜面で観察できる口蓋骨の窪み.

切歯乳頭・口蓋ヒダ

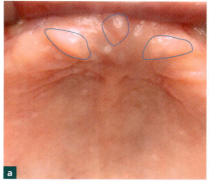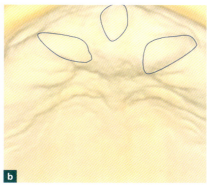

Fig 18a, b　切歯乳頭と口蓋ヒダ．

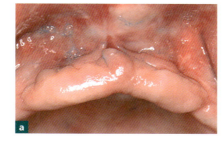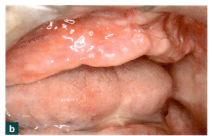

Fig 19a, b　唇側に倒れた切歯乳頭．

いる．

硬口蓋の後縁の形には個人差があり，後鼻棘の位置に関係している（Fig 15）．

2．口蓋腺，口蓋小窩（Palatine glands, Palatine foveola）

口蓋腺は，軟口蓋と硬口蓋後方2/3の粘膜下に存在する粘液優位の混合腺であるため，義歯の維持に有利に働く．

口蓋腺は硬口蓋の後方2/3に存在するが，正中口蓋縫線部分と周辺にはほとんどない．口蓋小窩は，口蓋腺の開口部であるが，47.3％[1]の人には確認できない．

口蓋小窩は，口蓋後端中央に見える唾液腺開口部で（Fig 14），口蓋小窩が確認できない場合，一般的な義歯後縁の設定は，鉤切痕（Hamular notch）を結んだ線とされている．鉤切痕とは，蝶形骨と翼状突起と上顎結節の後面によって形成される窪みであるが，目視できないため翼突下顎ヒダの起始部を結んだ線のことを指す．

これは，目視で確認できる口蓋小窩のほとんどが，軟口蓋と硬口蓋の境の前方もしくは一致する位置にある

（50.0％）ためである（Fig 15）．

3．切歯乳頭・口蓋ヒダ（Incisive papilla，Palatal fold）

切歯乳頭は，有歯顎時には左右切歯間の歯間乳頭部すぐ後方に存在する．これは，上顎骨内切歯管の開口部である切歯孔に生じた幅5mm程度の前後に長い楕円形の粘膜の隆起である．無歯顎になるとほぼ円形となり，その中心点は通常，正中口蓋縫線上に位置している（Fig 18）．しかし後天的要素により，左右に逸脱した場合や唇側に移動している場合も多いため（Fig 19），解剖学的正中線と前歯部排列のランドマークとはなりにくい場合も多い．

4．横口蓋ヒダ（Transverse palatine fold）

犬歯部から小臼歯部付近にかけての正中口蓋縫線より外側に横口蓋ヒダが観察される．口蓋側最前方の第一横口蓋ヒダの先端が犬歯部排列のランドマークとなり，正確な形態を再現する必要があるため無圧的に印象採得を行う．横口蓋ヒダの複雑な形態は，食塊形成時のすべり止めとして働くほか，調音器官としての役割があるとさ

翼突下顎ヒダ，上顎結節

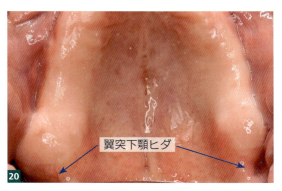
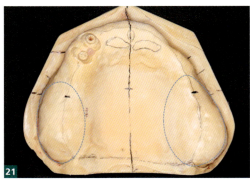

Fig 20 翼突下顎ヒダ.
Fig 21 上顎結節部.

れている．総義歯研磨面に横口蓋ヒダを付与しても，レジンが硬質であるため同様の効果を期待できないと考える．

5．翼突下顎ヒダ（Pterygomandibular fold）

翼突下顎ヒダは上顎結節後端に観察される．歯槽頂線後端で起こり，下外方に向かいレトロモラーパッドに付着する粘膜のスジである（**Fig 20**）．

翼突下顎ヒダの粘膜下（深部）には翼突下顎縫線が存在し，いずれも軟らかく変形しやすい．この場所は，開口・閉口時に筋肉の影響を大きく受けないため，形態の変化が起こりにくく，規格模型の後方基準点に用いられる軟らかい翼突下顎ヒダの形態を正確に採得するには無圧的な印象が必要となる．

翼突下顎ヒダは鉤切痕（Hamular notch）を覆った付近にあるため，名称を混乱して使用することが多いが，鉤切痕は蝶形骨と翼状突起と上顎結節の後面によって形成される切痕，つまり窪みであるため，模型上で観察することはできない．規格模型製作上の基準点は，翼突下顎ヒダの起始部となる．

6．上顎結節（Tuberosity of maxilla）

上顎義歯の維持には，上顎結節を覆う必要がある（**Fig 21**）．この部位は咀嚼圧が強い場合，骨隆起が出現しやすい．骨隆起が存在し歯槽結節部が大きくアンダーカットになる場合は骨隆起を除去する．骨隆起を保存する場合の咀嚼側は最大豊隆部に義歯床辺縁を設定し，平衡側をアンダーカット部にまで辺縁を伸ばして設定する．上顎歯槽結節の頬側部分には筋突起が近接しているため，義歯床辺縁の厚みに影響する．上顎印象採得時に偏心運動をさせてその厚みを決めると有効である．

上顎総義歯の維持を向上させる工夫

上顎の総義歯の維持を強くするために，義歯後縁部を口蓋小窩より後方に設定する方法とポストダムを付与する方法がある．

1．総義歯後縁部を口蓋小窩より後方に設定する

House が口蓋咽頭形態の分類を行い義歯後縁を硬口蓋と軟口蓋の境からどれだけ離して設置できるかを **Fig 22** のように報告した[10]．

後縁延長の目安

上顎義歯後縁を伸ばすことで，一般的に異常絞扼反射（Gagging reflex）を誘発させることが危惧される．ただ，多くの上顎総義歯装着時の咽頭反射は，後縁の長さより不適合な義歯により口腔内で細かく動くことで起こってくると考えられる．義歯が維持安定している場合，異常絞扼反射は起こりにくい．

顎堤条件の悪い上顎に総義歯を製作する場合，上顎義歯後縁を口蓋小窩より伸ばして設定することで飛躍的に維持力が増してくる（**Fig 23**）．これは，House の分類のClass I のタイプに多く，口蓋が平坦なタイプであれば5 mm 以上伸ばすことも可能である．

注意すべき点として義歯後縁が咽頭に近接するため，

上顎総義歯後縁

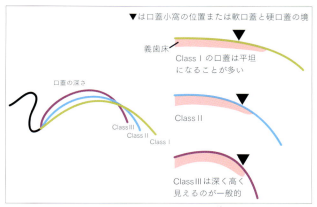

Fig 22 上顎総義歯後縁決定因子 House 分類[10].
Class Ⅰ…義歯後縁を硬口蓋と軟口蓋の境から5mm以上後方で設定できる.
Class Ⅱ…義歯後縁を硬口蓋と軟口蓋の境から2〜5mm後方で設定できる.
Class Ⅲ… 義歯後縁を硬口蓋から軟口蓋の境から1mm以内後方で設定できる.

口蓋小窩と上顎義歯後縁

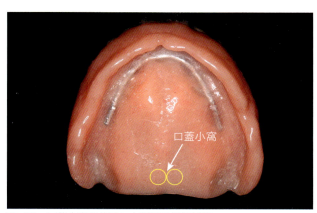

Fig 23 口蓋小窩の位置と上顎義歯後縁基準.

ポストダムの付与

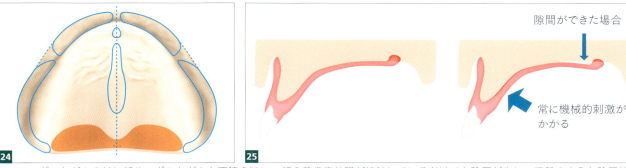

Fig 24 ポストダムの付与部位. ポストダムと面積の狭い一部の義歯床粘膜が接触しているだけでも陰圧が生じ, 吸盤のような陰圧維持が生じる. 正中口蓋縫線付近は唾液腺がないため弾性がなく, 粘膜が硬く潰瘍になりやすいので, 正中口蓋縫線付近ではポストダムの形成は避けることが大切である.
Fig 25 ポストダム維持のメリットとデメリット.

後方に行けば行くほど大きく粘膜が振動するので潰瘍ができやすい. 後縁を伸ばす目安として, 中等度の吸収, もしくは前歯部がフラビーガムの患者は, 口蓋小窩より2〜5mm程度後方に設定している. 重度の吸収, Angle Ⅲ級様患者などは, 症例により Fig 23 のように7mm程度伸ばせることもある.

高齢者であれば, 咽頭部の機能が低下するためあまり危惧する必要もないと思われる. 4日程度装着後も異常絞扼反射が取れない場合は, 後縁を徐々に削除していかなければならない.

2．ポストダム（Post dam）の付与

床用レジンの重合収縮の補正を目的とし, 義歯の維持を向上する目的でポストダムを形成する. 一般的に, 義歯の後縁に幅2mm深さ1〜2mm程度の溝を1本入れる方法と, 口蓋腺全面を1mm程度の深さの面で押さえつけるやり方の2種類である（Fig 24）.

レトロモラーパッド，前顎舌骨筋窩

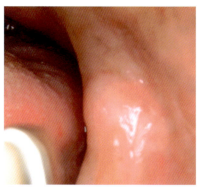

Fig 26a レトロモラーパッド．

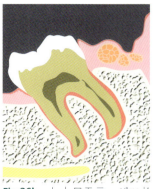

Fig 26b レトロモラーパッド組織．

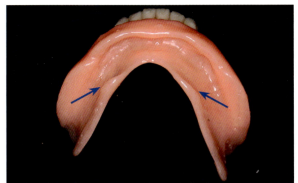

Fig 27 前顎舌骨筋窩．顎舌骨筋とオトガイ舌骨筋の窪みに義歯床辺縁を設定するため，義歯床は凸方に出ていることが多い．

ポストダムの形成時の注意点

ポストダムを弾力の豊富な口蓋腺上に形成すると，多くの場合，義歯の維持力を増す．しかし，粘膜の被圧変位量には差があり，ポストダムを形成することで口蓋部分の床が浮いてしまい，咀嚼力が口蓋ヒダ前方部に集中する危険性が出てくる（**Fig 25**）．それにより痛みの出現や顎堤吸収を誘発する場合がある．ポストダムを形成するときは，粘膜の被圧変位量を調整し，義歯装着後も義歯床粘膜面の調整が必要である．

以前使われていた一般的な義歯重合法では，重合歪みが大きくそれを補う目的のためにもポストダムの形成を行っていたが，現在は重合精度が大変良くなりポストダムの必要がなくなっている．

下顎の維持に関する解剖学

下顎総義歯の維持は，咀嚼運動を助け，義歯が動くことによって生じる疼痛を防止する意味でも重要である．義歯床辺縁には取り込むべき部位と排除すべき部位がある．舌側辺縁の過剰に長い義歯は安静時の維持を得られやすいが，違和感が強く，機能時の舌運動時や嚥下運動時に痛みや脱離につながるため，常に維持が良いわけではない．

もっと詳しく③　義歯性線維症

上顎総義歯の不適合や上顎前歯部付近に機械的刺激が長期に加わることで，歯槽突起部付近の歯槽骨の吸収と結合組織の肥厚と線維化が起きる（**Fig 28**）．外科的切除療法や上顎総義歯床辺縁の再設定，咬合調整などを行い，部分的な機械的刺激を緩和させる必要がある．

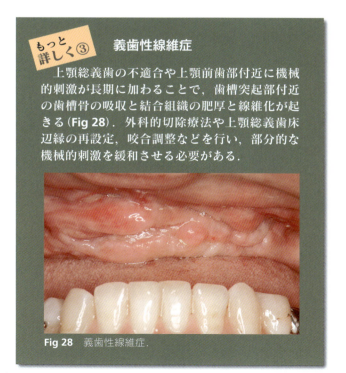

Fig 28 義歯性線維症．

オトガイ結節

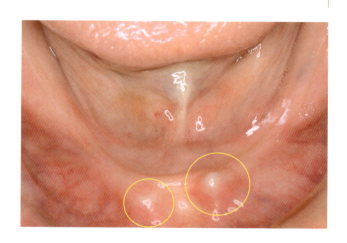

Fig 29 オトガイ結節が大きく見える患者は顎堤が重度に吸収されている.

機能的な辺縁設定に加えて，多くの唾液腺を取り込むことで維持力が増す．適切な研磨面形態にて外側弁維持が増し，上顎義歯同様の維持力が発揮できる総義歯を製作することができる．

1．レトロモラーパッド（Retromolar pad）

臼後三角いわゆるレトロモラーパッドには，粘液性の小唾液腺レトロモラーグランドが存在する．

Arwillら[2]はレトロモラーパッドを組織学的に調べており，レトロモラーパッドの前部（線維部：Fibrous region）は線維性結合組織であり腺組織は存在していない（Fig 26）．可動性が少なく，義歯床辺縁を設定することで痛みや骨吸収の原因になってしまうが，後部（腺部：Glandular region）は圧迫があってもあまり変化はみられないと報告している．したがって，後部に義歯床辺縁を設定することが大切である．

維持のためにはレトロモラーパッドをすべて覆うとよいのだが，咬合高径に限りがあり解剖学的に上顎総義歯の上顎結節とレトロモラーパッドが接触してしまう症例もあり，すべて覆えない場合も出てくる．そのような場合でも義歯後縁の設定は，後部（腺部）に設定することが重要である．

また，レトロモラーパッドは歯を喪失した後も骨吸収の影響を受けにくい部位である．そのため下顎規格模型の後方基準点として用いられる．レトロモラーパッドを咬合平面や咬合高径の基準とする場合もある．

2．前顎舌骨筋窩（Previous mylohyoid fossa）

前顎舌骨筋窩とは顎舌骨筋とオトガイ舌骨筋の間の窪みである（Fig 27）．左右の前顎舌骨筋窩間の辺縁をサブリンガルロールと呼び，義歯床辺縁を少し厚くロール状に設定し義歯床内に舌下腺を取り込むことで，維持力を増すことができる．

舌下腺は，大唾液腺の中で一番小さな唾液腺である．顎舌骨筋とオトガイ舌骨筋の間の窪みの大きさは個人差があり，義歯床粘膜面には凸型の隆起として反映される．そのため，義歯装着後，咀嚼・咬合時の義歯の沈下やずれにより褥瘡性潰瘍になる場合がある．この部位は下顎義歯維持の重要な要素となるため，まずは咬合調整後も痛みや潰瘍が続く場合，薄皮を剥くように少しずつ調整することが大切である．一気に凸部を削除しないように，気をつける．

提唱者の名にちなみ，俗称で「パサモンティーの切痕」（Passamonti's notch：P-notch）と呼ばれたりしている．S字カーブの変曲点と一致する場合も多い．

3．オトガイ結節（Mental tubercle）

下顎骨下縁に接するところの頬側部の膨隆部をオトガイ結節という（Fig 29）．本来下顎前歯が残存しているときには，オトガイ隆起は下顎骨の前方への突出としてみられる．下顎骨吸収や下顎前歯部歯槽骨の吸収が進むと，前歯部歯槽頂付近の唇側に結節として観察できる．ここは，床縁で覆い結節部をリリーフをしないと粘膜が薄く痛みが出やすいので注意が必要である．

顎舌骨筋線

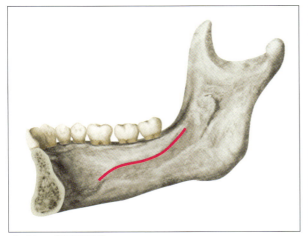

Fig 30a 顎舌骨筋線．

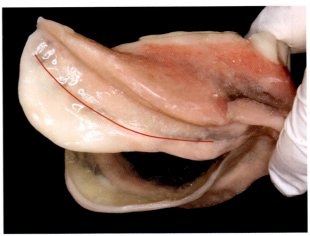

Fig 30b 顎舌骨筋線を越えた義歯床辺縁の設定．

顎堤吸収と顎舌骨筋線

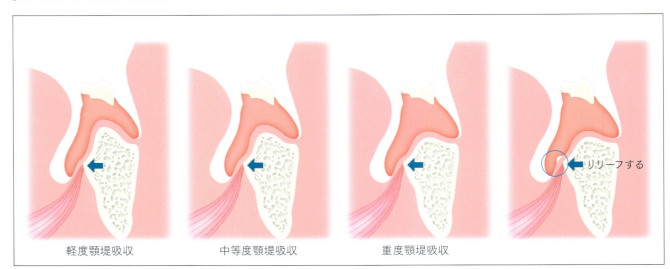

軽度顎堤吸収　　中等度顎堤吸収　　重度顎堤吸収　　←リリーフする

Fig 31 顎堤吸収と顎舌骨筋線．鋭尖部は必ずリリーフしておく．

舌側臼歯部付近の顎舌骨筋線を越えた義歯床辺縁の設定

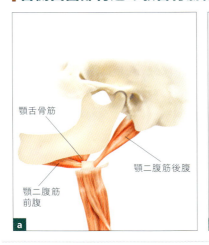

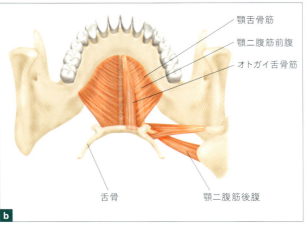

Fig 32a 顎二腹筋と顎舌骨筋の位置関係．
Fig 32b 舌骨上筋群．

4．顎舌骨筋線（Mylohyoid line）

下顎総義歯を維持させるため，顎舌骨筋線を約3～5mm程度越えたところに義歯床辺縁を設定すると有利である．つまり，下顎総義歯の舌側義歯床辺縁は顎舌骨筋線を越えて設定することになる（**Fig 30**）．

顎舌骨筋線は，顎舌骨筋の付着部位であるため，顎堤吸収が重度の場合でも歯槽骨は吸収せず，骨縁は線状に残存する．非常に鋭く尖り義歯粘膜面に擦れると激しい痛みにつながるため，必ずリリーフしておくことが大切である（**Fig 31**）．

舌側臼歯部付近の顎舌骨筋線を越えた義歯床辺縁の設定

顎舌骨筋線より下方の顎堤は，アンダーカットになっており印象採得が困難な場合が多い．義歯床辺縁の長さと厚みの妥当性は，個人差が大きく，適切に設定するには治療用義歯によるダイナミックインプレッション（機能印象）が最も優れている（**Fig 32**）．

もっと詳しく④　機能的印象時の注意点

コンパウンドやシリコーンを使用し下顎舌側の筋圧形成を行って設定した辺縁は，顎舌骨筋に乗っていることが多く，その長さは顎舌骨筋と下にある顎二腹筋や咽頭収縮筋の影響を受ける．それらの筋肉が弛緩状態で印象採得した場合，辺縁は長くなり義歯床の浮きの原因や痛みの原因となるため，筋圧形成時にはそれらの筋肉が緊張する嚥下運動や舌根が緊張した状態を再現した印象採得を行う必要がある（**Fig 33**）．

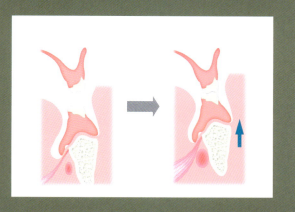

Fig 33　顎二腹筋と顎舌骨筋と舌側義歯床辺縁の設定．

もっと詳しく⑤　舌の違和感がない舌房研磨面形態

総義歯の舌側研磨面は，舌が窮屈に感じずに収まる場所を作ることが大切である．義歯の舌側研磨面が狭く，舌縁を押す窮屈な形になると，舌筋群が常に緊張し義歯の維持力低下につながる．特に，舌根部の舌房を広く作ることが大切である（**Fig 34**）．

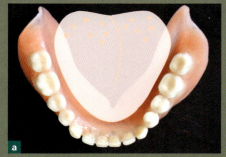 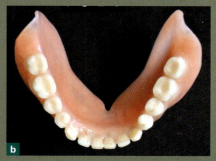 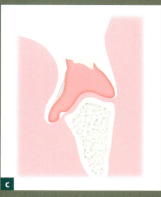

Fig 34a～c　舌が落ち着く義歯研磨面形態．

CHAPTER 2

後顎舌骨筋窩

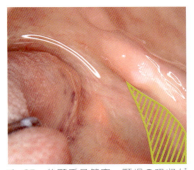

Fig 35 後顎舌骨筋窩．顎堤の吸収が大きく，維持を期待できない場合，後顎舌骨筋窩に辺縁を設定することで維持を期待する．

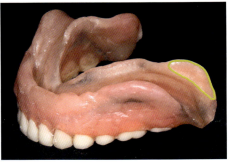

Fig 36a 後顎舌骨筋窩の総義歯粘膜面．

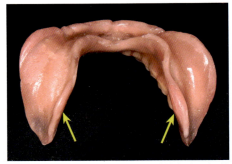

Fig 36b 後顎舌骨筋線部の舌側義歯床辺縁部分の研磨面は厚みがあると舌運動を阻害し，違和感につながるため，研磨面の厚みの調整を行う．

咬筋切痕

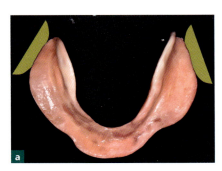

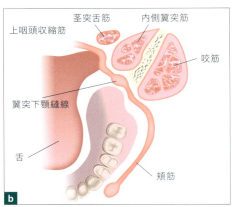

Fig 37a, b 咬筋切痕．咬筋の動きに対応してできる義歯辺縁の窪み（黄色部分）．

頬棚

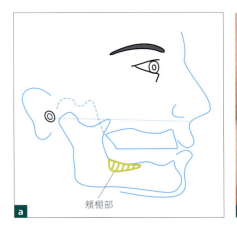

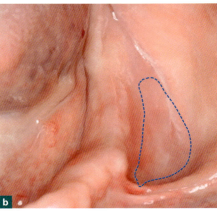

Fig 38a, b 頬棚部は，皮質骨が厚いこととカンペル平面にほぼ平行である場合が多いことより，咀嚼圧負担に有利であると考えられている．

5．後顎舌骨筋窩（Latter mylohyoid fossa）

後顎舌骨筋窩は，舌側歯槽孔後端の窪みである．大きさや可動性には個人差があるが，可動粘膜上に辺縁を伸ばすことができる（Fig 35）．

コンパウンドによる加圧や，治療用義歯等による辺縁調整で，適切な印象採得が行える．後顎舌骨筋窩は，上方の咽頭収縮筋に覆われた咽頭部（Constrictor square）と下方の顎下腺を覆う顎下部（Glandular triangle）に区別される．咽頭部は，上咽頭収縮筋の下縁にあたり，開口時の筋の収縮で固くなるところであるが，顎下部は粘膜の直下に顎下腺があるのみで痛みが出にくいため，顎下部に辺縁を設定するとよい（Fig 36）．

6．咬筋切痕（Masseter groove）

咬筋切痕とは，咬筋の動きに対応してできる義歯床辺縁の窪みである．咬筋がよく発達している場合に窪んで印記されることがある．レトロモラーパッドから頬棚に向けて，咬筋の厚み分印象を採得する．咬筋が弛緩していると広く採れてしまい，咀嚼時に義歯床辺縁が擦れて潰瘍を形成するため，咬筋が緊張した状態，つまりなるべく閉口した状態で印象を採得することが重要である（Fig 37）．

7．頬棚（Buccal shelf）

下顎印象時の臼歯部頬側縁の近くを前後方向に走る外斜線と歯槽頂線の間の部分を頬棚という．顎堤吸収がみられない場合の頬棚は外下方に向かう斜面であるが，吸収すると平らになる．狭い範囲で強い咀嚼圧をかけると，窪む（Fish of the pocket）ことがあるので注意が必要である．

顎堤が過吸収をしている症例などは，頬棚を越えて外斜線に辺縁を設定することで，開口時に頬筋が義歯床に乗り義歯がより安定してくる．頬棚の範囲は，頬筋および口腔周囲筋の影響を受けており個人差がある（Fig 38）．

8．外斜線（External oblique line）

下顎臼歯部頬側縁もしくはその部位付近の前後方向に走る線を外斜線という．これは，下顎枝前縁の延長として，下顎体臼歯外面を前走している．

義歯床辺縁は，個体差や口腔周囲筋の影響で外斜線上になることもあれば，外斜線を越えて設定できる場合もある．

参考文献

1. 上條雍彦．図解口腔解剖学 5 内臓学（臨床編）第3版．東京：アナトーム社，1997：1244, 1246-1247, 1250-1262, 1468, 1448-1450, 1455-1457, 1462-1466, 1474-1475, 1490．
2. Arwill T, Larsson A, Wennström A. "Trigonum retromolare" in relation to the posterior limit of the complete lower denture. Acta Odontol Scand 1967；25(2)：115-137.
3. 脇田稔，山下靖雄（監修），井出吉信，前田健康，天野修（編）．口腔解剖学．東京：医歯薬出版，2009：69, 78, 113-115, 155-160, 182．
4. 上條雍彦．図解口腔解剖学 2 筋学．東京：アナトーム社，1969．
5. 小林賢一．総義歯臨床の押さえどころ．東京：医歯薬出版，2001：16-19, 21-23, 28, 32, 38, 41-44, 46, 78-80．
6. 細井紀雄，平井敏博，他（編）．無歯顎補綴治療学 第2版．東京：医歯薬出版，2009：14-19, 113．
7. Gino Passamonti．パサモンティの総義歯アトラス．東京：クインテッセンス出版，1981：86．
8. 坪根政治，豊田静夫．総義歯臨床形態学．東京：医歯薬出版，1978：54-67．
9. 小出馨（編著）．デザイニング・コンプリートデンチャー．東京：医歯薬出版，2008：4-22．
10. 本郷英之（著），堤嵩詞（編集協力）．デンチャースペースの回復できめる総義歯のかたち．東京：医歯薬出版，2012：32-45, 55, 68-84, 100-115, 118, 123．
11. 平栗布海．"観える化"により再確認する適切な蝋義歯製作のポイント 中編 模型へのガイドラインの記入と蝋堤製作の工夫．歯科技工 2015；43(8)：920-930．
12. David M. Watt, A. R. MacGregor. Designing Complete Dentures. Philadelphia：W. B. Saunders Company, 1976：36-44.
13. 鈴木哲也．良い義歯 だめな義歯 鈴木哲也のコンプリートデンチャー17のルール．東京：クインテッセンス出版，2011：30-34, 66-68．
14. Geroge A.Zarb, 他（編著），田中久敏，古谷野潔，他（監訳）．バウチャー無歯顎患者の補綴治療 原著第12版．東京：医歯薬出版，2008：222-224, 230．
15. 近藤弘，近藤博保，布川澄．Quality Control から見直す総義歯治療入門．東京：医歯薬出版，2007：85-88．
16. 北村清一郎（編著）．機能的な補綴装置製作のためのアトラス口腔顎顔面解剖．東京：医歯薬出版，2015：5-77．
17. Boucher CO. Complete denture impressions based upon the anatomy of the mouth. J Am Dent Assoc 1944；31(17)：17-24.
18. 竹迫清，布井隆行，是枝美行，廣安敬之，濱野徹，川畑直編，長岡英一．上顎総義歯の床下における気圧の動態 第1報 維持力との関係．補綴誌 1989；33：251-263．
19. 沖野節三．総義歯学 理論編．東京：医歯薬出版，1972：129-146．
20. 上濱正，阿部伸一，土田将広．今後の難症例を解決する総義歯補綴臨床のナビゲーション．東京：クインテッセンス出版，2012．
21. 河邊清治，松本直之，他．総義歯の真髄．東京：クインテッセンス出版，2001．
22. 加藤武彦．治療用義歯を応用した総義歯の臨床 いま総義歯に求められるもの．東京：医歯薬出版，2002．

CHAPTER 3
総義歯の維持力

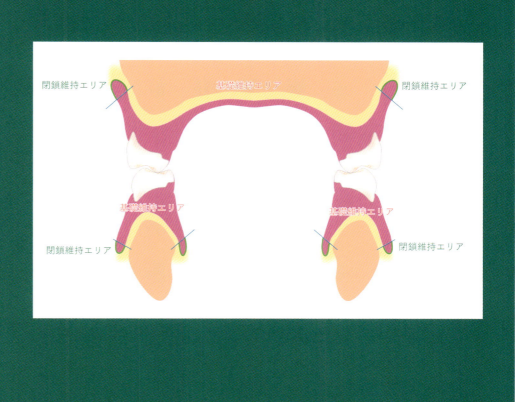

Chapter 3 のポイント

維持力

印象採得で得られる維持には，
- 基礎維持（唾液と口腔粘膜と義歯床粘膜面による接着・〔付着〕維持）
- 物理的維持（被圧変位による陰圧維持・内側弁）
- 筋圧による生理的維持（外側弁・フレンジ）
- 解剖学的維持

などが挙げられる（**Fig 1**）．

印象採得で得られる維持と同等に大切なのは，
- 維持力を阻害しない安定を考慮した咬合付与

である．

部位による維持の目的

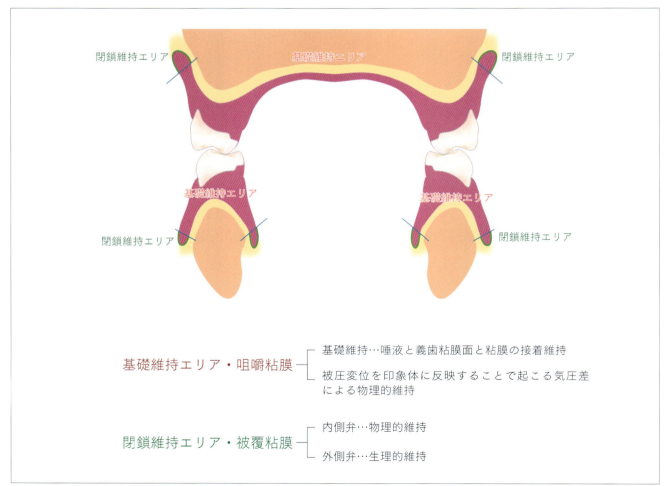

Fig 1a 咀嚼粘膜と被覆粘膜（参考文献1より引用・改変）．

総義歯の維持力

総義歯の維持

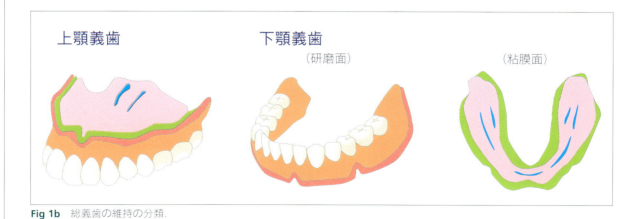

Fig 1b　総義歯の維持の分類.

037

印象採得で得られる維持

1．基礎維持

唾液と口腔粘膜と義歯床粘膜面の付着による維持（以後，基礎維持）は，最も大切な維持である．

主に唾液による維持は，
- 唾液と口腔粘膜と義歯床における分子間力（**Fig 2a**）
- 唾液に起こるファンデルワールス力
- 唾液と義歯床下間の表面張力

その他に唾液の粘着力等が挙げられる．

唾液と口腔粘膜と義歯床における分子間力

義歯床粘膜面と唾液は粘膜の表面分子と分子間距離（最小0.07μm）を強く押し合い，その結果，強く引き付け合うようにして義歯と組織のわずかな隙間を満たしている．これが分子間力である．義歯床の支持面積の広さと適合度に比例する（**Fig 2b**）．

唾液のファンデルワールス力

ファンデルワールス力とは，分子間力の一種で無極性の分子間引力のことを示す．これは，同種分子間に電荷がない状態で吸着する引力である．水滴が丸くなろうとする力などが代表的な力とされている．ファンデルワールス力を発揮するためには，義歯床と粘膜の支持面積が広く密着していること，加えて唾液層が薄いほうがよい（**Fig 3**）．

唾液と義歯床間の表面張力

唾液による維持は精密に近接した適合状態のときに得られる．よく総義歯の維持力の例えで「2枚のガラス同士が水1滴で付く」と言われているのが表面張力である．この力は義歯床の支持面積に比例し，義歯床と義歯床下粘膜との間の距離に反比例する．つまり表面張力を発揮させるには，義歯の精密な適合が必要条件となる（**Fig 4, 5**）．

高維持力機能総義歯では，この3つの力「分子間力・ファンデルワールス力・表面張力」を総義歯の最も基礎的かつ重要である維持と位置づけている（**Fig 5b**）．

そのために義歯床粘膜面は粘膜と広い面で均等に接していることが大切となる．つまり，総義歯粘膜面は粘膜と広い面で均等に接していることでこの3つの基礎維持（分子間力・ファンデルワールス力・表面張力）が得られる．粘膜の「あるがままの形」を印象体に再現するためには，一次印象採得を無圧的に行うことが重要となる（→40ページの「もっと詳しく⑦」を参照）．

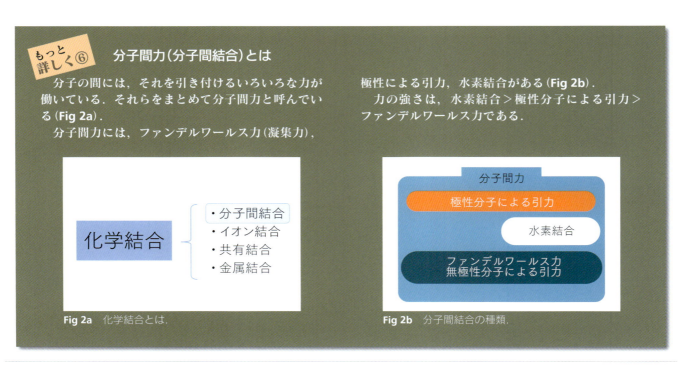

もっと詳しく⑥　分子間力（分子間結合）とは

分子の間には，それを引き付けるいろいろな力が働いている．それらをまとめて分子間力と呼んでいる（**Fig 2a**）．

分子間力には，ファンデルワールス力（凝集力），極性による引力，水素結合がある（**Fig 2b**）．

力の強さは，水素結合＞極性分子による引力＞ファンデルワールス力である．

Fig 2a　化学結合とは．

Fig 2b　分子間結合の種類．

総義歯の維持力

唾液のファンデルワールス力

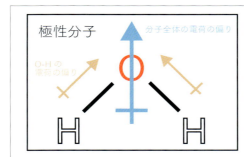
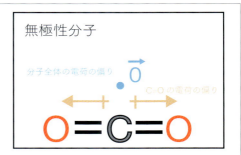

Fig 3 極性分子と無極性分子．ファンデルワールス力とは無極性の分子間引力のことである．

表面張力と毛細管現象

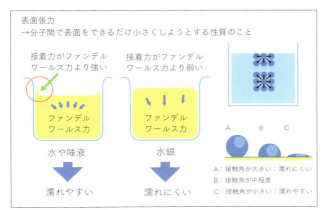

Fig 4a 表面張力．

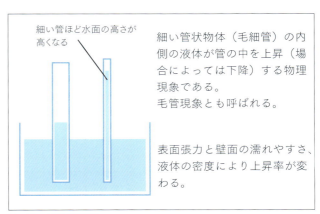

Fig 4b 毛細管現象．

基礎維持力

力の強さ

表面張力 ＞ 分子間力 ＞ ファンデルワールス力

Fig 5a 基礎維持力の強さ．

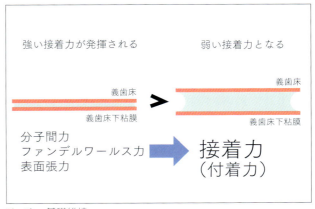

Fig 5b 基礎維持．

039

もっと詳しく⑦　一次印象採得時で得られる基礎維持

基礎維持を最大限に発揮させるためには，粘膜をありのまま採得する無圧的印象採得を行うことが大切である．そのためには，印象採得前の数時間は義歯を外しておき，粘膜をあるがままの形に戻しておくこと，粘膜が無圧に近い状態の印象採得をすることが大切である．

粘膜を加圧された印象体で製作された義歯は一見，軟らかい粘膜を圧迫しているだけで粘膜と緊密に接触したように見える．しかし，局所被圧変位を起こした粘膜が反発し粘膜の接触面積が非常に少なくなるため，基礎維持が得られなくなる（**Fig 6**）．

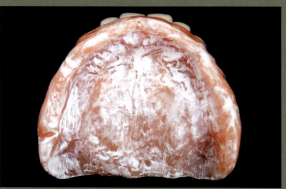

Fig 6a 加圧印象により義歯床粘膜面が接触していない吸着義歯．

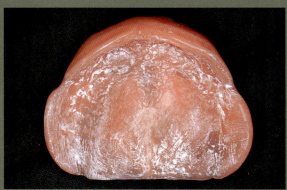

Fig 6b 義歯床粘膜面が広く接触している無圧的印象での義歯床粘膜面．

被圧変位量

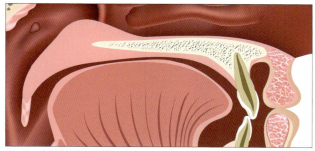

Fig 7 上顎粘膜下組織．

2．物理的維持

物理的維持には，咀嚼粘膜の被圧変位を調整することで得られる陰圧の維持と，内側弁をシーリングして得られる内側弁維持がある．

陰圧による物理的維持は，義歯の維持という観点では非常に重要である．加圧印象を行えば陰圧維持が得られやすい．陰圧が過剰な場合は外れることなく口腔に留まっているが，義歯は吸盤のように粘膜に貼り付き義歯床下粘膜の血流が停滞し，虚血を生じる．装着感も悪くなり疲労感を訴えられることにもつながる．

基礎維持を破壊しない調整を行い，その後，物理的維持を選択的に取り入れることが大切である．

被圧変位による陰圧差の維持

咀嚼粘膜部の被圧変位量の調整を行うことで，義歯床下組織への咀嚼圧均等負担と陰圧維持を得ることができる．

被圧変位量

被圧変位量とは，義歯に咀嚼圧が加えられたときに義歯床下組織（**Fig 7**）が圧縮する量のことである．変位量には差があり義歯床下粘膜の脂肪細胞や唾液腺また軟らかな結合組織（**Fig 8右**）は，咀嚼圧がかかると大きく圧縮するが，硬い結合組織（**Fig 8左**），粘膜骨膜部分では，粘膜が薄く直下に歯槽骨があるため軟らかな粘膜ほど圧縮せず軟らかな部位を基準に義歯が沈下した場合に痛みや潰瘍，骨吸収を起こす（**Fig 9**）．

無圧的に印象採得し製作したクリアなトレーで見てみると，粘膜は何も入れていない状態同様にピンク色を呈している（**Fig 10**）．次に，総義歯にて最も咀嚼圧がかか

粘膜下組織

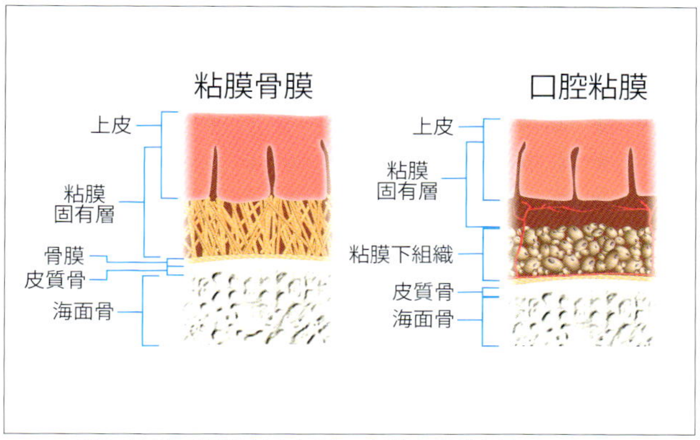

粘膜下組織加圧時

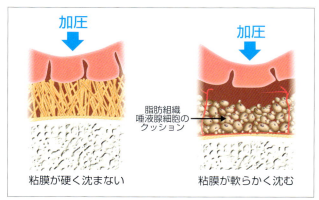

Fig 8　薄い粘膜下組織(左)と厚い粘膜下組織(右).

Fig 9　薄い粘膜下組織(左)と厚い粘膜下組織(右)の加圧時.

無圧時と加圧時の床下粘膜

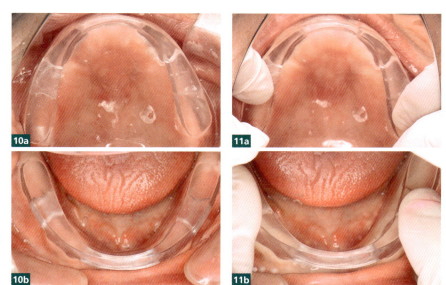

Fig 10a, b　無圧時. 粘膜は何も入れていない状態同様にピンク色をしている.
Fig 11a, b　加圧時. 義歯床下粘膜のところどころ, まだらに白く虚血状態になっている.

無圧時と加圧時の粘膜組織

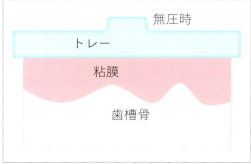

Fig 12a　無圧時での粘膜組織図.

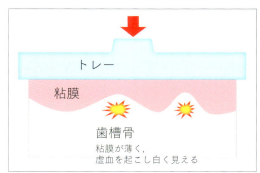

Fig 12b　トレー加圧時での粘膜組織図.

陰圧維持

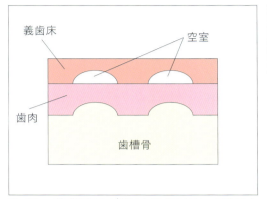

Fig 13a 粘膜の厚みが薄いところをリリーフすると空室ができる.

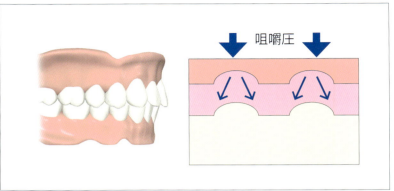

Fig 13b 隙間は無圧時に唾液や空気で満たされているが,咀嚼圧が加わると空気や唾液は圧出されて陰圧となる.

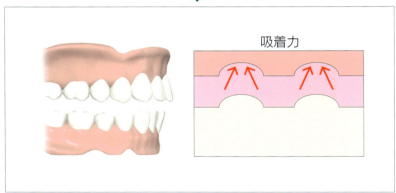

Fig 13c 吸着力の出現.気圧差により物理的陰圧維持が出現する.

る第一大臼歯相当部を,手指にて加圧するとトレーは沈下を起こし,床下粘膜のところどころがまだらに白く虚血状態になっていることが目視下にて確認される(**Fig 11**).これと同様に咀嚼などの圧が加わると,粘膜下組織の厚みと組成により虚血を起こす部位が出現する.

これは咀嚼圧がかかったとき,圧を受容する粘膜下組織は部位により圧縮量が違うため,硬く薄い粘膜に大きく圧がかかり,その部位は虚血を起こし白く見えている.痛みや潰瘍の原因となり経時的に圧がかかることで歯槽骨吸収を起こすことを示唆している(**Fig 12**).それを調整するには,義歯床粘膜面をリリーフ(削除)する必要がある.リリーフした義歯床粘膜面と咀嚼粘膜との間は,安静時には隙間ができ空室となる.その空間には咀嚼をしていないときには唾液や空気が入っている.咀嚼圧がかかると,その空室にある唾液や空気は排出され,咀嚼圧がかからなくなるとその空室は陰圧となり物理的維持が生じる(**Fig 13**).陰圧による物理的維持のことを一般

的に吸着維持とも呼ぶ.

義歯床下組織への咀嚼圧均等負担

咀嚼運動時に起こる被圧変位量を正確に調整することで,加圧時に義歯床下組織に加わる圧を均等圧負担できる.これにより,歯槽骨への物理的刺激が緩慢となり歯槽骨吸収が防げるため,総義歯の長期使用が可能となる.

内側弁維持

閉鎖維持の総義歯粘膜面に接する部位を内側弁という.咀嚼粘膜と被覆粘膜の境で可動性の少ない被覆粘膜部の内面をわずかに加圧して物理的維持を求めることを内側弁維持という.

内側弁をシーリングし,義歯床と口腔粘膜面に物理的維持を求める.無圧的印象採得時には内側弁付近で意図的に維持を求めることはできないため二次印象の筋圧形成などをしたときに内側弁を形成することができる.無

内側弁維持

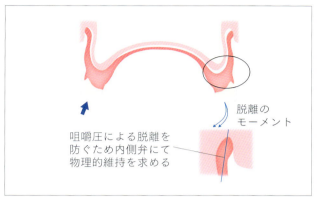

Fig 14a　内側弁維持．加圧されていた軟らかい粘膜が義歯床縁に追随して封鎖が壊れない．

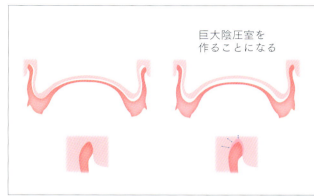

Fig 14b　物理的陰圧維持であるが，やりすぎると吸着は良いが巨大空室を製作することになり，辺縁の一部の封鎖が取れると維持がなくなる．

フレンジテクニックと口腔周囲筋

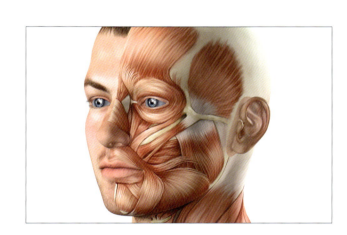

Fig 15a　フレンジテクニックで参考にする口腔周囲筋．

圧的印象時の粘膜より200〜300μm程度の加圧に留められるものがよい（**Fig 14a**）．このような微圧のシーリングを全周に行うには経験が必要となる．内側弁をそれ以上加圧すると陰圧が増強し，粘膜が虚血を起こし顎堤吸収につながるため避けなければならない．過剰な陰圧は，常に粘膜に吸い付けられたような違和感があるため気をつける（**Fig 14b**）．

3．筋圧による生理的維持

筋圧による生理的な維持とは主に，
・外側弁の維持
・フレンジ部の義歯床研磨面形成による維持

である．

外側弁維持

閉鎖弁維持の義歯研磨面に接する部位を外側弁という．頬筋など義歯床辺縁に接する筋肉や粘膜が，義歯床研磨面を包み込み維持力を発揮する．日常の口腔周囲の筋肉の動き（機能）を取り入れる．例えば上顎結節と下顎頬棚部の頬筋の機能を反映させると維持が向上する．

顎堤の吸収が大きい症例などは，軟らかい被覆粘膜を微圧で加圧印象採得を行う．粘膜が義歯床辺縁を包み込むことで外気の侵入を防ぎ維持力を増す．ただ，機能を見誤り外側弁の厚みが増すと，逆に維持力が減少する．

フレンジテクニックの歯齦形成

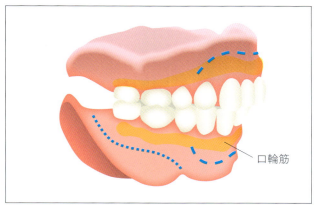
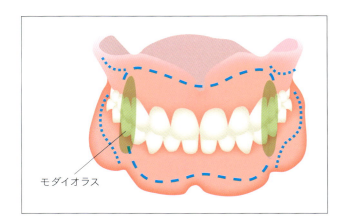

Fig 15b, c フレンジテクニックを意識した歯齦形成.

解剖学的維持

	維持が良い	維持が悪い
顎堤吸収	軽度	重度
歯列弓	大きい	小さい
咬合関係	Angle I 級	Angle II・III 級
骨隆起	無	有
アンダーカット	無. 義歯着脱時に問題にならない程度の小さなアンダーカット	大きなアンダーカット
粘膜	厚く程よく弾力がある	フラビーガム, 非常に薄い

Table 1 解剖学的維持. 顎堤の吸収状態・歯列弓の大きさ・咬合関係・骨隆起やアンダーカットの有無・義歯床下粘膜の硬さと厚みが維持力に影響する.

フレンジ部の義歯床研磨面形成による維持

　口腔周囲筋の形態を利用し床翼の形態を決めることで維持力が発揮される（**Fig 15**）. 床翼部の形態は, 失われた歯肉や顎堤の形態を回復することで食渣が義歯床辺縁や研磨面に溜まらず食塊がまとまりやすくなり咀嚼・嚥下運動を助ける. また発音を助け, リップサポートとしても役立つ.

4. 解剖学的維持

　顎堤の吸収状態・歯列弓の大きさ・咬合関係・骨隆起やアンダーカットの有無・義歯床下粘膜の硬さと厚みが維持力に影響する（**Table 1**）.

　顎堤が豊富に見えていても, 骨隆起やアンダーカットがあれば維持が弱くなる要因となる. また, 粘膜が薄く硬い患者も維持が出にくく痛みも起こりやすいため注意が必要となる.

維持力を阻害しない安定を考慮した咬合付与

ニュートラルゾーン

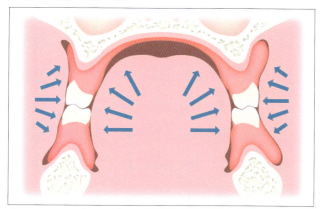

Fig 16 ニュートラルゾーン．舌圧・頬圧に挟まれたニュートラルゾーンに人工歯を並べると義歯が安定するという考え方．

歯槽頂間線法則

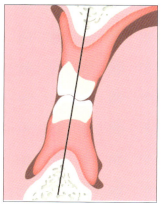

Fig 17 歯槽頂間線法則．相対する上下歯槽頂を上下方向に結んだ直線を，歯槽頂間線という．咀嚼圧をその間線に一致させるように上下顎臼歯人工歯を排列すると義歯の安定が得られるという法則．

維持力を阻害しない安定を考慮した咬合付与

1．人工歯排列位置と歯軸の調整

印象採得で得られる維持と同等もしくはそれ以上に大切なのは，その維持力を考慮した咬合付与である．歯を並べる位置や歯軸を調整することで総義歯の安定と同時に期待した維持力が得られる．

人工歯の位置

人工歯の排列位置が総義歯の維持力と安定に影響する．義歯床下粘膜に咀嚼圧を均等分散させるためには，歯槽頂間線法則とニュートラルゾーン（筋圧中立帯：Neutral zone）を意識し，総義歯が最も安定し違和感のない位置と歯軸での咬合付与を行わなければならない．

ニュートラルゾーン

ニュートラルゾーンでの歯の位置は，発育過程における舌と頬と歯の3者の相互作用により決まるため，舌圧・頬圧に挟まれたニュートラルゾーンに人工歯を並べると義歯が安定するという考え方である（**Fig 16**）．これにより，違和感の少ない総義歯が期待できる．

歯槽頂間線法則(Interalveolar crest line rule)

前頭面上において，相対する上下歯槽頂を上下方向に結んだ直線を，歯槽頂間線という（**Fig 17**）．咀嚼圧をその間線に一致させるように上下顎臼歯人工歯を排列すると，義歯の安定が得られるという法則のことである．

Gerberは，「顎堤が豊富で歯槽頂間線90～80°のうちは，通常の排列で歯槽頂間線法則は成り立つ．しかし，顎堤吸収が進み，歯槽頂間線が70°以下のハの字を呈した顎堤に人工歯を排列する場合，上下顎の歯槽頂に人工歯を排列する交叉咬合排列にすべきだ」と述べている．

無歯顎臼歯部の水平的経時的変化

上顎歯槽突起の内板と外板は骨構造の相違があり，外板のほうが著明に吸収する．これは，外板が薄く多孔性であり，頬の外圧が強くかかることと歯根の喪失が原因と考えられている．その結果，上顎の顎堤弓（Alveolar arch）は内側（口蓋側）へ移動することになる．

無歯顎の水平的経時的変化

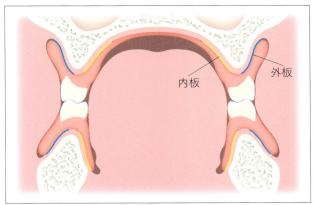

Fig 18 歯槽突起，歯槽骨斜面の名称．黄色は内板，青色は外板．

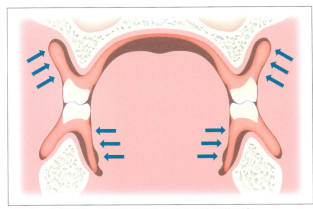

Fig 19 歯槽突起，歯槽骨斜面の経時的な生理的吸収．

Model analysis

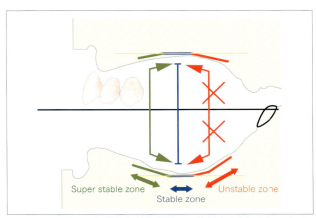

Fig 20a 顎堤の吸収状態などを模型にて分析する Model analysis.

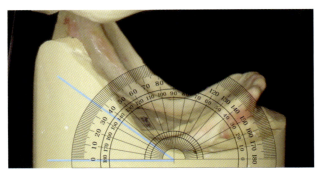

Fig 20b 模型における Unstable zone．右側顎堤が最も吸収をしている 6 5 相当部よりレトロモラーパッド部までの歯槽頂と模型基底面（仮想咬合平面と平行）とがなす角度が36°を超えており，不安定部位と診断される．

　これに反して下顎臼歯歯槽骨は，内板の吸収が著明となる．これは，内板には舌圧が加えられることと，外板は緻密骨に富み吸収されにくく外斜線が走っていることなどが挙げられ，その結果下顎の顎堤弓は，外側（頬側）に移動する（**Fig 18, 19**）．無歯顎時の経時的前頭面を観察すると，顎堤が豊富で80～90°のうちは，歯槽頂間線法則が成り立っているが吸収は進み，歯槽頂間線が70°以下ハの字状を呈することとなる．そのような場合歯槽頂間線法則での人工歯排列は，交叉咬合排列となる．

　このように，本来歯が生えていた位置，義歯製作時点での歯槽頂の位置に差がある（長期無歯顎で顎堤の重度吸収を起こしている患者）症例で歯槽頂間線法則を優先すると，義歯の安定を得ることができるが場合により交叉咬合となり患者本来の咀嚼習慣と異なり咬み辛く，口腔が狭く舌の自由度がなくなり発音障害を伴う場合が出てくる．つまり装着感や使用感を優先した場合，歯槽頂間線法則は使用できない．しかし使用感を優先して，本来生えていた位置やニュートラルゾーンで人工歯を並べると歯根のない総義歯は咀嚼運動時に掛かる水平圧により転覆や過剰な力の集中が起こり，違和感はないが咀嚼能率が悪く疼痛や歯槽骨吸収を誘発してしまう．

　印象採得で得た維持を安定した状態で持続させるため

に，ニュートラルゾーンや模型上で観察をした抜歯痕などを判断材料とするが単純に再現するのではなく，安定を得やすい位置や歯軸の調整や，咬合面の展開角の調整で維持力を考慮した機能的な咬合を一人工歯ごとに与える．そのため Model analysis が必要となる．

Model analysis

　Model analysis（模型分析）を行い，安定した咬合付与による維持力を期待する（**Fig 20a**）．

　人工歯排列での維持を求めるときには製作過程においてその都度，Model analysis を行う．規格模型製作後や一次咬合採得，二次咬合採得後，人工歯排列前などに行う．

　顎堤も吸収が少なくニュートラルゾーンと歯槽頂間線が近ければ問題が少ないが，多くの症例は長期にわたる感染や，咀嚼による物理的刺激などにより吸収を起こし，歯槽頂が湾曲しているなどの問題が多い．

　対向関係と歯槽頂の湾曲，顎堤の吸収状態などを模型にて分析を行う Model analysis では，安定する部位（Stable zone），積極的に咀嚼圧をかけて維持に利用したい部位（Super stable zone）に咀嚼力を加え，総義歯が不安定になる部位（Unstable zone）〔**Fig 20b**〕を模型で分析し，咬合を与える参考とする．

参考文献

1. Horst Uhlig（著），小山正宏（訳）．ウーリッヒ総義歯学．東京：医歯薬出版，1970：19-42.
2. 近藤弘，近藤博保，布川澄．Quality Control から見直す 総義歯治療入門．東京：医歯薬出版，2007：85-89.
3. 上濱正，堤嵩詞．機能解剖学・生理学に基づく印象テクニック　その1．維持と支持，口腔周囲筋と舌とのバランスを採り入れるための基本理論．歯科技工 2001；29(10)：1327-1341.
4. Jacobson TE, Krol AJ. A contemporary review of the factors involved in complete denture retention, stability, and support. Part I: retention. J Prosthet Dent 1983；49(1)：5-15.
5. Jacobson TE, Krol AJ. A contemporary review of the factors involved in complete dentures. Part II: stability. J Prosthet Dent 1983；49(2)：165-172.
6. Jacobson TE, Krol AJ. A contemporary review of the factors involved in complete dentures. Part III: support. J Prosthet Dent 1983；49(3)：306-313.
7. 津留宏道，小林義典，他（編）．床義歯学．東京：クインテッセンス出版，1987：13-15.
8. 堤嵩詞，平岡秀樹．総義歯づくり　すいすいマスター　総義歯患者の「何ともない」を求めて～時代は患者満足度～．東京：医歯薬出版，2014：24-31.
9. 沖野節三．総義歯学　理論編．東京：医歯薬出版，1972：129-146.
10. 細井紀雄，平井敏博，他（編）．無歯顎補綴治療　第2版．東京：医歯薬出版，2009：44-49.
11. 坪根政治，豊田静夫．総義歯臨床形態学．東京：医歯薬出版，1978：37-42.
12. 浜田重光，津留宏道，他．印象圧が義歯床下組織に及ぼす影響に関する実験的研究．補綴誌 1982；26(6)：1135-1145.
13. 佐藤隆志．義歯床下粘膜の傷害・治癒過程に関する実験的研究　第1編　傷害過程における病理組織学的ならびに組織化学的観察．補綴誌 1976；20(3)：317-340.
14. 関根弘，前田佳英，大沢一博，他．有床義歯のための印象方法に関する基礎的ならびに臨床的研究（第3報）　粘弾性を有する被印象体の印象時における変位状態について．歯科学報 1971；71(11)：2167-2172.
15. 原哲也，佐藤隆志，他．咬合圧が義歯床下組織の初期変化に及ぼす影響に関する研究．補綴誌 1995；39(4)：722-728.
16. 角谷真一，佐藤隆志，他．自浄作用の欠如に伴う義歯床下骨組織の動態に関する定性的観察．補綴誌 1995；39(3)：555-561.
17. 中島啓一朗．義歯床による被覆に伴う義歯床下組織の変化に関する病理組織学的研究．岡山歯学会雑誌 1990；9：249-265.
18. Jacobson TE, Krol AJ. A contemporary review of the factors involved in complete denture retention, stability and support. Part I: retention. J Prosthet Dent 1983；49(1)：5-15.
19. 金田洌．下顎義歯床翼頬舌側面における筋圧．口病誌 1983；50(4)：489-515.
20. 津留宏道．義歯機能に関する生理学的研究Ⅰ　咬合の高さと義歯機能との関係．阪大歯学誌 1959；8：482-496.
21. 津留宏道．義歯機能に関する生理学的研究Ⅱ　咬合面形態と義歯機能との関係．阪大歯学誌 1961；6：353-366.
22. 上濱正，阿部伸一，土田将広．今後の難症例を解決する総義歯補綴臨床のナビゲーション．東京：クインテッセンス出版，2012.
23. 河邊清治，松本直之，他．総義歯の真髄．東京：クインテッセンス出版，2001.

CHAPTER 4
診査・診断，前処置

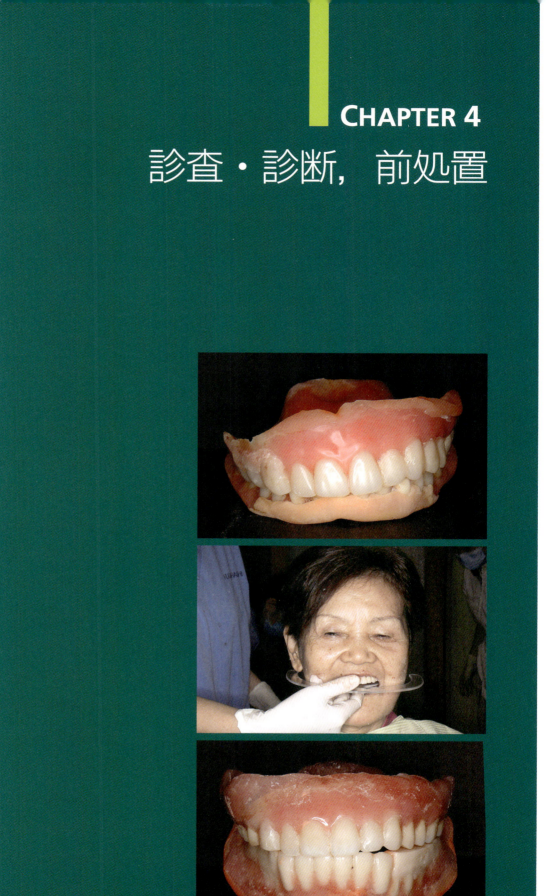

Chapter 4 のポイント

総義歯新製時の診査

1. **患者情報**
   - 既往歴
   - 現病歴
   - 自立度
   - 現在の服薬
   - 精神状態

2. **患者環境**
   - 家族
   - 通院時の付き添い，交通手段
   - 経済状況
   - 要介護状況
   - 主介護者，家族環境

3. **旧義歯**
   - 旧義歯の条件
   - 旧義歯使用期間
   - 旧義歯装着感
   - 旧義歯の義歯床辺縁位置の適正
   - 旧義歯咬合高径

4. **口腔内診査**
   - 口腔内粘膜病変
   - フラビーガム
   - 粘膜線維症
   - 顎堤状態
   - 顎堤吸収（軽度・中等度・重度）
   - 骨隆起
   - 骨鋭縁部位
   - 部分吸収部位

5. **顎位と咬合の分類**
   - 顎偏位（なし・前方偏位・右側偏位・左側偏位）
   - 顎関節症（なし・左右クリック音・左右クレピタス音・左右ロック）
   - Angle Ⅰ級・Ⅱ級・Ⅲ級（臼歯がないためAngle の分類は行えないが，ここでは歯が生えていた時にそうであったと思われる顎形態を示す）
   - 対向関係

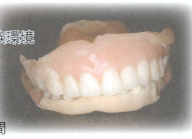

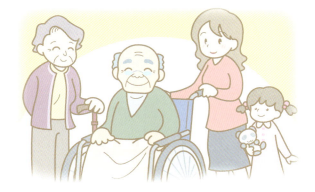

前処置の分類

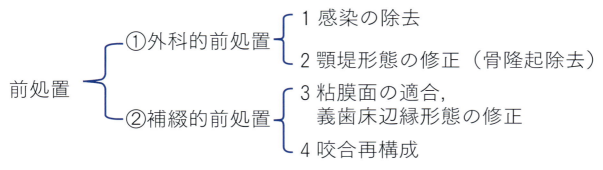

Fig 1　前処置分類図.

前処置の分類

1．感染の除去
- 保存不適切な残存歯
- 残根
- 埋伏智歯
- 歯槽骨異物

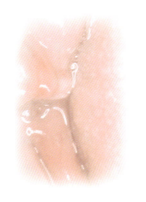
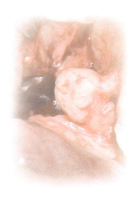

2．顎堤形態の修正（骨隆起除去）
- 歯槽骨形態修正（骨隆起除去など）
- 粘膜処置（フラビーガム，小帯切除など）

3．粘膜面の適合，義歯床辺縁形態の修正

4．咬合再構成

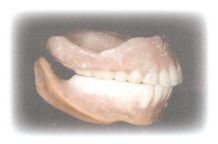

CHAPTER 4

歯科治療は，痛みがともなう処置が多い．歯を失った後の義歯治療も例外ではない．患者へ苦痛を与えないためにも，総義歯を新製した後，粘膜面や義歯床辺縁の調整を常態化させてはいけない．個々の顎堤は，維持に適した部位，被圧変位量，支持域などの条件が異なる．また，患者背景は多岐にわたるため，基礎疾患からくる体力低下や口腔乾燥など，総義歯製作上影響がある問題をそれぞれ抱えている．

個々の問題を理解し機能を十分に発揮する総義歯製作を行うためには，画一的な製作方法のみでは難しいと考える．そのため診査・診断を行い，それぞれに則した義歯製作方法を体得しておくことが大切である．

総義歯新製時の診査

総義歯を新しく製作する場合，現在の状態を適切に診査する必要がある．

1．患者情報

- 既往歴
- 現病歴
- 自立度
- 現在の服薬
- 精神状態

総義歯装着患者は何らかの理由ですべての歯を失っており，歯科診療に対して不信感を抱いている患者も多いので，寄り添うことが大切である．

患者と協力して総義歯を製作するうえで，患者の健康状態や精神状態を把握することは重要となる．義歯製作上，骨密度に影響を及ぼす疾患などの既往歴や口腔乾燥を及ぼす投薬，義歯を許容できる精神状態などを十分に診断することが必要である(**Fig 2**)．

総義歯新製時の診査

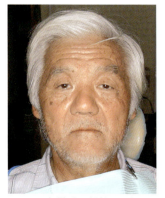
Fig 2a 初診時の顔貌正面観．

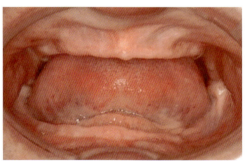
Fig 2b 初診時口腔内写真．

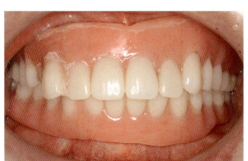
Fig 2c 旧義歯の様子．

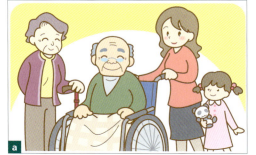
a

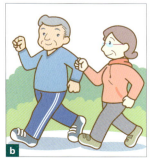
b

Fig 3a, b 患者を取り巻く環境．

2．患者環境
- 家族
- 通院時の付き添い，交通手段
- 経済状況
- 要介護状況
- 主介護者，家族環境

総義歯装着患者には，通院可能な生活環境が整わない人も多い．患者の自立度・家族の介護や仕事環境・経済的問題等，他人には言い難い苦痛やストレスを抱えている場合も多い．医療従事者としてただ質問するのではなく，傾聴し尊重する精神にて接することが大切である（**Fig 3**）．

3．旧義歯
- 旧義歯の状態
- 旧義歯使用期間
- 旧義歯装着感
- 旧義歯の義歯床辺縁位置
- 旧義歯咬合高径

総義歯製作は，旧義歯の問題点により製作法を変える必要がある．自身で製作した総義歯は以前の記録があり，問題があればそこを重点に修正して新製義歯に取りかかればよいが，製作法や基準の不明な総義歯の不調は原因がわかりにくい．問題の多い総義歯から段階を追わずに新製義歯を製作しても，患者が許容しない場合がある（**Fig 4**）．

4．口腔内診査
口腔粘膜の状態
- 咀嚼粘膜の範囲と硬さ・被圧変位量
- 被覆粘膜の範囲と硬さ・可動性
- 口腔内粘膜病変
- フラビーガム
- 粘膜線維症

顎堤状態
- 顎堤吸収（軽度・中等度・重度）
- 骨隆起
- 骨鋭縁部位
- 部分吸収部位

口腔内診査において，旧義歯の影響での潰瘍形成やフラビーガム，また顎堤の吸収状態が対称か非対称かなど，今日までの咀嚼習慣を推測できることがある（**Fig 5**）．

旧義歯

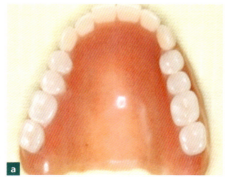
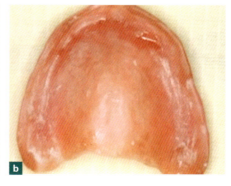

Fig 4a　旧義歯上顎研磨面．
Fig 4b　旧義歯上顎粘膜面．

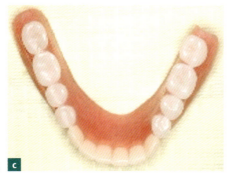
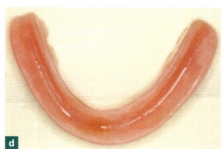

Fig 4c　旧義歯下顎研磨面．
Fig 4d　旧義歯下顎粘膜面．

Chapter 4

歯槽骨吸収（軽度・中等度・重度）

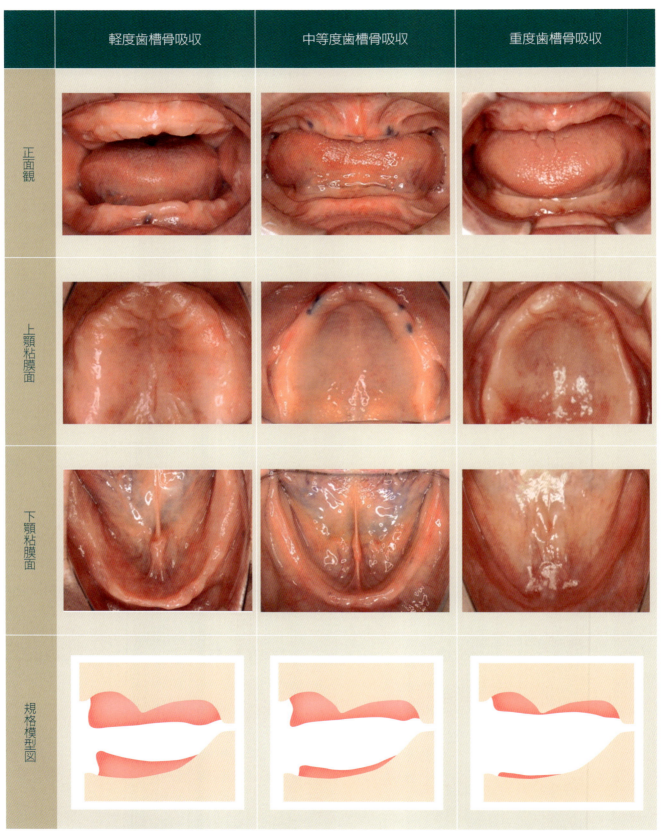

Fig 5 軽度・中等度・重度歯槽骨吸収の口腔内写真・規格模型図．

顎偏位

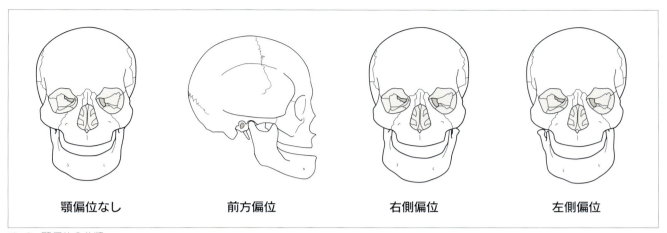

Fig 6　顎偏位の分類.

Angle の分類

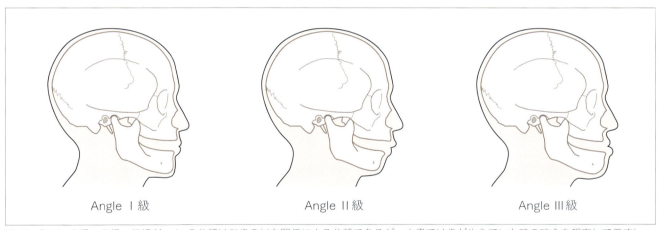

Fig 7　Angle Ⅰ級・Ⅱ級・Ⅲ級（Angle の分類は臼歯の対向関係による分類であるが，本書では歯が生えていた時の咬合を想定して示す）．

5．顎位と咬合の分類

　顎位や咬合の正確な分類は，総義歯を製作していく途中で変わってくる場合もあり，義歯製作前診査での診断はあくまで旧義歯の状態での顎位と咬合で，確定診断とはならない．ただ，現状を記録することは新義歯での治療の指針の参考になる．

・顎偏位（なし・前方偏位・右側偏位・左側偏位）〔Fig 6〕
・顎関節症（なし・左右クリック音・左右クレピタス音・左右ロック）
・Angle Ⅰ級・Ⅱ級・Ⅲ級（不正咬合の分類）〔Fig 7〕
・対向関係

前処置の分類

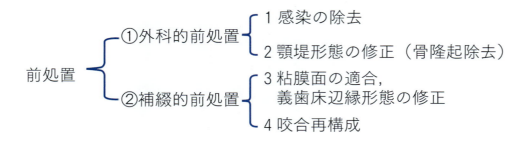

Fig 8　前処置分類図.

完全埋伏智歯

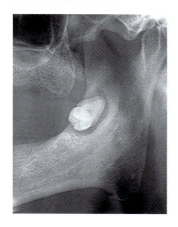

Fig 9　智歯周囲炎を併発している水平埋伏歯.

前処置

　総義歯治療において前処置は非常に重要である．旧義歯の問題点を改善することのみならず「患者の許容を探る」上でも重要となる．前処置では（ある程度の限界はあるが）義歯床辺縁の適正化・粘膜の改善・咬合高径の改善・顎位の修正などが挙げられる．新製義歯に問題が発生しないためにも診断と治療，評価をステップごとに丁寧に行うことが大切である．問題を積み残したまま次のステップに進んでも良好な結果を得られないので注意が必要である．
　前処置は，外科的前処置と補綴的前処置に分けられる（**Fig 8**）．

1．外科的前処置

感染の除去

　外科的前処置は，顎堤形態の修正のほかに保存不適切な残存歯，残根や埋伏智歯の抜歯のほか，異物除去がある．総義歯製作においても，パノラマエックス線画像診断を行い，感染異物の有無を確認する必要がある．

完全埋伏智歯

　Fig 9の患者は旧総義歯不適合による疼痛を主訴に来院．左側レトロモラーパッド部付近の痛みがあり，義歯粘膜面の適合度に問題がないが，時折痛みが発現し2～3日で疼痛が沈静化することを繰り返していた．そのためパノラマエックス線画像診断を行ったところ智歯周囲炎と判明．視診のみでは，粘膜が完全に覆っており智歯が目視できない．抜歯後義歯新製を行った．

セメント質異形成部残存

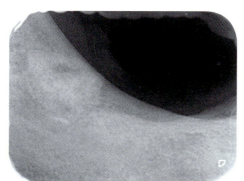

Fig 10a　セメント質異形成の残留.

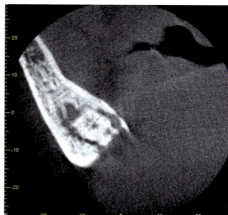

Fig 10b　同部CBCT画像.

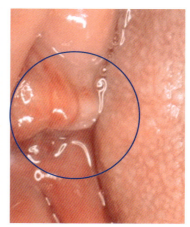

Fig 10c　同部口腔内写真.

Fig 10d　除去された異形成物.
Fig 10e　患者の有歯顎時(約20年前)のパノラマエックス線画像(前担当医より). セメント質異形成が確認できる.

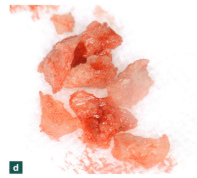

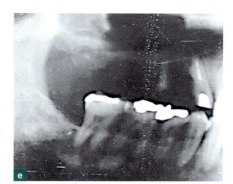

セメント質異形成部残存

Fig 10にセメント質異形成部残存の症例を示す. この患者は, 義歯新製希望で来院したが下顎右側臼歯部より排膿が認められた. 自発痛はない. パノラマエックス線画像診断において, 米粒大の不透過像が認められた. CBCT画像診断にて境界明瞭な不透過像が認められたため, 除去可能と判断し, 浸麻下にて除去術を行った. 後日セメント質異形成症残存物の感染と判明した.

義歯性線維腫

不適合の総義歯を長期使用している場合, 義歯床縁部に線維性の腫瘍がみられることがある. 外科的に除去するとともに, 旧義歯の粘膜面の調整が必要となる(Fig 11).

義歯性線維腫

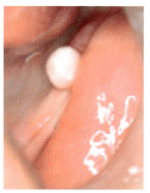

Fig 11　義歯性線維腫. 不適合の総義歯を長期使用している場合, 義歯床縁部にこのような線維性の腫瘍がみられることがある.

口蓋隆起除去

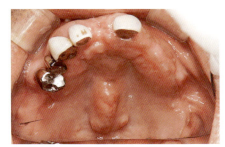
Fig 12a　口蓋隆起．

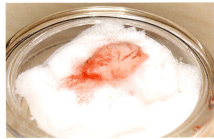
Fig 12b　除去した口蓋骨．

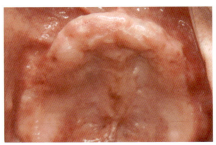
Fig 12c　術後の口蓋．

上顎結節骨隆起除去

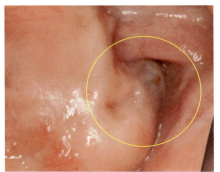
Fig 13a　上顎結節部の骨隆起．アンダーカット量が大きくなり義歯床辺縁が上顎結節を覆うことができなくなるために除去術を行った．

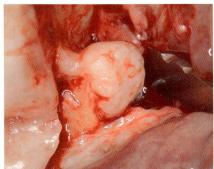
Fig 13b　術中の様子．

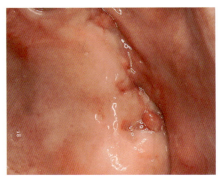
Fig 13c　術後抜糸時．

顎堤形態の修正（骨隆起除去）

　外科的顎堤形態の前処置は，骨隆起除去などの歯槽骨形態修正と，フラビーガムや小帯切除などの粘膜処置がある．

　骨隆起の好発部位としては，咬合力の集中する部位・下顎隆起・上顎結節部骨隆起・上顎口蓋隆起に好発してみられる．隆起が小さくアンダーカット量も少なければ，解剖学的維持に利用可能であり外科的除去の対象としないため，作業模型をブロックアウトすることで対応する．アンダーカット量が大きく印象採得や義歯製作が困難と予測される場合，外科的前処置にて骨隆起除去を行う．アンダーカット量に応じ適応症を見極めることが大切である．

・口蓋隆起除去（**Fig 12**）
・上顎結節骨隆起除去（**Fig 13**）

２．補綴的前処置（粘膜面の適合，義歯床辺縁形態の修正，咬合再構成）

　旧義歯の不適合は，義歯床粘膜面と粘膜の不適合にとどまらず義歯床辺縁の過不足・顎偏位・咬合高径低位などを複雑に生じさせていることがある．問題点を分析して１つ１つ改善することが重要である．また術者が修正した状態を患者が許容するか否かも経時的に観察する必要がある．

　下顎偏位の原因として，旧総義歯の問題だけではなく無歯顎に至る過程に問題がある場合が多い．部分欠損時の顎位の問題，対向関係，咀嚼習慣などが絡み合い，長期にわたり少しずつ偏位を起こしたため，患者自身その状態に適応し，偏位を自覚していない場合も多い．そのような場合，安易に総義歯を新製し顎位を変更すると，患者が適応せず違和感により新製義歯を装着しないこと

旧義歯を利用し偏位を改善

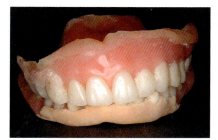
Fig 14a　旧義歯正面観.

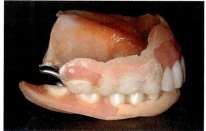
Fig 14b　旧義歯側方面観.

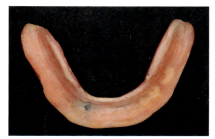
Fig 14c　旧義歯粘膜面.

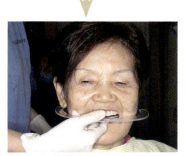
Fig 14d　旧義歯咬合平面.

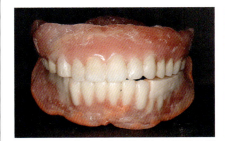
Fig 14e　旧義歯咬合再構成と粘膜面の調整：正面観.

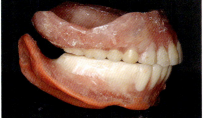
Fig 14f　側方面観.

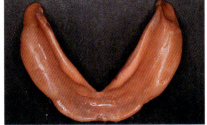
Fig 14g　粘膜面観.

や，馴染むのに時間がかかることがある．

　顎位を再構成する場合は，患者との信頼関係を築く上でも，患者への説明と患者の適応を図りながら慎重に診療を進めることが大切である．

　咬合高径低位や偏位が疑われる場合は，義歯新製前にゴシックアーチ描記を行い，治療計画を立案する必要がある．

　また総義歯を新製する前に，

・旧義歯をそのまま利用し修理する
・旧義歯のコピーデンチャーを製作し，そのコピーデンチャーを修正する
・治療用義歯を製作する

　以上のいずれかの選択で義歯床下粘膜の調整と顎関節と咬合高径をリハビリテーションし，偏位を改善する必要がある（Fig 14）．

参考文献

1. McCord JF. Risk management in clinical practice. Part 6a. Identifying and avoiding medico-legal risks in complete denture prosthetics. Br Dent J 2010；209（6）：273-276.
2. D'Cruz L. Risk management in clinical practice. Part 2. Getting to 'yes'--the matter of consent. Br Dent J 2010；209（2）：69-72.
3. Smith PW, McCord JF. What do patients expect from complete dentures? J Dent 2004；32（1）：3-7.
4. 豊田静夫，守川雅男．コンプリートデンチャー　その考え方と臨床．東京：クインテッセンス出版，1993：254–308.
5. 沖野節三．総義歯学　理論編．東京：医歯薬出版，1972：1-95.
6. Geroge A. Zarb, 他（編著），田中久敏，古谷野潔，他（監訳）．バウチャー無歯顎患者の補綴治療 原著第12版．東京：医歯薬出版，2008：222-224, 230.
7. 津留宏道，佐藤隆志．コンプリートデンチャー・コンストラクション 第1版．東京：クインテッセンス出版，1982：1-113.
8. Friedman S. Diagnosis and treatment planning. In：Winkler S. Essentials of complete denture prosthodontics. Philadelphia：W.B.Saunders, 1979.
9. 津留宏道, 小林義典, 他（編）．床義歯学．東京：クインテッセンス出版，1987：13-15.
10. 重頭直文，村田比呂司，奥原利樹，亀田浩司，浜田泰三．無歯顎患者の健康状態と補綴の予後．老年歯学 1991；5（1）：23-29.
11. 川添尭彬，中村文美，川野襄二．総義歯の咬合診断と再構成．In：山下敦，丸山剛郎（編）．咬合の診断と再構成．東京：医歯薬出版，1981：205-220.
12. 黒澤正雄，虫本栄子，田中久敏，小野田利枝．総義歯治療により下顎頭のリモデリングを認めた症例．補綴誌 1999；43（6）：963-969.

CHAPTER 5
印象採得

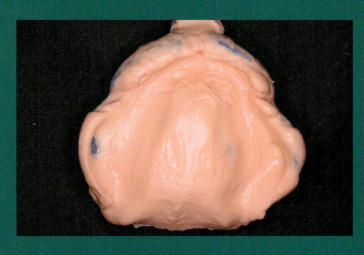

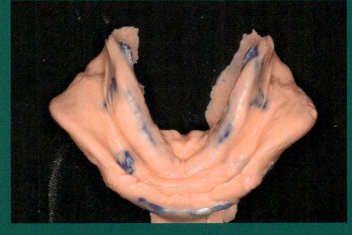

Chapter 5 のポイント

印象採得の目的：期待する機能を取り込んだ印象体の製作

　総義歯の印象採得の目的は，床維持（Retention），床安定（Stability），床支持（Support），審美性回復（Esthetics）が期待できる印象体の製作である．

　長期に機能できる義歯を製作するためには，それぞれに目的をもった機能を印象体に取り込むことが必要である．違う種類の維持を印象体に取り込む場合各目的に沿った印象採得法を行う必要がある．

　印象採得では義歯床粘膜面の維持，支持を主に取り込み，咬合採得以降にフレンジテクニックにて義歯床研磨面のリップサポートを獲得し，審美性回復を行う．義歯床安定は，印象採得・フレンジテクニックと人工歯排列を含めて機能が一体化したときに成り立つ（**Fig 1**）．

　また印象採得は，「器具や材料の進歩」と「それを扱う術者の知識とテクニック」が大きく影響する．時代とともに印象材が進化すると，印象採得法も根本から変わってくる．大切なのは方法ではなく診査・診断に基づいた目的に沿った印象採得法（方法論）である．

印象採得時に期待する維持

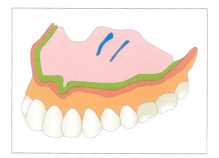

Fig 1a 印象採得時に期待する維持（上顎粘膜面・研磨面）．

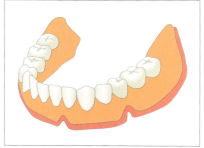

Fig 1b 印象採得時に期待する維持（下顎研磨面）．

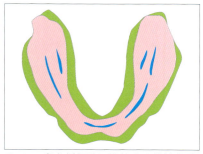

Fig 1c 印象採得時に期待する維持（下顎粘膜面）．

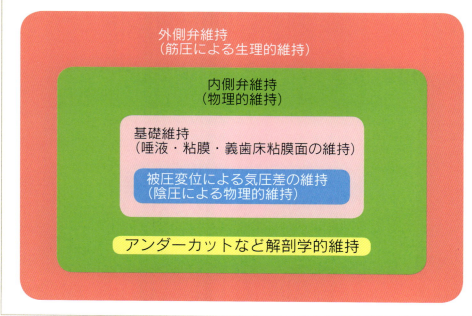

Fig 1d 印象採得で得られる義歯の静的維持の分類．

印象採得の要点―期待する維持別, 印象採得方法―

一次印象

無圧的印象
基礎維持・解剖学的維持

装着時に外れない
違和感がない

1．アナトミカルランドマーク（解剖学的指標）の採得

義歯を製作する場合，義歯床辺縁部となる歯肉歯槽粘膜境とランドマーク（Reference point）は必ず採得しなければならない．総義歯製作上，解剖学的に変化しにくい点をランドマークとして設定することで義歯製作の基準とする．ランドマークが採得されていない印象は，基準がわからなくなるため義歯製作が困難になることが多い．また，印象採得不足により義歯の支持面積が小さくなると，顎堤の一部に咀嚼力が集中して義歯が不安定になり顎堤吸収の原因となる．

2．無圧的印象採得で基礎維持を得る

粘膜のありのままの形態が印象採得できる無圧的印象を選択し，基礎維持を得る．そのため，混水比をメーカー推奨比より10〜20％増しで使用する．混水比を増すと，アナトミカルランドマークを正確に採得することが難しくなるため，トレーの選択や修正が必要となる．アナトミカルランドマークの採得を優先しようとし，アルジネートを硬くしてしまうと粘膜に圧がかかり加圧印象となるため，基礎維持が損なわれるだけではなく，パスカルの原理により歯肉歯槽粘膜境に圧が加えられ，歯肉歯槽粘膜境が不明で小帯も押し広げられた印象体となる．

二次印象

選択的加圧印象
被圧変位・閉鎖維持

咀嚼運動時に痛くなく，外れない

3．被圧変位量の調整

・義歯床下組織咀嚼圧均等負担
　咀嚼運動時に起こる被圧変位量を正確に採得することで，義歯床に加わる圧が義歯床下組織に均等圧で負担される．
・陰圧維持
　被圧変位をリリーフした部位の義歯床粘膜面は，無圧時には空室になる．咀嚼圧がかかるとその空室にある唾液や空気は義歯床粘膜面から口腔内に排出され，咀嚼圧がかからなくなるとその空室は陰圧となり維持が生じる．

4．閉鎖維持の形成

閉鎖維持の内側弁維持と外側弁維持を必要に応じ行う．筋圧形成などの機能的印象や，ダイナミックインプレッションの機能印象を行うことで，義歯床辺縁形態を決定する．
　外側弁は口腔周囲筋の生理的な維持を求め，内側弁はわずかに（0.2mm程度）シーリングすることで維持力を期待する．また，被覆粘膜にも支持を求められる部位が存在する場合は，義歯床を広げていく．

5．最終精密印象の採得

1〜4のステップを終えたトレーで最終印象採得を行う．印象採得には可塑性の材料もしくはそれに準ずるものを少量使用する．そうすることで1〜4のすべての要素を取り入れた印象体が完成する．

　以上が守られた印象体から製作された義歯床は，
①過剰な加圧を避けた粘膜と義歯が線や点でなく広い面で接している．
②維持力に優れ，装着中の違和感がない．

印象採得の技術を向上させるための Step

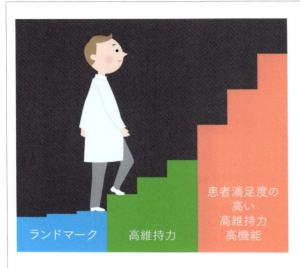

Step 1　必要なランドマークを取り込む
Step 2　高維持力を追求する
Step 3　患者満足度の高い高維持力，高機能を付与する

Fig 2　印象採得の技術を向上させるための Step を示す．

印象採得の技術を向上させるには Step がある

　歯科医師にとって最も重要なスキルのひとつに印象採得が挙げられる．しかし臨床では多くの制約がある．例えば診療にかけられる時間・使用材料・診療室の環境・マンパワー・経験，どれを取っても十分でなければ，術者の思い描いた印象採得を行うことはできない．
　術者の経験が不足している場合は，まず優先されることはランドマークの採得と思われる．これがなければ，ある程度の維持がある総義歯を製作することは不可能になる．
　次に各維持力を検証することが重要となる．
・どの維持力がどの程度強くできるのか？
・どの維持力を使うと違和感が出るのか？
・過剰な維持力にどのような症状として発現するか？
など，すべての維持力の利点と限界を知ることが大切である．
　最後にすべての維持力の利点と限界を理解し，個々の顎堤条件に即した維持力を印象体に適切に取り込むことが大切であると考える．その調整された維持力を取り込んだ印象体から，装着中の違和感はないが十分な維持力が得られる総義歯が製作できる．
　さまざまな制約の中で日常臨床を行っているため，直ちに適切な維持力のすべてを印象体に取り込むことは難しい．しかし各ステップを大切にひとつひとつ経験を重ねることで，術者の思い描いた維持力を反映させた印象体が実現する（**Fig 2**）．
　印象採得のフローチャートを **Fig 3** に示す．

印象採得

印象採得のフローチャート

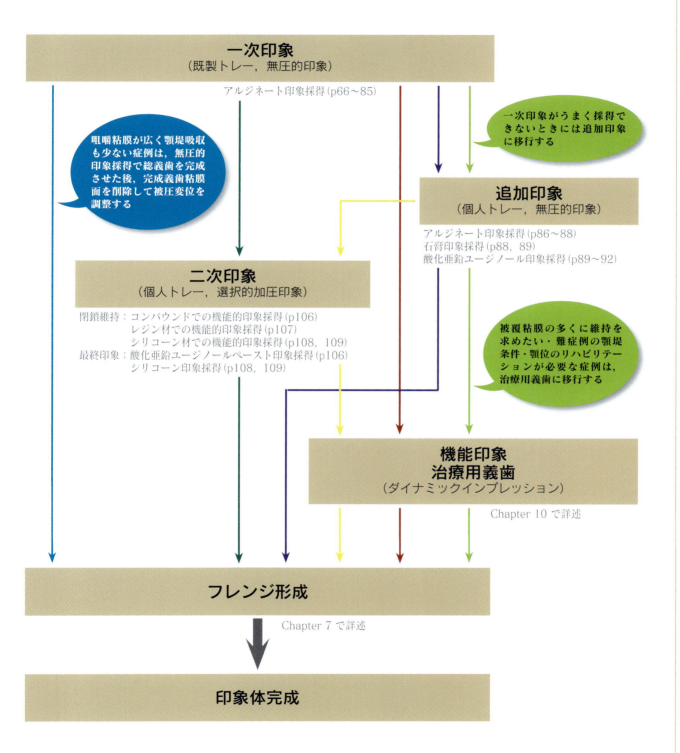

Fig 3　印象採得の手順をフローチャートで示す．

CHAPTER 5

一次印象採得

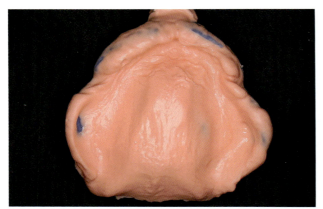

Fig 4a　上顎アルジネート印象体．

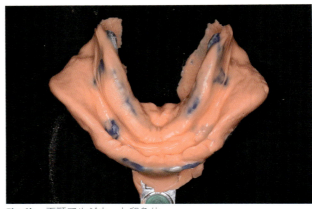

Fig 4b　下顎アルジネート印象体．

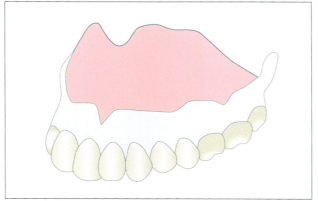

Fig 4c　基礎維持部位上顎総義歯粘膜面．

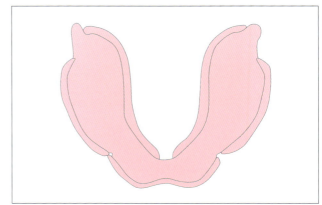

Fig 4d　基礎維持部位下顎総義歯粘膜面．

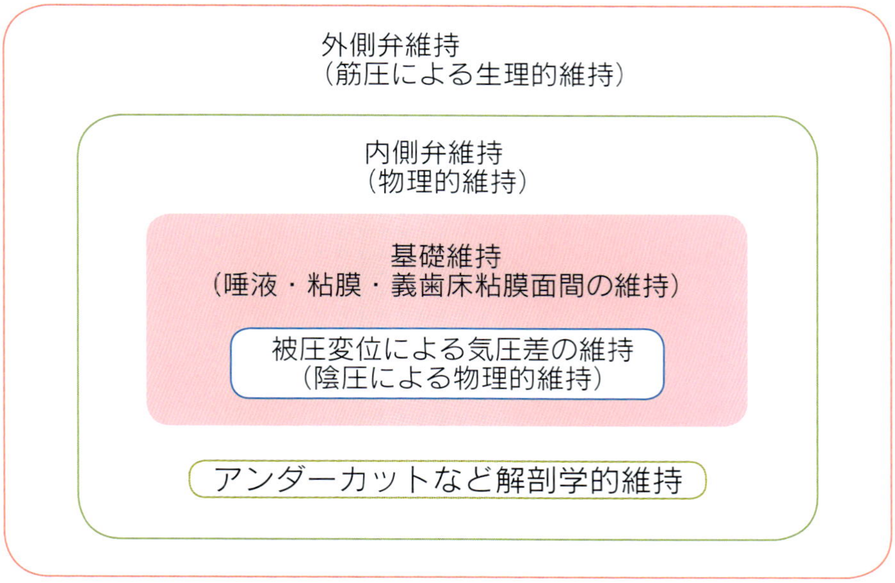

外側弁維持
（筋圧による生理的維持）

内側弁維持
（物理的維持）

基礎維持
（唾液・粘膜・義歯床粘膜面間の維持）

被圧変位による気圧差の維持
（陰圧による物理的維持）

アンダーカットなど解剖学的維持

Fig 4e　総義歯の静的維持，基礎維持．

一次印象採得

一次印象にて使用する材料

現在，最も一般的に使用されているアルジネート印象材とは，不可逆性ハイドロコロイド印象材であり，粉と水を混ぜることで化学反応が起き，1〜3分程度で硬化する（Fig 5）．

現在，いずれのアルジネート印象材も，粘膜の形態を変化させずに無圧では採得できない．それは，メーカー推奨混水比でのアルジネート印象材の粘弾性の基準は，歯頸部やアンダーカット部が不足なく印象採得できることを目的としているためである．つまりメーカー推奨混水比のアルジネート印象材での印象採得は，粘膜が加圧・圧迫されているため，陰圧吸着維持が優位となり，基礎維持を得られない．その後，二次印象において被圧変位量，内側弁等を加圧して印象するため，粘膜はさらに圧迫される．

そのように何度も加圧されて完成した義歯床粘膜面は，粘膜を過剰に加圧することになる．義歯床粘膜面の圧迫によりその使用感は，疲れる，窮屈だと訴えられることも多い．粘膜は圧迫により灰色となり，血流が停滞

ハイドロコロイド印象材

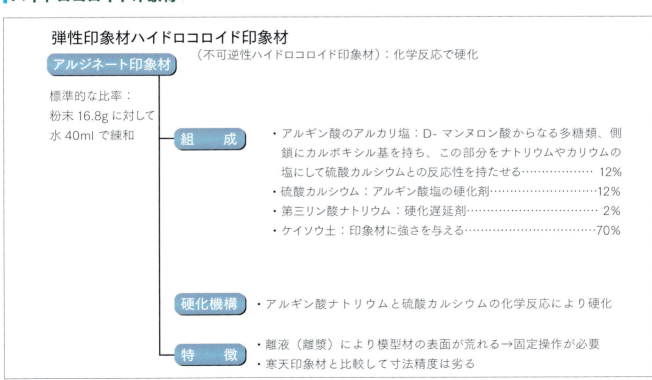

Fig 5　弾性印象材：ハイドロコロイド印象材の組成．

CHAPTER 5

アルジネート印象材の混水比

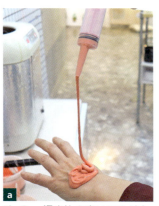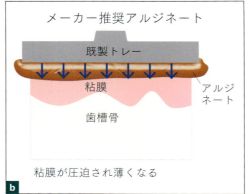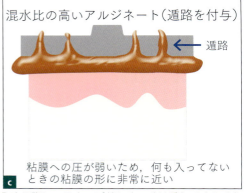

Fig 6a 混水比の高いアルジネート印象材の流動性．アルジネート印象材を口腔内に挿入する際にマヨネーズ状にゆっくり垂れてくるぐらいが良い．
Fig 6b, c メーカー推奨混水比と混水比の高いアルジネート印象材の粘膜圧迫の比較．メーカー推奨混水比の印象材は，粘膜が圧迫され薄くなる．混水比の高い印象材は，何も入っていないときの粘膜の形に非常に近い．粘膜への圧迫が弱いため厚みがほぼ保たれている（トレーも遁路を付与する）．

し，歯槽骨の吸収を誘発する．そのようなことを避けるため一次印象では，咀嚼粘膜に基礎維持を得ることを目的に，無圧に近い無圧的印象採得を行う．それには混水比を，通常の粉に対して水の割合を10～20％増やすことで粘弾性を弱めて使用する．アルジネート印象材の扱いは，診療室の室温や湿度に影響されるため，十分な環境整備が必要となる．

　混水比の目安は，**Fig 6a** のようにシリンジでアルジネート印象材を口腔内に挿入する際にマヨネーズ状にゆっくり垂れてくるぐらいが良い．ただし，そのように軟らかくした印象材は弾力が劣り，非常に扱いにくく気泡も入りやすくなる（**Fig 6b, c**）．

アルジネート印象材のルール

　アルジネートは水を加えることで固まるハイドロコロイド不可逆性印象材である．一見操作が簡単そうに感じる印象材であるが，以下を守る必要がある．

1．診療室の室温・湿度
2．粉と水の管理
3．印象体の管理

（1）乾燥膨潤させない
（2）印象体の水洗・消毒
（3）石膏を注ぐタイミング

1．診療室の室温・湿度

　多くの歯科材料は室温23℃，湿度50％以上で開発しており，添付文書にもその設定で取り扱い時間が記されているものが多い．

　つまり，歯科材料を正確に扱う場合は，診療室を23℃，湿度も常に40～60％に保たれていることが望まれる．また，診療室の湿度が低下すると印象体の水分が揮発するため，湿度を保つことが必要である．そのため診療室に乾燥時には加湿器を置き，湿度管理することが望まれる（**Fig 7**）．

2．粉と水の管理

　アルジネート印象材の粉の保存は常に乾燥していることが大切である．袋の口を開けたまま放置しておくと，空気中の水分を吸収し，本来の性質と異なってしまうため，開封後は密閉できる容器に入れ保管しなければならない．既存のスプーンで量る場合，保存されているアル

アルジネート印象材のルール

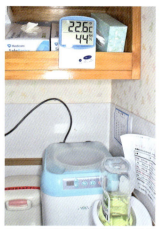

Fig 7　診療室の室温湿度．診療室には，必要箇所に温度湿度計を置き，常に環境を管理する．

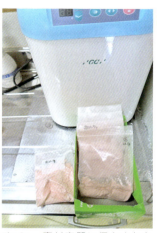

Fig 8a　密封容器に保存されたアルジネート印象材．正確な粉量を電子秤にて計測する．

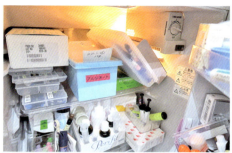

Fig 8b　計量された粉は，冷蔵庫で保管する．

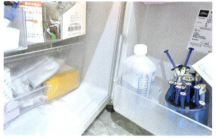

Fig 9　水も環境に応じて冷蔵庫で保管する．

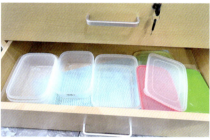

Fig 10a　患者個別の湿箱：衛生面と湿度を維持する目的で1人に1つの湿箱を用意する．

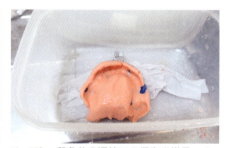

Fig 10b　印象体の湿箱での保存の様子．ペーパータオルを保存容器の底に濡らして敷き湿箱とすることで100％相対湿度が作られる．印象面がペーパータオルに当たらないように配慮する．

ジネートの粉の密度の差より重さの差が生じるので正確性に欠ける．そのため，事前に正確な粉量を秤にて計測しておき，密閉できる容器に入れることで正確で効率的な操作を行うことができる．

また，アルジネート印象材の粉，水ともに冷蔵庫に保管しておくことで十分な操作時間を確保できる（**Fig 8**）．

水は冷水を用いて練る．冷蔵庫に保管されている水は5〜10℃程度であるが，氷水は0.1℃程度，水道水は10〜28℃である（季節や地理的環境の影響によりアルジネート硬化時間は異なる）．

そのため筆者は安定した硬化時間を得るために，冷蔵庫で温度管理した水を使用している（**Fig 9**）．

3．印象体の管理
（1）乾燥・膨潤させない

アルジネート印象材を空気中に放置すると，収縮しながら内部のリン酸塩水溶液が印象体表面に溶出する「離液（シネリシス）」を起こす．加えて，乾燥することで印象体中の水分が抜け，激しい収縮が起こる．

また，水中保管も「膨潤（インビビション）」を起こすため避けるべきである．アルジネート印象材を水に長時間浸けると膨らむ現象のことで，大きな変形につながる．

最適な保存法は，100％相対湿度での保管である．この保管方法は最も寸法変化が少ないが，長時間の保管は寸法変化につながるため避ける（**Fig 10**）．

CHAPTER 5

（2）印象体の水洗・消毒

　印象体は唾液や血液が付着したまま石膏を注ぐと不潔であり，二次感染のおそれがあるため水洗・消毒しなければならない．消毒には専用のスプレー等を使用し，水洗，洗浄する場合，流水が印象面に直接かかることは避け，印象面の上に手を添えて，弱圧かつ均等にかかるように配慮する．

　また，食渣が残り，特に糖質などが印象体に付着している場合，その部分の石膏の硬化が遅延するので，印象前に口腔清掃の確認が必要である．

　なお，日本補綴歯科学会の「補綴歯科治療過程における感染対策指針」（2007）によると，印象体の水洗は，アルジネート印象材は120秒程度，消毒については0.1〜1.0％次亜塩素酸ナトリウムに15〜30分浸漬，2〜3.5％グルタール溶液に30〜60分浸漬すると報告している．

（3）石膏を注ぐタイミング

　印象採得後，印象体を長時間放置すると離液を起こす．離液が起こると単純に石膏の混水比が上がるだけでなく，印象体表面に溶出したリン酸塩の作用により模型表面の硬化遅延が起こる．そのため先に石膏内部の硬化が起こり，その吸水作用により模型表面の硬化に必要な水分が不足する．そして模型表面はいつまでも硬化せず面荒れ（ドライアウト）を起こすことになる．このようなことにならないように，印象採得後は速やかに石膏を注ぐことを心がける．

アルジネート印象材の硬さによる印象体の違い

　アルジネート印象材の硬さや加圧印象・無圧的印象による印象体の違いを **Fig 11〜19** に示す．

言葉の定義と解釈①：「無圧的印象」と「無圧印象」の違い

　正式な名称は「無圧印象」であり，「無圧的印象」「弱圧印象」「微圧印象」は正式名称ではないと解釈している．
　しかし，地球上で生活する限り，圧力の支配から逃れられないため，記述にあたり無圧的印象や弱圧印象，微圧印象を総称して「無圧的印象」とした．さまざまなご意見をいただき議論となる表現であることが推察され心苦しいが，これ以上適切な表現が現在のところ思いつかないので，お許し願いたい．広く認知されるためにも，無圧的印象，弱圧印象，微圧印象などのそれぞれの定義を正確に示せるよう，今後の課題としていきたい．

　本来，『無歯顎補綴治療学』[63]の定義によると，「無圧印象とは，印象用トレーと模型粘膜面の間にスペーサーを設けフローの良いシリコーンゴム印象材のインジェクションタイプ，酸化亜鉛ユージノール印象材，石膏印象材などで印象採得を行う方法」と記されている．
　本書で示す「無圧的印象」とは上記定義とは異なり，「何も圧がかかっていないそのままの粘膜形態を採得すること」を目的とし，印象採得時にかかる圧力を極力かけずに印象採得したものとする．そのため，非可塑性材であるシリコーン印象材を含んでいない．

アルジネート印象材の硬さによる印象体の違い

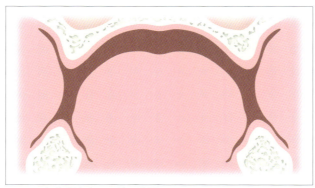

Fig 11 無歯顎患者の口腔の隙間.

硬いアルジネート印象材

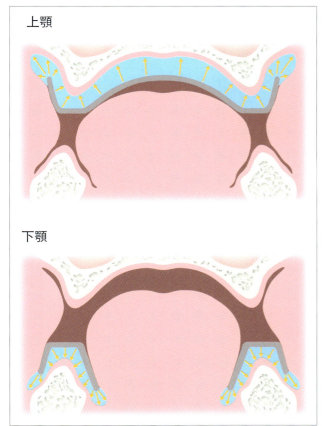

上顎

下顎

Fig 12a 硬いアルジネートはパスカルの原理で歯肉歯槽粘膜境に圧がかかり，小帯や辺縁，軟らかい粘膜を押し広げて印象体が不明瞭になる.

軟らかいアルジネート印象材

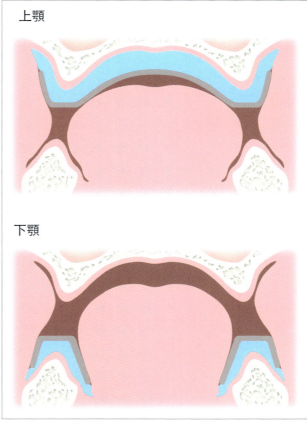

上顎

下顎

Fig 12b 軟らかいアルジネートは辺縁の圧が弱いため，小帯や辺縁，軟らかい粘膜の形が明瞭に印象体に現れる.

アルジネート印象材の硬さによる印象体の辺縁の違い

硬いアルジネート印象材　　　　　　　　　軟らかいアルジネート印象材

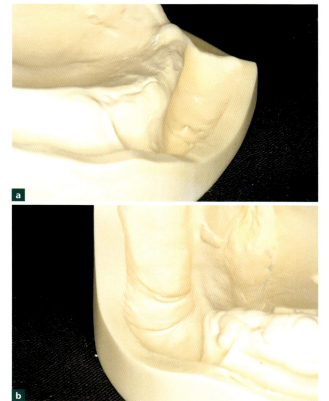
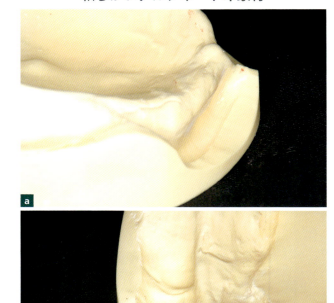

Fig 13a, b 硬いアルジネート印象材で印象採得された上顎（a）と下顎（b）の歯肉歯槽粘膜境．

Fig 14a, b 軟らかいアルジネート印象材で印象採得された上顎（a）と下顎（b）の歯肉歯槽粘膜境．

加圧印象と無圧的印象の比較

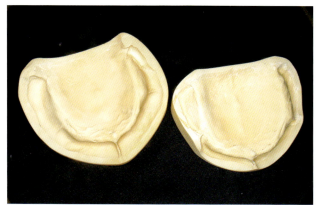
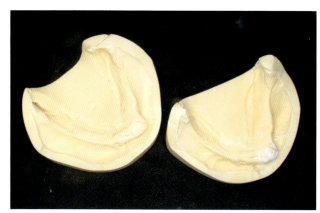

Fig 15a 加圧印象と無圧的印象の比較（上顎）．

Fig 15b 加圧印象と無圧的印象の比較（下顎）．

印象採得

アルジネート印象材の混水比の比較

メーカー推奨混水比

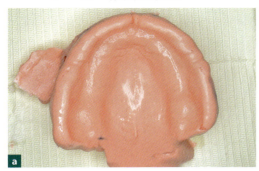
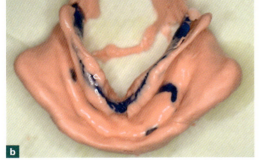

Fig 16a, b メーカー推奨混水比で採得された上顎（a）と下顎（b）のアルジネート印象体.

混水比20％増

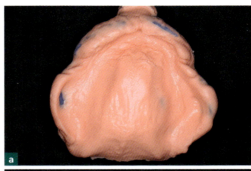
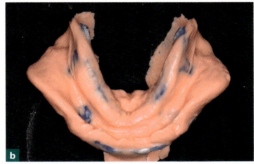

Fig 17a, b 混水比の高い上顎（a）と下顎（b）のアルジネート印象体（Fig 16とFig 17は同一患者でない）.

硬 ← → 軟

混水比が増すと粘膜に圧がかからない正確な印象採得が可能だが取り扱いが難しい上に変形のリスクが高くなる.

アルジネート印象材の混水比の変化による歪み

混水比	＋20％	＋10％	±0％	－10％	JIS規格
粉/水	16.8g/48ml	16.8g/44ml	16.8g/40ml	16.8g	
ゲル化時間	2分10秒	2分10秒	2分00秒	1分50秒	1～5分以内
永久歪み	2.6％	2.5％	2.7％	2.8％	5％以内
弾性歪み	20.0％	16.7％	15.3％	14.1％	5～20％以内
フロー	64.5mm	60.1mm	52.7mm	49.1mm	

Table 2 アルジネート印象材の混水比を変化させたときの比較を示した表である．混水比を高くすると弾性歪みが増していることがわかる．辺縁・小帯・軟らかい粘膜・フラビーガムなど，被圧変位量の大きい部位の印象を採得するために，混水比＋10～20％程度が妥当である．この程度であれば，JIS規格の範囲内であり問題ない．ゲル化時間，永久歪み，弾性歪みはJIST6505-1995による．

言葉の定義と解釈②：「弾性歪み」と「永久歪み」の違い

弾性歪みは「圧縮歪み」ともいわれ，印象材の硬さを表している．軟らかい印象材は弾性歪みが出やすいということである．永久歪みは「塑性歪み」ともいわれ，印象材の変形の目安である．

アルジネート印象で混水比を変えることの利点と限界

メーカー推奨混水比

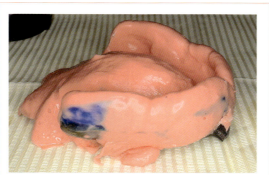

Fig 18 メーカー推奨混水比で採得された上顎アルジネート印象体.

利点
- 印象材練和時に一塊になり扱いやすい．
- トレー辺縁と歯肉歯槽粘膜境に大きな隙間があってもアルジネートの弾力にて印象採得が可能．

限界
- 粘膜全体が加圧されるため粘膜に変位が起こり基礎維持は得られない．
- 本来，加圧してはならない辺縁にもパスカルの原理で印象材の圧が伝わるため，小帯が不明瞭で辺縁全周に丸みができる．歯肉歯槽粘膜境も不明瞭となる．

混水比20％増

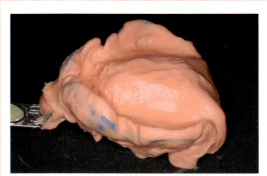

Fig 19 混水比20％増の上顎アルジネート印象体（Fig 18とFig 19は同一患者でない）．

利点
- 無圧的印象採得で基礎維持が得られる．
- 粘膜の加圧が最小のため，粘膜の状態，小帯の形態等が正確に採得される．

限界
- 扱いが難しく，慣れが必要である．
- アルジネート印象材が軟らかく圧がかからないため，口腔周囲筋や舌の影響で，印象が辺縁不足となりやすい．
- 気泡が入りやすい．
- 咽頭部に流れやすいため，咽頭反射の弱い高齢者には注意が必要である．
- 印象体が軟らかいため撤去時など扱い方次第で変形のリスクが高くなる．

両者に共通した注意点
- 粘弾性や硬化時間は，粉・水の温度や挿入量に影響する．
- 口腔内で十分硬化させ撤去するため適切な硬化時間を待機する．アルジネート印象材は粘膜面から硬化が始まるが，全体が硬化することを確かめてから印象を撤去する．
- トレー撤去時は，柄を持つと永久歪みの原因となるため，可動粘膜を軽く動かすか印象体と粘膜の間に弱風を入れ撤去する．
- 100％相対湿度の保湿箱にて最短時間保管する．
- 口腔内より印象撤去後は，長時間放置するといかなる保存法でも永久歪みの原因となる．
- 歪みは目視下ではわからない．

総義歯用既製トレーの選択

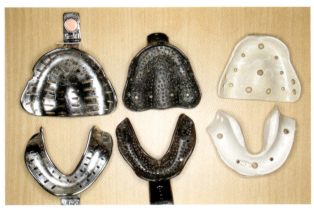

Fig 20a さまざまな無歯顎用既製トレー.

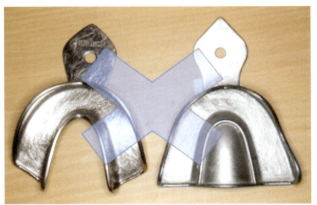

Fig 20b 有歯顎用リムロックトレーの使用は，遁路がないことと顎堤形態に沿っていないため，無歯顎時の印象には不向きである．

総義歯用既製トレー

　アルジネート一次印象では，既製トレーを選択しなければならない．現在，多くのトレーが発売されており，それぞれに特徴がある．しかし，1種類のトレーでさまざまな状態の顎堤の条件を満たすものはなく，常に数種類のトレーを用意しておくことが大切である．どのメーカーのものを使用するかではなく，顎堤形態に一番近いものを選択することが大切である（**Fig 20**）．

1．トレーの選択

　トレーが大きすぎると印象体の歯肉歯槽粘膜境が不明瞭となり，小さすぎると顎堤粘膜に当たり，印象体の変形の原因となってしまう．
　トレーの選択のポイントは以下のとおりである．
・トレーに圧が抜ける遁路が開いている．
・フレームが硬く，フレーム自体の変形がない．
・滅菌ができる（ディスポーザブルを除く）．

2．上顎トレーの選択の基準（**Fig 21, 22**）

・トレーの幅は上顎両側第一大臼歯相当部の頬側最深部間距離に近いもの（**Fig 21①**）．
・小帯の動きを干渉しないもの（**Fig 21②**）．
・口腔内を診断し設定したい義歯床後縁（口蓋小窩付近）より5mm程度後縁が長いもの（**Fig 22**）．

3．下顎トレーの選択の基準（**Fig 23**）

・頬唇側の辺縁は過長にならないもの（**Fig 23①**）．
・左右レトロモラーパッドを完全に覆い，かつ接しないもの（**Fig 23②**）．
・小帯の動きを干渉しないもの（**Fig 23③**）．

ストッパーの付与と辺縁の調整

　印象採得時に既製トレーの金属や樹脂材が粘膜と接触すると，粘膜は大きな局所被圧変位を起こす（**Fig 24a**）．トレーが接触した場所が凹み，その周囲の粘膜は隆起を起こす．このような2重変形を起こした印象体は粘膜面不適合となる．そのためストッパーを付与し，直接トレーと粘膜が接触しないように調整する（**Fig 24b, c**）．
　ストッパーを付与したトレーの辺縁の長さは，適切とは限らないため不足分の調整をする（**Fig 24d**）．一次印象の印象体辺縁は，歯肉歯槽粘膜境付近に設定する．そのため既製トレーの辺縁は，アルジネート印象材挿入分の隙間，歯肉歯槽粘膜境より2〜3mm程度アンダーな状態で設定する（**Fig 24e, f**）．それ以上の大きな隙間は，

上顎トレーの選択の基準

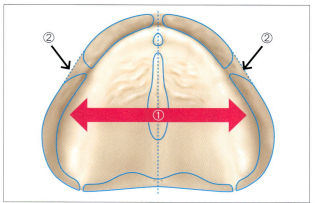

Fig 21　トレー選択の基準（上顎）.

上顎トレーの選択（後縁の設定）

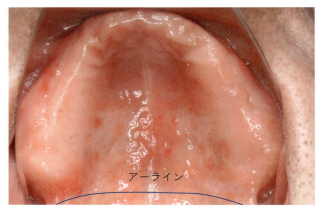

Fig 22a　設定した義歯床後縁.

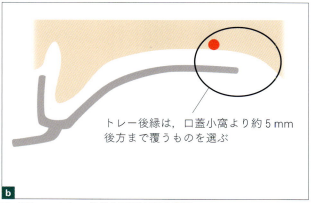

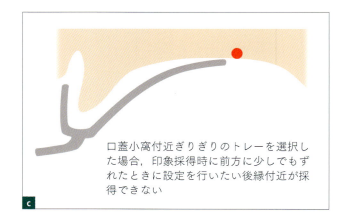

Fig 22b, c　トレー後縁と口蓋小窩の関係.

下顎トレーの選択の基準

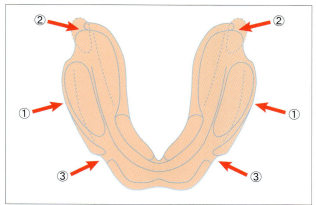

Fig 23　トレー選択の基準（下顎）.

印象材が到達せずに辺縁の不足を生じる．そのようなことを防ぐためにトレーの周りにソフトプレートワックス（ジーシー）を巻き辺縁の長さを調整する．小帯部は圧迫しないように避け（**Fig 24g**），上顎結節部や下顎舌側にある骨隆起を覆うトレーを選択するとトレーのサイズが大きくなり口腔前庭部の顎堤との間に大きな隙間ができる場合（**Fig 24 h**）や，フラビーガムなどでトレーと顎堤との間に大きな隙間が予測される場合も，隙間が小さくなるように適宜ワックス等で調整を行う（**Fig 24i, j**）．
　口腔内での試適の例を **Fig 25** に示す．

印象採得

トレーが接触し局所被圧変位を起こす

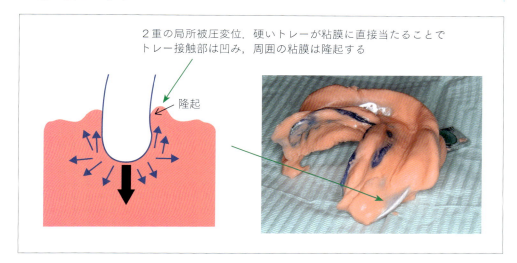

Fig 24a　局所被圧変位が起こり大きな当たりとなるので、トレーが粘膜に直接当たらないように印象採得前に調整する.

ストッパーの付与

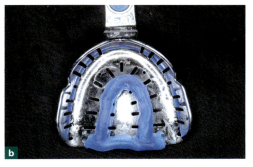
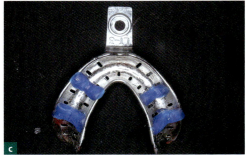

Fig 24b, c　ストッパーは変形が少ない粘膜の硬い部位に付与する. 特に上顎後縁は、硬いトレーが粘膜に当たると大きな歪みにつながるため、ストッパーの付与は必須である.

辺縁の調整

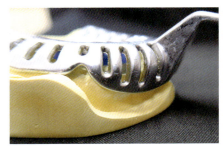
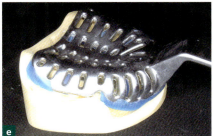
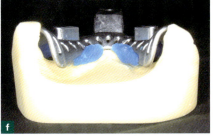

Fig 24d　口腔内で試適を行ったとき歯肉歯槽粘膜境まで4mm以上距離がある(模型上仮定).

Fig 24e, f　トレーの辺縁が均一に、歯肉歯槽粘膜境より約3mm程度アンダーとなるように調整する.

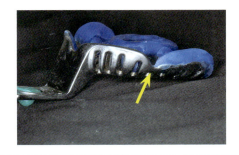

Fig 24g　小帯部はトレーの辺縁が当たらないように必ず避ける.

CHAPTER 5

アンダーカットの調整

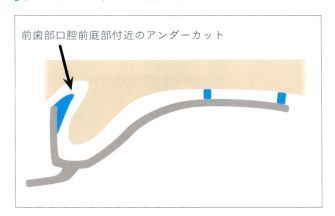

Fig 24h 前歯部歯槽突起が張り出した歯肉歯槽粘膜境はアルジネート印象材が流れにくく，前歯部基準点（前歯部根尖相当部）の印象が採得できないことがある．直視にて確かめられる部位でもあるので，形態に沿ったワックスの調整の必要がある．その他骨隆起がある場合や，トレーと義歯床辺縁相当部までの距離が開いているときは，フラビーガムや歯槽骨過吸収部などにワックスを敷くことで印象採得が容易にでき，気泡を入りにくくする．

調整終了

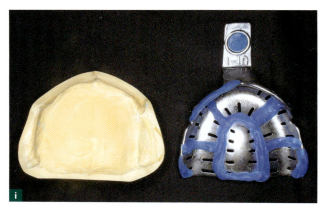
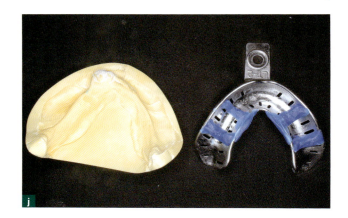

Fig 24i, j トレーの調整終了．

口腔内での試適の例

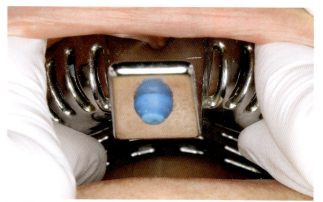
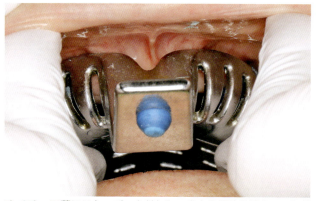

Fig 25a トレー試適時，トレーが深く挿入され，小帯や歯肉歯槽粘膜境を圧迫している．

Fig 25b 口蓋にストッパーを付与し，歯肉歯槽粘膜境までの距離を均一に確保する．

もっと詳しく⑧　トレーの調整で使用する材料

　ストッパーや辺縁形態の調整にはソフトプレートワックス（ジーシー）を使用する（**Fig 26a**）．温度変化により硬さが変わる可塑性材である．主に総義歯製作において，フレンジテクニックを用いる場合やバッカルサポートを求めるときに使用する．

　トレー調整で使用する場合は，ぬるま湯で軟らかくした状態でストッパーや辺縁形態を決定した後，冷却硬化させ，トレーの挿入位置の再現性を向上させる目的で使用する（**Fig 26b, c**）．

　その後，テクニコールボンド（ジーシー）を塗布し，一次印象採得となる．ワックスは軟らかいが可塑性材であるため，アルジネート印象体の歪みが最小限で済む．ストッパーがアルジネートやシリコーンパテなど弾性（非可塑性材）の場合，操作性には優れているが印象材硬化待機時の圧迫で，ストッパーが圧縮してしまい，印象撤去時に圧縮されたストッパーが元に戻ると同時に印象体表面が全体的に歪んでしまうが，適合材等で調べない限り目視下ではわからない．つまり，ワックスはストッパーにかかる手指圧により変形するが，元の形に戻らない可塑性材のため印象体への影響が少ない．可塑性材でもレジン材のような硬質な可塑性材の場合は，局所被圧変位が起こるため，粘膜の歪み量がワックスに比べ大きい．つまりアルジネート印象採得用のストッパーとしては，ワックスが最も優れた材料であると示唆される（可塑性とは，固体に外力を加えて変形させ，力を取り去っても元に戻らない性質のこと．塑性ともいう）．

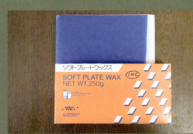
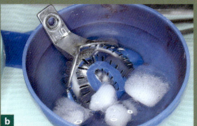
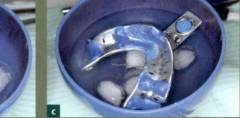

Fig 26a　ソフトプレートワックス．
Fig 26b, c　トレー辺縁設定後，冷やしてワックスを硬くする．

もっと詳しく⑨　トレー試適時の注意事項—口角炎など—

　トレーを試適する際に口角炎（**Fig 27**）やカンジダ口角炎が認められた場合，患部にワセリン等を塗り，患者に苦痛を与えないようにする（口角炎の治療も並行して行う）．同様に，口腔内粘膜に骨隆起や歯槽骨鋭縁や傷，潰瘍などが認められる場合，トレーに直接当たらないことを確認する．

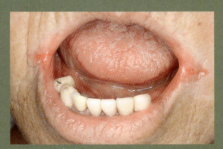

Fig 27　口角炎．

CHAPTER 5

熱可塑性トレーを使用したアルジネート一次印象採得

　最近熱可塑性樹脂の無歯顎用トレーが発売されている．ヨーロッパでは「シュラインマーカー・トレー 無歯顎用」が販売されているが，現在日本で購入可能なトレーはAstek トランスフォームトレーである（Astek Innovations，モモセ歯科商会，**Fig 28**）．

　このトレーは，熱可塑性のコーポリマーであり，70℃のお湯に20秒間浸漬した後10秒間は，かなり軟らかくなるため変形が可能である（**Fig 29**）．

　顎堤形態に沿わせた形態にトレーを変形させる．形態に沿わせるために再度お湯に浸けてもトレーが破折することは，筆者の経験上ない．

　口腔内に試適後，トレーを冷水に浸け硬化させ（**Fig 30**），その後ソフトプレートワックスで，トレーにストッパー付与と辺縁の補足を行い（**Fig 31**），通法に則り一次印象採得を行う（**Fig 32**）．

　Astek トランスフォームトレーは，1個当たりの単価が約80円前後（2018年現在）とコスト面でも非常に安価であり使用時にはディスポーザブルにて対応している．今までは個人トレーを製作し追加印象採得で対応していた骨隆起などがある患者などの負担を減らすことが可能となり，加えて総義歯症例数の多い歯科訪問診療の現場でも非常に便利である．

トランスフォームトレー

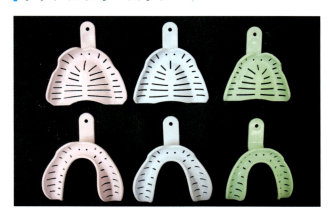

Fig 28　Astek トランスフォームトレー（Astek Innovations，モモセ歯科商会）．

トランスフォームトレーの変形

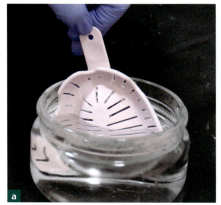 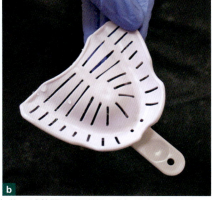 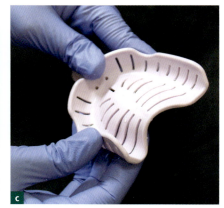

Fig 29a〜c　トレーを70℃のお湯に20秒間浸けた後，10秒間顎堤形態に沿わせ変形させる．

印象採得

トランスフォームトレーの調整

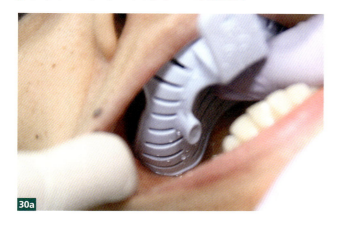
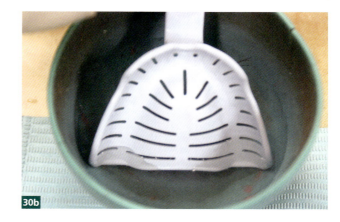
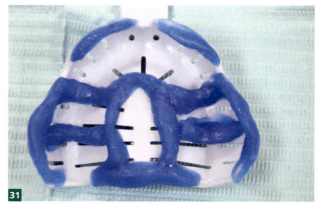

Fig 30a, b　顎堤形態に沿った形に形成した後，冷水に浸けてトレーを完全硬化させる．
Fig 31　トレーの調整完成．

一次印象採得

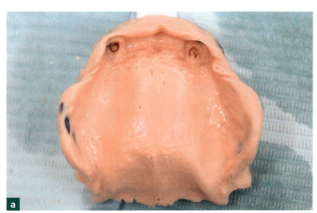
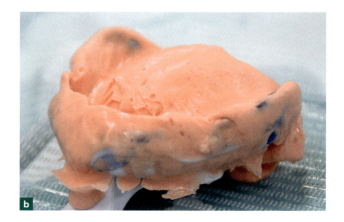

Fig 32a, b　一次印象採得終了時．

081

アルジネート印象材の練和法と一次印象の採得法

1．アルジネート印象材の練和法

混水比10〜20％増のアルジネート印象材の練和法を **Fig 33** に示す．

2．一次印象の採得法

一次印象の採得法を **Fig 34, 35** に示す．

アルジネート印象材の練和法

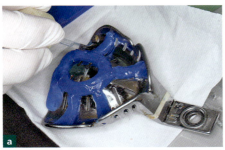
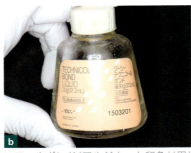
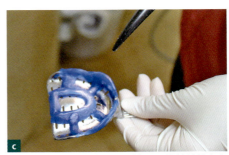

Fig 33a〜c　トレーの試適調整が整ったら，テクニコールボンド（アルジネート印象材用接着剤，ジーシー）をトレーに塗り，接着効果を十分に得るために5分程度乾燥させる．

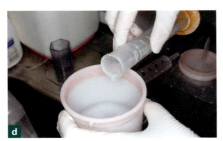
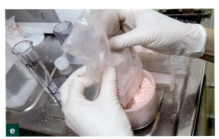

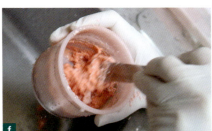
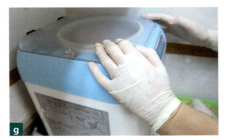

Fig 33d〜f　練和の準備．自動練和器にセットする前に水・粉の順で入れていき，ざっくりと粉が見えなくなる程度に混和しておく（スーパーらくねるFine〔ジーシー〕の場合）．スーパーらくねるFineの説明書には，練和用の練和容器に水を入れた後，アルジネート印象材の粉を入れるように指示されているが，使用しているアルギン酸印象材アルジエースZ（デンツプライシロナ）の使用説明書には，粉の比重が水より軽いため粉を入れた後，水を入れて練和すると書かれている．現在，スーパーらくねるFineを使用する際には水を入れて粉を入れ軽く練和して蓋をすることで，底の部分に練和不足のアルジネート印象材の粉が残ることがないため，練和容器には先に水を入れている．

Fig 33g　自動練和．蓋を閉めた後セットしスイッチを入れる．

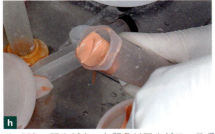
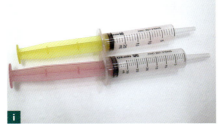
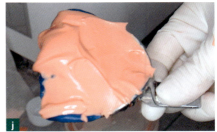

Fig 33h　アルジネート印象材アルジエースZ（デンツプライシロナ）をシリンジに入れる様子．術者が必要量シリンジに挿入する．
Fig 33i　ニプロ 経腸栄養注入 カテーテルチップ シリンジ 中口タイプ 20ml イエロー（上），ニプロ カテーテルチップタイプ 30ml ピンク（下）．シリンジは，アルジネートの量，術者の手の大きさなどを勘案して適切なものを選ぶ．シリンジの先の長いものが使いやすい．
Fig 33j　アルジネート印象材を術者がトレーに必要量盛る．

印象採得

混水比の高いアルジネートによる一次印象の採得法（混水比10〜20％増）：上顎

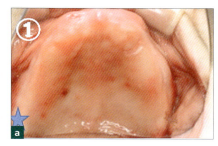
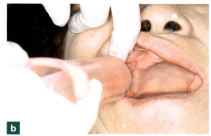

Fig 34a, b　左右どちらかの上顎歯槽結節後端部にシリンジを近づけてアルジネートを注入する（上顎歯槽結節部が狭いときは，ミラー等で口腔前庭部空間を確保する．大開口では，印象材が入りにくいため，軽く閉じてもらう）．

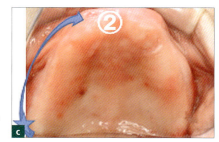
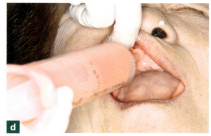

Fig 34c, d　正中に向かい歯肉歯槽粘膜境にアルジネート印象材を注入する．

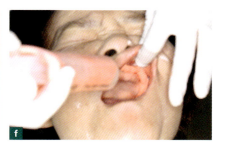

Fig 34e, f　反対側も同様に上顎歯槽結節後端部から正中に向かいアルジネート印象材を注入する．

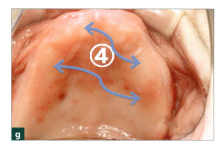
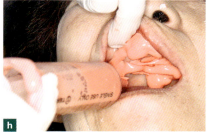

Fig 34g, h　シリンジの中にアルジネート印象材が余ったら，気泡が入るのを防止するため，切歯乳頭，口蓋ヒダ（アナトミカルランドマーク），口蓋の中でも高くなっている場所（口蓋の深い部位）にアルジネート印象材を注入する．

トレーの保持：上顎

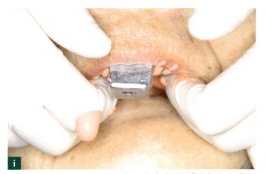
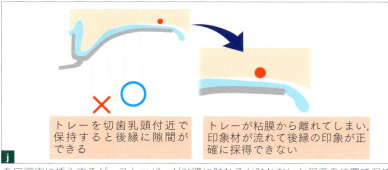

Fig 34i, j　最後にアルジネート印象材が盛られたトレーを口腔内に挿入するが，ストッパーが粘膜に触れるか触れないか程度の位置で保持し3〜5分待機する．6|，4|，|4，|6付近に指を添える．トレーは固定するのみで決して押さない．

083

混水比の高いアルジネートによる一次印象の採得法（混水比10〜20%増）：下顎

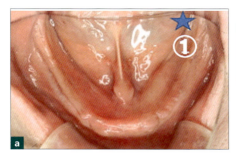
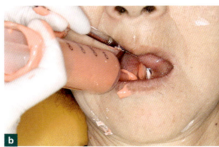

Fig 35a, b 左右どちらかの後顎舌骨筋窩部にシリンジを近づけてアルジネート印象材を注入する（後顎舌骨筋窩部が狭いため，ミラー等で舌を圧排しスペースを確保する）．

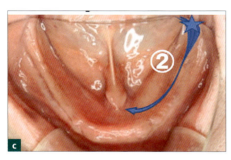
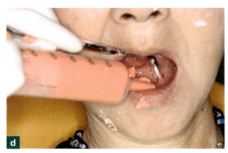

Fig 35c, d 正中に向かい，主に舌側に印象材を注入する．

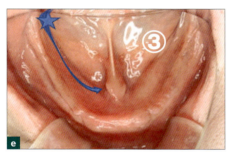
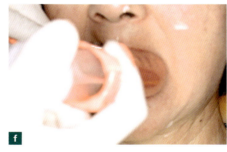

Fig 35e, f 反対側も同様に後顎舌骨筋窩部から正中に向かい，印象材を注入する．

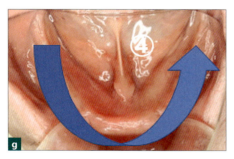
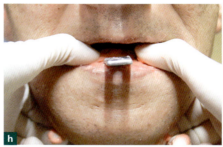

Fig 35g, h 余りの印象材は歯槽頂や頬棚に注入する．口腔内にまんべんなくアルジネートが填入されたら静かにトレーを挿入し，3〜4分程度硬化するまで待機する．

トレーの保持：下顎

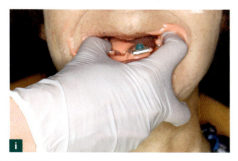
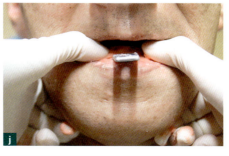

Fig 35i 試適のときの位置とトレーの挿入位置を変えないように維持させる．
Fig 35j 下顎骨下縁にレストを置き，トレーが動かないようにする．

3．印象採得が困難な場所—顎舌骨筋線より深い部分の印象採得—

アルジネート印象において，最も印象採得が困難な部位は下顎舌側である(**Fig 36a**)．

この部位は，顎舌骨筋線が特に突出しており，舌の力で顎舌骨筋窩に印象材が流れにくい．シリンジを口腔内に挿入する前に，ミラーにて舌根部を正中方向に寄せて印象材の流れる場所を確保することが大切である(**Fig 36b**)．些細な工夫が，顎舌骨筋窩より深い部位の印象採得がうまくできる秘訣となる．

4．硬化した印象体の撤去法

硬化したアルジネート印象体は，柄を持って外すことで永久歪みを起こす．印象体にストレスをかけずに口腔外に撤去することが大切である．

硬化した印象体の撤去法には，口腔周囲を静かに揺らす(**Fig 37**)，トレーと粘膜の間に空気を送り込む(**Fig 38**)といった方法がある．

顎舌骨筋線より深い部分の印象

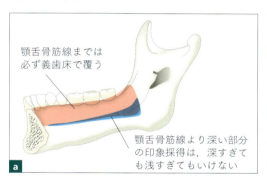
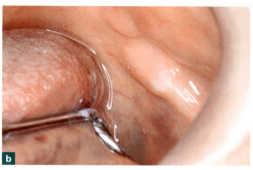

Fig 36a 顎舌骨筋線下のアルジネート印象採得．
Fig 36b 後顎舌骨筋窩部の印象採得においては，舌根をミラーにて正中方向に寄せてアルジネート印象材を注入しやすくする．

硬化した印象体の撤去法①：口腔周囲を静かに揺らす

上顎

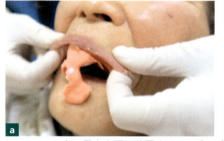
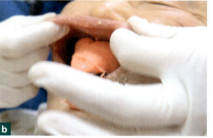

下顎

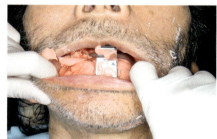

Fig 37a, b 上口唇を上下に伸展させる．2〜3回伸展させると自然と印象材が外れる．

Fig 37c 下口唇を2〜3回伸展させる．2〜3回伸展させると自然と印象材が外れる．

硬化した印象体の撤去法②：空気を送り込む

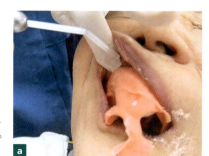
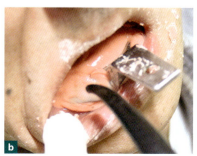

Fig 38a, b 上下顎とも，動かない場合は弱圧のエアーをトレーと粘膜の間に送り込むことで印象体が外れやすくなる．

CHAPTER 5

基礎維持を目的とした追加印象採得

個人トレーを用いた無圧的印象採得

　総義歯の維持において最も重要な維持は基礎維持であり，印象採得において必ず獲得すべきと考えている．基礎維持のみで他の維持が必要なくても十分安定している総義歯も多い．

　しかし，既製トレーを用いてランドマークを採得する無圧的印象を行うことは経験が必要で難しい．既製トレーの一部が粘膜に接触し変形を起こす場合や，フローが高いため部分的にランドマークや辺縁の採得不足を起こすことも多いからである．そのような場合，二次印象採得に移行せず個人トレーを製作し再度，無圧的印象採得を行う必要がある．追加無圧的印象採得の代表的なものは，
（1）個人トレーを用いたアルジネート印象採得
（2）個人トレーを用いた石膏印象採得
（3）個人トレーを用いた酸化亜鉛ユージノール印象採得
などがある．

　通常，最初に採得したアルジネート印象体で製作した模型の診査・診断により追加印象採得の使用材料を決定し，その材料に合ったトレーを製作する．

　筆者の選択基準は，以下のとおりである．

（1）個人トレーを用いたアルジネート印象採得
・歯肉歯槽粘膜境の採得の不足を認めた場合．

（2）個人トレーを用いた石膏印象採得
・下顎自由診療での追加印象採得．
・下顎の歯槽頂にフラビーガムや被圧変位の大きな部位を認めた症例．

（3）個人トレーを用いた酸化亜鉛ユージノール印象採得
・上下顎自由診療での追加印象採得．
・上下顎の無圧的印象採得が歪んでおり寸法変化を起こしていると判断した場合（診療環境等で，アルジネート印象採得の取り扱いに限界がある場合）．

・フラビーガムや被圧変位の大きい部位を認めた症例．

　以上であるが，選択は術者の技量と経験による．

　無圧的印象採得を個人トレーで行う場合，使用材料の特性により，穴あきのものと穴をあけないものに分けられ，スペーサーの厚みも変更しなければならない．無圧的印象採得でのストッパーは，粘膜全面を加圧しないために重要となる．

個人トレーを用いたアルジネート印象採得法

　一次印象採得の際，流動性の高いアルジネート印象材を用いるため，辺縁が不足したり，大きく気泡が入ったりする場合や既製トレーと顎堤形態が著しく違う場合がある．そのような場合は，個人トレーを製作し再度無圧的アルジネート印象採得を行うことが望まれる．

　ただし，印象体の扱いや石膏を注ぐまでに時間がかかるなどの診療室環境下で精度が保てないのであれば，追加印象時には，この方法を選択せずに酸化亜鉛ユージノールペースト印象採得法もしくは石膏印象採得法を選択すべきである．

(a) 穴あきスペーサー付きアルジネート用個人トレー

　一次印象は無圧的に粘膜を採得するため，いかなる場合もスペーサーを設けストッパーを比較的硬い粘膜上に設定する．アルジネート印象採得の場合，印象材の特性上硬化後も滑沢な非可塑性弾性印象材であることから，硬化後の撤去時などに逃路の穴やトレーから印象材が部分的に剥げることがあるため，逃路の穴の大きさや方向をまちまちにすることが大切である．

　穴あきスペーサー付きアルジネート用個人トレーの製作法を **Fig 39〜43** に示す．

(b) 個人トレーアルジネート印象採得法

　約10〜20％増の混水比のアルジネート印象材で一次印象採得と同様，印象採得を行う．トレーの試適後，アル

穴あきスペーサー付きアルジネート用個人トレーの製作

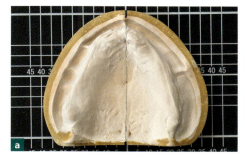 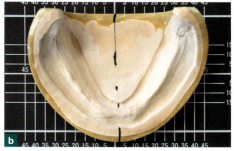

Fig 39a, b 個人トレー製作用の上下顎模型．トレーの辺縁設定は，混水比の高いアルジネート印象材を使用する場合，歯肉歯槽粘膜境より約2mmアンダーを目安に製作する（歯肉歯槽粘膜境を印象体の辺縁と設定するため）．

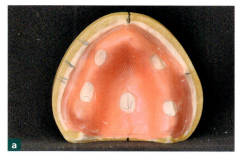 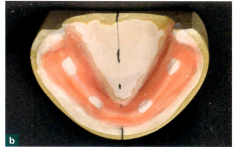

Fig 40a, b アルジネート印象材で無圧的に印象採得を行うためスペーサーを，パラフィンワックス（約1.4mm）にて圧接する．印象圧による粘膜の変形が少ないと思われる硬い粘膜部に大きめのストッパーを付与する．

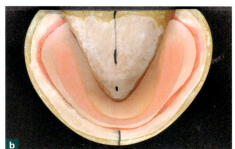

Fig 41a, b 個人トレー製作．通法に則りトレーを製作する（個人トレーの製作法［後述］を参照）．

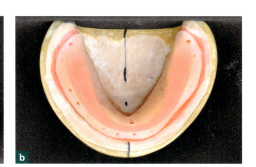

Fig 42a, b 印象圧を抜く通路の付与．多くの通路を設けておく．

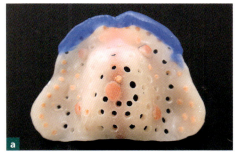 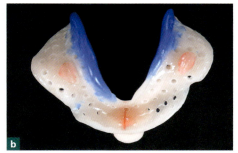

Fig 43a, b 口腔内にトレーの試適を行い，トレー辺縁が不足している部位はソフトプレートワックス（ジーシー）にて辺縁修正を行う．

087

個人トレーアルジネート印象体

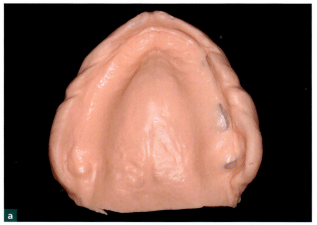
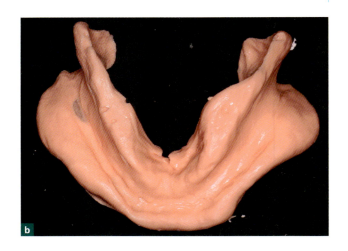

Fig 44a, b　個人トレーを用いて採得したアルジネート印象体．

もっと詳しく⑩　アルジネート印象採得時の注意

アルジネートのメーカーごとの違いや診療室環境（室温湿度）などの影響，術者の技量，アシスタントの手際などにも大きな影響を受けるため，総合的に勘案して粘膜がありのままの形で印象採得されるように各医院の適切な印象材の量と混水比を決めるべきである．それに加え，アルジネート印象採得後の湿箱の保管，石膏を注入するまでの時間短縮が重要である．

正確な印象採得法は，医院の総合力を高めることと，術者の技量を鍛えることが最も重要である．

ジネート印象材用接着剤をトレーに塗布し，しっかり乾燥させる．

トレーはストッパーが粘膜と触れそうになるすれすれのところで粘膜を加圧しないように保持する．トレーを粘膜に押し付けることで局所被圧変位を起こし粘膜が歪む原因となる．

印象体の撤去は，硬化待機後（3分程度），柄を持つことなく，印象体を歪ませないように，エアーを弱圧にて粘膜と印象体の間に入れるか可動粘膜を何度か動かして行う（**Fig 44**）．

この印象採得法を最終印象にする場合は，顎堤の吸収が少ない症例を選択する．被圧変位の大きい，または顎堤吸収が激しい症例の最終印象には適さない．

個人トレーを用いた石膏印象採得法

無圧に近い口腔の状態の印象採得を目的にした場合，本来は可塑性印象採得材（簡単に言えば硬化時に硬くなる印象材であり，変形させた場合，元には戻らない）が適している．そのため一般的には，総義歯の印象採得には石膏印象材や酸化亜鉛ユージノールペーストが適している．

しかし，石膏印象材の取り扱いが難しいことに加え，誤嚥や咽頭への流れ込みなどを考慮した場合，下顎のみに使用することが妥当であり，トレーに盛る分量などは細心の注意が必要となる．

(a)穴あきスペーサー付き石膏用個人トレー

石膏は，無圧的に印象採得するのに適した印象材料であるが，わずかでもアンダーカットが存在した場合には，印象材の破折に繋がる．トレーから印象材が剥がれないよう，トレーには遁路を設け，トレー辺縁に溝を設けることで石膏の破折防止につながる．

印象材の厚みを確保することが，無圧的印象採得のカギとなるため特にフラビーガムの部位は，2mm程度のスペーサーを設けるとよい．

石膏印象用個人トレーの製作法を **Fig 45〜47** に示す．

(b)個人トレー石膏印象採得法

石膏印象材は，無圧印象に分類される総義歯の印象に

下顎石膏印象用個人トレー

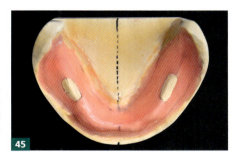
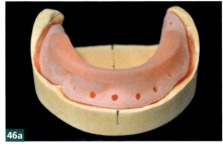
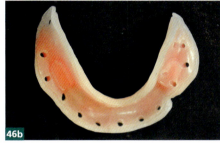
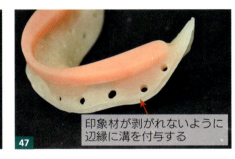

Fig 45 石膏印象用個人トレー製作用スペーサー．石膏のような割れやすい印象材では厚みが必要なため，1～2mm程度のパラフィンワックスなどでスペーサーを確保する．

Fig 46a, b 石膏印象用個人トレー遁路付与．個人トレーには印象材が割れたり剥がれたりするのを防止するため遁路をつける．

Fig 47 石膏印象用個人トレー辺縁に溝を付与．ストッパーは，石膏が辺縁から剥がれていかないように，粘膜の硬いと思われる場所に小豆大に付与する．

印象材が剥がれないように辺縁に溝を付与する

個人トレー石膏印象採得

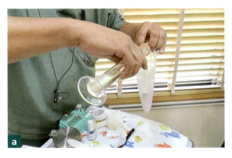
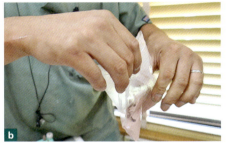

Fig 48a, b 石膏印象採得法．

優れた可塑性材料である．現在使用される石膏印象材は，キサンタノ（クルツァージャパン）である．β半水石膏に硬化促進剤が入っており流動性に優れ，細部再現性が良い．硬化膨張が小さいため寸法変化が少なく無歯顎の印象に優れている．この印象材は，常温では操作時間が短い．

印象材の硬化を調整するために石膏と水とすべての器具を冷やしておく．特に，石膏の粉を冷やすと練和開始から硬化するまでに時間に余裕ができる．流動性が高いので咽頭に流れ込まないように細心の注意が必要である．

トレー辺縁と歯肉歯槽粘膜境までに差がある症例やアンダーカットがある症例は撤去時に印象面が割れてしまうため，症例を吟味し印象採得に臨むべきである．通常，誤嚥の危険性を考慮し下顎に使用されることが多い．ま

た，模型用の石膏を注ぐときには，必ず分離材を印象体に塗布しておく．

冷蔵庫にて保存してある水とキサンタノを袋の中で練和する（**Fig 48**）．Fig 49に石膏印象体を示す．

個人トレーを用いた酸化亜鉛ユージノール印象採得法

酸化亜鉛ユージノールは，現在の総義歯印象採得材の中で非常に優れた可塑性印象材である．しかし，日本ではなじみが薄い材料である．使用時の少しの工夫で非常に精密な印象採得ができる．

この印象法は，精密な印象体が期待できるため患者の感想として使用感が軽いと言われることが多い．そのため積極的に使用している．ただ，硬化時間が6分程度か

石膏印象体

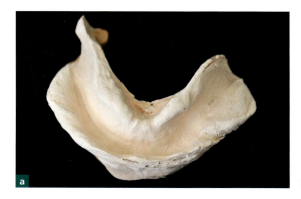
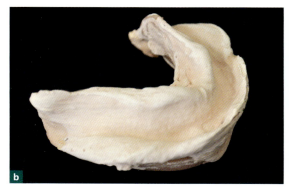
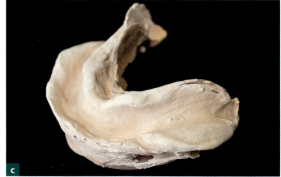

Fig 49a~c　石膏印象体.

酸化亜鉛ユージノール印象用個人トレー

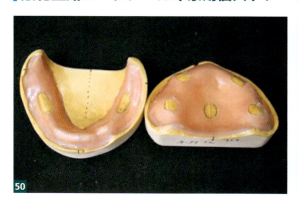
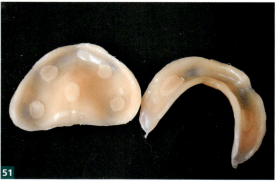
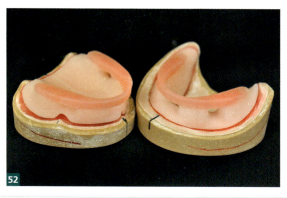

Fig 50　酸化亜鉛ユージノールペースト印象材用個人トレーのスペーサー．0.3～1mm程度のシートワックスを使用．

Fig 51　酸化亜鉛ユージノールペースト印象材用個人トレーのストッパー付与．粘膜の硬い平らな部分に小豆大のストッパーを設定．

Fig 52　酸化亜鉛ユージノールペースト印象材用個人トレーの完成．仮想咬合平面を基準としたリム状のレジンの柄を付与する．

酸化亜鉛ユージノール印象採得法

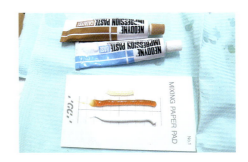

Fig 53　ネオダインインプレッションペースト(ネオ製薬工業).

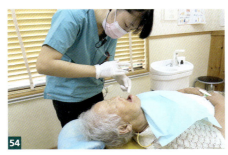

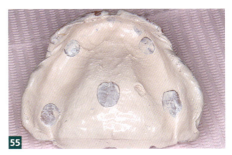

Fig 54　印象採得前に患者の顔にワセリンを塗布する.
Fig 55　無圧的印象の酸化亜鉛ユージノール印象体.

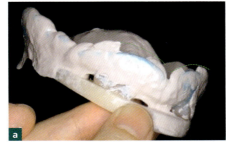

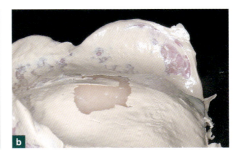

Fig 56a　印象体辺縁が撤去時に破折を起こしている.
Fig 56b　撤去時に印象材が剝がれている.

かり，味覚刺激が強く患者によっては不快感を訴えることがあるため，事前に説明を行う必要がある.

(a)酸化亜鉛ユージノール印象用個人トレー

　酸化亜鉛ユージノールでの無圧的印象採得の場合は，材料がペースト状であるためスペーサーは0.3〜1mm程度のワックスを使用する(**Fig 50**). 粘膜面に圧力を加えたときに痛くない部位，トレーの安定を目的とした小豆大のストッパーを設定する(**Fig 51, 52**). 石膏やアルジネート印象材と違い印象材がペースト状であるため逋路は設定しない.

(b)酸化亜鉛ユージノール印象採得法

　酸化亜鉛ユージノール印象材は，無圧印象に分類される総義歯の印象に優れた可塑性材料である．ベースに酸化亜鉛とオリーブオイル，キャタリストにユージノールとロジン(松の樹脂)で構成されている．まず酸化亜鉛と水が反応し水酸化亜鉛となり，次にユージノールと脱水反応をしてキレート化合物であるユージノール亜鉛を生成し硬化する.

　日本で使用できる印象材は，ネオダインインプレッションペースト(**Fig 53**)のみである．常温練和をすると少し操作性が悪いため事前に60℃程度に温めて，練和時に少量のワセリンを混ぜると印象面が滑沢となる．患者の顔に印象材が付くと非常に取れにくいため，前準備として患者の口腔周囲に，ワセリンを塗っておくとよい(**Fig 54**). なお，海外ではユージノールの粘膜刺激性を避ける目的で酸化亜鉛ペースト(Cavex Outline, Cavex Holland BV 社〔オランダ〕)などが市販されている.

　印象材を盛ったトレーを口腔内に挿入後粘膜に圧接し，

粘膜の印象材が均一に接した後に手指圧を抜いて無圧的状態とする．硬化までに6分程度の時間がかかるため操作を慌てる必要がない（**Fig 55**）．

可塑性印象材であるためトレー辺縁と歯肉歯槽粘膜境の間に2mm以上隙間が連続している場合は，印象撤去時に印象体辺縁が欠けてしまうことがある．また，骨隆起等，アンダーカットが大きい症例ではトレー撤去時に印象が壊れることがある（**Fig 56a**）．

また口腔乾燥症や加齢により口腔が乾燥している場合は，印象撤去時に印象材がトレーより剥げて粘膜に薄く残ってしまうことがある（**Fig 56b**）．粘膜が乾燥している場合は，トレーにシリコーン印象材用のアドヒーシブを塗り対応する．

もっと詳しく⑪　上顎結節部に骨隆起があるときの印象採得法

左右上顎結節部に大きなアンダーカットを形成している骨隆起が存在する場合（**Fig 57a**），まず酸化亜鉛ユージノール印象材で片側上顎結節部以外の印象採得を行う（**Fig 57b**）．次にシリコーン印象材を反対側アンダーカット部に入れて印象採得する（**Fig 57c**）．

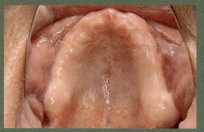
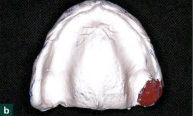

Fig 57a　上顎結節部に骨隆起の存在する上顎顎堤．

Fig 57b, c　酸化亜鉛ユージノールペースト印象採得後，シリコーン印象材にてアンダーカットの印象採得を行う．

言葉の定義と解釈③：「機能的印象」と「機能印象」

機能的印象とは，コンパウンド等で筋圧形成など辺縁形成を診療室で行う印象のことを示す．開口運動や舌突出，嚥下運動等を行うことで，口腔周囲筋の運動をバーチャルに機能させた印象採得を行うことである．

機能印象とは，治療用義歯等を用い印象採得材が軟らかいまま自宅に戻り日常生活を送りながら，会話や飲食を繰り返すことで実際の機能を取り込んでいく印象採得法である．

本書の機能印象で使用する軟性裏装材は，アルコールが抜け，印象材が硬化するまでに10日から2週間ほど要する．印象材が硬化するまでのこの期間の日常生活での機能を患者自身が取り込むことで印象体を作り上げる．

機能印象と機能的印象の違いは，動きがバーチャルかリアルか，というところであるが，支持面積確保が容易で維持力に配慮は必要でない条件の良い顎堤の患者では，いずれの方法でも良好な印象採得が期待できる一方，維持力支持面積に問題を抱えた顎堤では，機能的印象より機能印象のほうが良い結果が出ることが多い．

『無歯顎補綴治療学』[63]によると，機能印象の中に筋圧形成（本書でいう機能的印象）も含まれている．あえて区別した表現を用いることで，印象選択基準の一翼を担えればという気持ちで記した．

二次印象採得

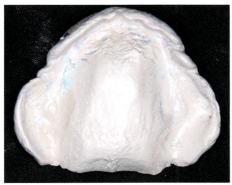

Fig 58a　上顎酸化亜鉛ユージノール二次印象体.

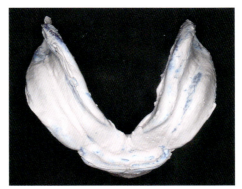

Fig 58b　下顎酸化亜鉛ユージノール二次印象体.

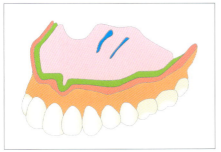

Fig 59a　被圧変位と閉鎖維持エリア．上顎総義歯粘膜面．

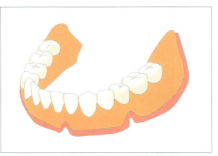

Fig 59b　閉鎖維持エリア．下顎総義歯研磨面．

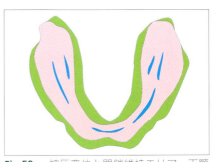

Fig 59c　被圧変位と閉鎖維持エリア．下顎総義歯粘膜面．

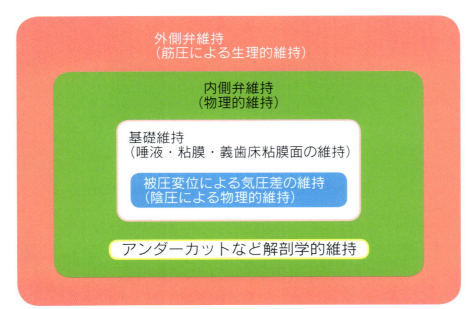

Fig 59d　二次印象で求める維持．

印象材の分類

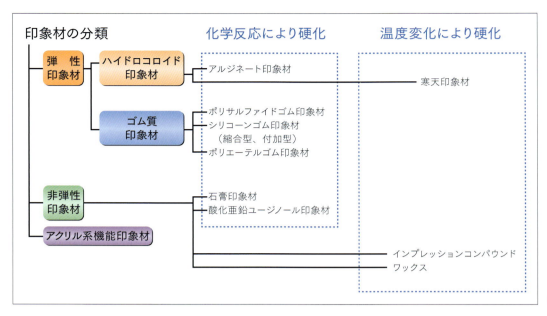

Fig 60 印象材の種類．

二次印象採得にて使用する材料の寸法変化

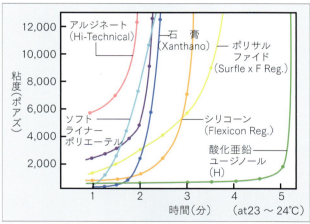

Fig 61 各種印象材の時間経過と粘度変化（参考文献62より引用・改変）．

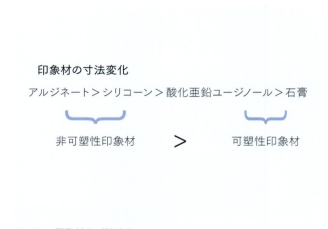

Fig 62 印象材の寸法変化．

二次印象採得

二次印象にて使用する材料の寸法変化

　二次印象時の使用材料はアルジネートやシリコーン，コンパウンドなど多岐にわたる（**Fig 60**）．成型精度の点からは，軟らかい粘膜を正確に採得するには可塑性材である非弾性印象材のほうが優れている．

　Fig 61のグラフが示すように，アルジネートやシリコーンは硬化開始より経時的に硬化していく．それに比べ，石膏や酸化亜鉛ユージノールは，硬化開始から完全硬化まで短時間であることがわかる．

　シリコーン材を用いた印象採得時の硬化待機時間中に，トレーが動くことで印象歪みにつながることがあるが，

個人トレーの製作

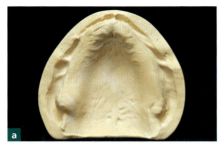
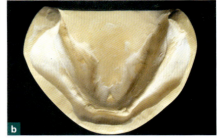

Fig 63a, b 解剖学的ランドマークから規格模型を製作する．この時点で印象採得の評価と粘膜や顎堤の状態と解剖学的ランドマークの観察をしておくことが，この後の義歯製作に重要となる．

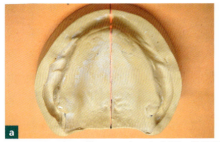
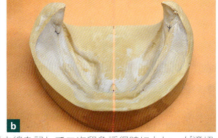
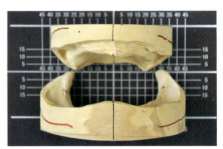

Fig 64a, b レーザーマーカーを参考に仮想正中線を記して二次印象採得時にトレーが適切な位置と方向で口腔内に挿入されるように考慮する．上顎は正中口蓋縫線を仮想正中線の目安とし，下顎は正中を示す解剖学的な指標がないので舌小帯と左右レトロモラーパッド付け根の中間2点を結んだ線を仮想正中線の目安とする．

Fig 64c 上下規格模型を基底面と仮想正中線を基準としてシリコーンラボマットの上に置き，咬合面，対向関係，顎堤の吸収状態などを模型上で観察する．

目視下では認識できない．硬化途中でトレーが僅かに動き，移動した部位で硬化するためである．しかし，酸化亜鉛ユージノールや石膏は硬化開始から完全硬化までが短時間であるため，このようなことが起きにくい．

加えて，完全硬化後の印象体が可塑性であるか非可塑性であるかということも歪みの有無に関係する．可塑性印象材は硬化後に硬くなるため，再現性にも優れ，印象体に注入した石膏の重さで印象面が歪むこともない．しかし，非可塑性の印象材は，硬化後も印象面は弾力があり，印象撤去時や石膏の重さ，硬化膨張，印象内部の気泡などの影響で寸法歪みも起こす．扱いやすさの観点からは，非可塑性の弾性印象材が優れている（**Fig 62**）．

その観点からすると，総義歯治療の経験の浅い術者は，まず個人トレーとシリコーン印象での二次印象採得が適しているが，症例により酸化亜鉛ユージノールペーストなどの可塑性印象材を使用すると良さが実感できる．

ただし，咬合や顎堤条件に問題を抱えた難症例では，辺縁に軟性アクリルレジンを敷いた治療用義歯でのダイナミックインプレッションを選択する方法もある（**CHAPTER 10**で治療用義歯を用いてのダイナミックインプレッションについて述べる）．

一次印象によって，解剖学的ランドマークと基礎維持が得られている模型を診断し維持の選択を行い，それが実現できる印象採得法を行う．

基礎維持で十分な維持が得られる場合は，被圧変位のみ調整を行う．基礎維持のみでは維持が不十分と診断した場合には，被圧変位の調整を行った後に閉鎖維持を求めていく．

また，二次印象では一次印象では採得しにくい下顎のアンダーカット部や顎舌骨筋線を越えた粘膜部の印象採得を行う．この部は口腔周囲筋の影響が少ない被覆粘膜上に床縁を設定することで，支持面積を広げ維持力が増す．下顎舌側は筋圧形成を行うことで，ある程度口腔運動機能を取り入れた機能的印象ができることが大切である．

個人トレーの製作

二次印象採得では，被圧変位の調整における陰圧維持と閉鎖維持を求めることを目的とするため，それに応じたトレーを製作する（**Fig 63〜75**）．

まず一次印象採得で得られる情報の分析を模型で行っ

個人トレーの製作（続き）

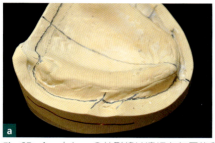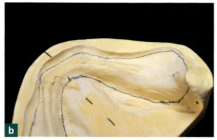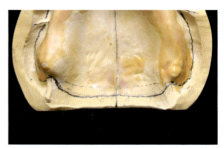

Fig 65a, b トレーの外形線は適切な無圧的印象で採得された印象体であれば、咀嚼粘膜と被覆粘膜との境界が容易に判断でき、歯肉歯槽粘膜境である模型の最深部付近に設定できる。
上下顎義歯床辺縁もこの位置付近に設定されることが多い。ただし、下顎の舌側床縁に関しては、咀嚼嚥下運動時にオトガイ舌骨筋、顎二腹筋や顎舌骨筋の緊張によって変化するので、トレーの辺縁は無圧的印象の最深部に設定するが、二次印象採得時に口腔内で長さと厚みは調整し決定する。

Fig 66 最終的な義歯の後縁は口腔内での診査により決定されるが、トレーの後縁は、その部の印象精度を保つため口蓋小窩を覆い、義歯床後縁となると予測される位置よりも5mm程度長く設定しておく。

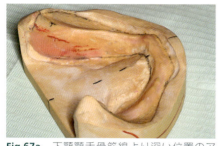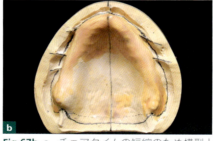

Fig 67a 下顎顎舌骨筋線より深い位置のアンダーカットをブロックアウトする。その部は、印象採得時に舌や周囲筋の運動に合わせて長さが変化する。

Fig 67b, c チェアタイムの短縮のため模型上で観察した大きな骨隆起部や歯槽頂の鋭利な部分のリリーフを行う。基礎維持にかかわる無圧的に採得された粘膜面にはリリーフを行わない。いずれも模型をよく観察し最小限にリリーフする。顎堤粘膜面の急斜面とアンダーカット部はトレーの試適時に粘膜に接触すると痛みや傷の原因となるためリリーフを施す。

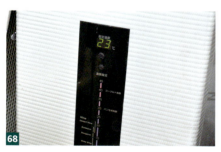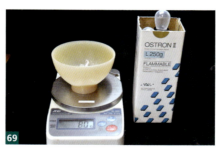

Fig 68, 69 個人トレーにはオストロンⅡ（ジーシー）を使用し、レジンの粉末と液の保管は必ず温度管理を通年、一定に23℃に設定する。常温で操作する歯科材料の操作時間や化学反応時間、安定性は23℃を基準として開発設計している歯科材料が多いためである。また、レジンの粉と液は必ず計量機器を用い、0.1g単位で計量を行い、常に同じ条件で正確に操作を行うことがエラーを防ぐうえで重要である。

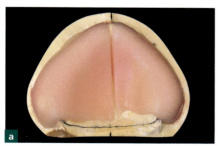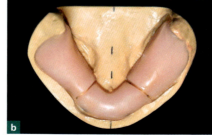

Fig 70a, b 適合の良い個人トレー製作のためにレジンは、粉と液の混和を速やかに行い、軟らかいうちに作業を始める。レジンを一塊で圧接し硬化待機すると重合時の熱収縮で歪みが大きくなるため、軟らかいうちにスリットを入れて1つずつのレジンの体積を小さくして重合し、重合反応熱が出てきたら冷水の中に浸して熱収縮を抑えることで、細かい気泡の発生を抑え、重合収縮量を最小限とする。

た後、二次印象採得で得たい維持の種類、維持を求める部位・床縁設定・使用材料を決定し、二次印象採得に使用する個人トレーの製作を行う。

高維持力機能総義歯では、一次印象採得での目的は基礎維持を得ることである。既製トレーでアルジネート印象採得を行った後に、その模型で個人トレーを製作しア

印象採得

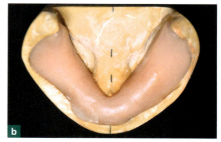

Fig 71a, b スリットを入れ別々に重合させて最低でも30分以上経過した後に，基礎床は外さずにスリットの隙間に同じレジンを圧入し接合して圧接を完了する．

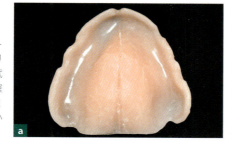 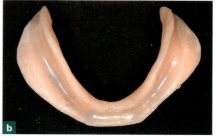

Fig 72a, b スタンプバーを用いて均一にトレー辺縁のバリや角をトリミングし，シリコーンポイントやペーパーコーンなどで，試適時に痛くない形態にする．小帯が模型で確認できるところは小帯の形態に沿ってトリミングを行い，印象採得時に小帯を圧迫しないようにする．

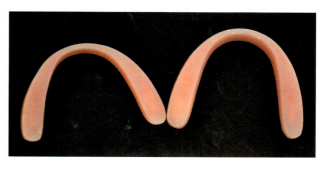

Fig 73 リムは規格咬合床製作時の寸法と同じになるようにあらかじめPTDリムフォーム（デンタルエイド）に化学重合レジン（アクリル系レジンなら何でもよい）を流し込み，適切な厚み（およそ人工歯の歯冠長くらい）になるようモデルトリマーなどでトリミングを行い，角をシリコーンポイントで丸めておく．

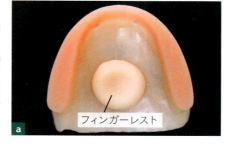 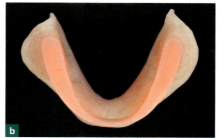

Fig 74a, b 柄として使うレジンリムの前後的位置や高さは，規格咬合床の寸法を基準としてトレーの基礎床に付着する．アーチの幅の個人的な差はレジンリムをガスバーナーで温めて調整をする．上顎の口蓋皺襞の後方（前後的におよそ第一大臼歯の位置）に筋圧形成時に保持するためのフィンガーレストをオストロンⅡ（ジーシー）で付与する．

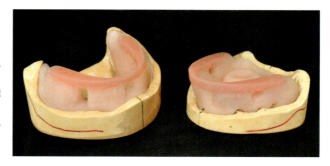

Fig 75 個人トレーの形態は完成義歯をイメージしており，レジンリムの形態と位置と高さは，歯の生えていた位置を想定している．それは，筋圧形成時に義歯装着時の口腔周囲筋群の動きと同じような動きが可能となるように意図しており，口唇の動きを阻害しないことが重要である．
　顎堤吸収が大きく，口唇によって印象採得の操作が妨げられるおそれがある場合には，前後的位置を平均的な位置よりもやや後方にしておくとよい．

ルジネート追加印象で基礎維持を得ても，あくまで一次印象採得の中の追加治療ととらえているのであって，単純に2回目の印象を二次印象採得と呼んでいるわけではない．

今回示すのは，基礎維持が得られた模型より，咀嚼粘膜（基礎維持支持域）が狭いと診断した上下顎模型に対し，

CHAPTER 5

痛みの確認

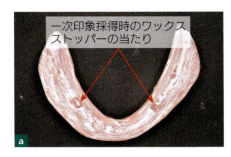
一次印象採得時のワックスストッパーの当たり

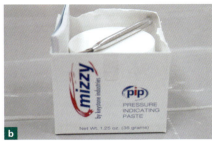

Fig 76a, b 痛みの確認．義歯適合試験材（ミジィ P.I.P. ペースト，サンデンタル）で，トレー粘膜面の適合を調べる．

小帯とトレーの位置

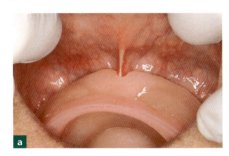

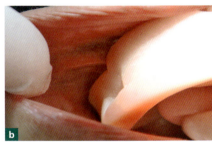

Fig 77a 上唇小帯とトレーの位置．
Fig 77b 頬小帯とトレーの位置．

辺縁の適合を調べる：上顎

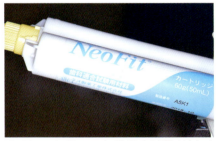

Fig 78a シリコーン系適合試験材（ネオフィット，ネオ製薬工業）を使用し，辺縁の適合を調べる．

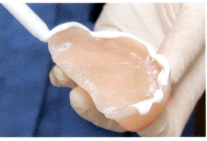

Fig 78b 適合試験材を辺縁に巻いている様子．

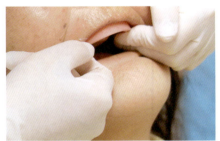

Fig 78c 口腔内に挿入する．

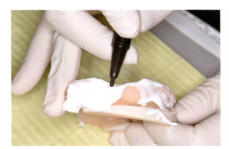

Fig 78d 辺縁の長い部位を記録する．

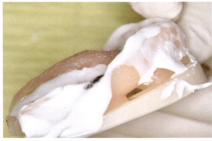

Fig 78e 記録した部位．

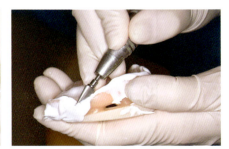

Fig 78f 小帯の形態に沿って削除．

モデリングコンパウンドで閉鎖弁を形成した後，可塑性材の酸化亜鉛ユージノールで最終印象採得を行う場合の製作法を示す（この方法が，二次印象採得用個人トレーとして最も多いため）．

一次印象採得で得られた基礎維持を壊さないために，スペーサーを置かず模型と個人トレー粘膜面をピッタリと製作する．

個人トレーの最終印象体は，それ自体が総義歯床縁と

098

辺縁の適合を調べる：下顎

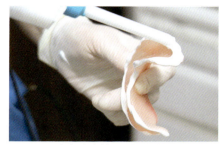
Fig 79a 適合試験材を辺縁に巻いている様子.

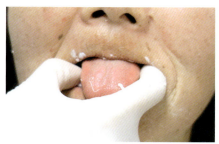
Fig 79b 口腔内に挿入する．舌を突出させる指示を出す．

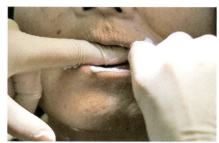
Fig 79c 舌の突出運動を指示し舌を指で押さえて舌根部の筋肉を緊張させる．

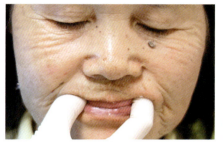
Fig 79d 閉口させて嚥下運動を指示する．

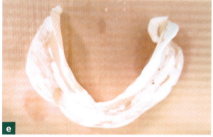
Fig 79e, f 辺縁の長いところを削除する．

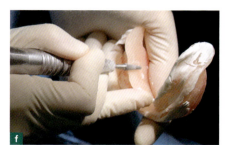

設定されるため，術者が使用する最終印象材の特性を理解し製作にあたる必要がある．

トレーの試適

一次印象で製作された模型の評価を終えた後，トレーの試適を行う．トレーを試適した際には，以上の点を必ず確認する．
・痛みの確認
・辺縁の過不足の確認

1．痛みの確認

二次印象ではスペーサーをつけないトレーを使用するため，内面は当たりのないように調整する．トレーと模型上での適合が良い場合での試適時の当たりは一次印象採得時の歪みである．義歯適合試験材（ミジィ P.I.P. ペースト，サンデンタル）などを用い，当たりのないようにトレーの調整をする必要がある（**Fig 76, 77**）．ただし臨床上では，被圧変位の調整と同時に行う．

2．辺縁の過不足の確認

トレーの辺縁が長い場合は，アルジネート印象採得時に加圧されているため，無圧的印象採得ではないことが考えられる．そのような場合，無圧的印象採得にて基礎維持を得なければならない．

辺縁の適合を調べ，一次印象採得で歯肉歯槽粘膜境を越えて採得されてしまった辺縁や小帯の圧迫部を調整する．次に，これより使用する筋圧形成で用いる使用材料の特性によりトレー辺縁の長さを調整する（**Fig 78, 79**）．3mm 以上の辺縁の不足が認められる場合は，印象材の破折を防ぐため即時重合レジン等の硬質材で事前の修正が必要である．

3．個人トレーでの被圧変位の調整

被圧変位の調整は，精密印象採得前，個人トレーの適合調整時に同時に行う．個人トレーを口腔内で試適を行い，痛みがなく均等に適合されていることを確かめた後に，咀嚼圧に見立てた手指圧をかけることで被圧変位の調整を行う（**Fig 82〜87**）．

CHAPTER 5

> **もっと詳しく⑫　小帯部トレーの調整での注意**
>
> 小帯の形態は、弧を描くような形をしているため（Fig 80）、トレーの調整も小帯の形に合わせて弧を描くように調整しなければならない．Ｖ字に削除し封鎖の甘い義歯が製作された場合，口腔周囲筋の動きにより，空気が入りやすくなり維持が悪くなる．
> 小帯はＶ字型ではなく立体的にさまざまな形態を呈している．小帯のさまざまな形態に沿って，トレーの形を決めていく必要がある（Fig 81）．

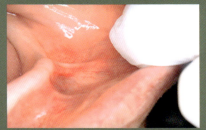
Fig 80a　頬小帯．

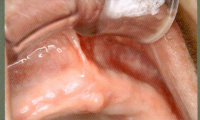
Fig 80b　上唇小帯．

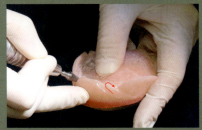
Fig 81　個人トレー小帯部の調整．

個人トレーでの被圧変位の調整

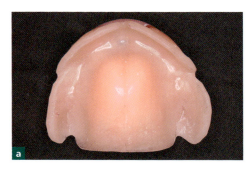
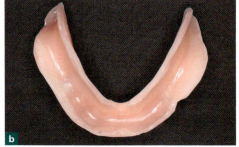

Fig 82a, b　個人トレー粘膜面．

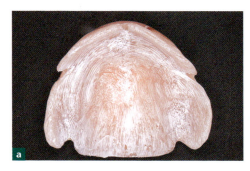
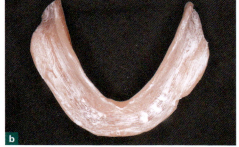

Fig 83a, b　義歯適合試験材を塗布．

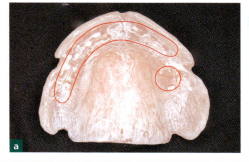
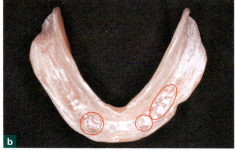

Fig 84a　咀嚼圧と同じように手指圧で圧を加える．前歯部歯槽突起・歯槽頂部に当たりが観察される．
Fig 84b　下顎歯槽頂に当たりが観察される．

100

印象採得

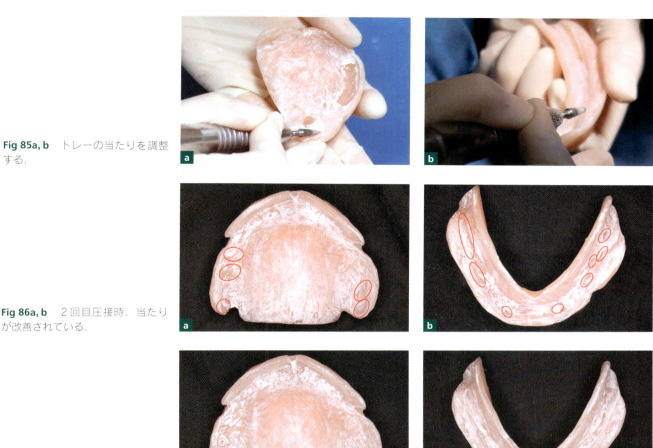

Fig 85a, b　トレーの当たりを調整する．

Fig 86a, b　2回目圧接時．当たりが改善されている．

Fig 87a, b　3回目圧接時．6割程度粘膜とトレーが接触している．調整終了．

閉鎖維持

印象体辺縁の決定と閉鎖維持は，内側弁維持と外側弁維持に分かれる．

1．印象体辺縁の決定

高維持力機能総義歯では，装着違和感の少ない義歯を目指しているため義歯床辺縁となる印象体辺縁の決定は重要となる．失われた口腔組織の回復を目的とした総義歯であるなら，義歯床辺縁は歯肉歯槽粘膜境（Fig 88）もしくは閉鎖維持で形成された被覆粘膜上に設定される．

可動性のある粘膜に辺縁を設定するため，術者の手技により，辺縁の形態に大きく個人差が出てくるので気をつけなければならない．

歯肉歯槽粘膜境

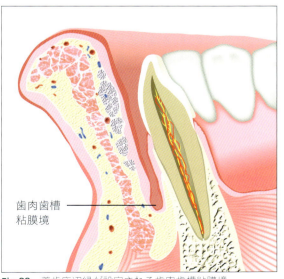

Fig 88　義歯床辺縁が設定される歯肉歯槽粘膜境．

101

CHAPTER 5

筋圧形成用コンパウンド

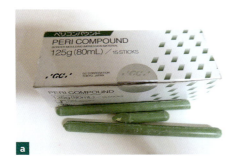
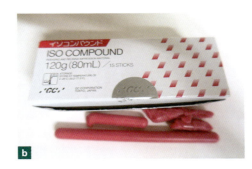

Fig 89a ペリコンパウンド（ジーシー）．
Fig 89b イソコンパウンド（ジーシー）．

筋圧形成（筋形成）の材料

1．閉鎖維持に優れた印象材料

成型精度の高い総義歯製作に使用する印象材は，可塑性材が優れている．それは印象対象が，可動性や弾性の高い粘膜だからである．閉鎖維持には，インプレッションコンパウンドを使用する．

インプレッションコンパウンドは，義歯製作において非常に優れた熱可塑性印象材である．熱収縮が0.3％程度と寸法変化が大きいため，単独で使用することは少なく，シリコーン印象材や酸化亜鉛ユージノール印象材との連合印象が一般的である．温度変化にともない軟化や硬化をする．

熱伝導率が小さいため，全体を均一に軟化することが難しい印象材で，操作性が悪く敬遠されがちであるが，使用法を正しく理解することで辺縁形成，特に筋圧形成に有効な印象採得ができるようになる．加熱しすぎにより成分の一部が溶出することがあるので注意が必要である．

2．筋圧形成用コンパウンド

主に，筋圧形成を行うときには，ペリコンパウンド（ジーシー）とイソコンパウンド（ジーシー）を使用する（**Fig 89**）．ペリコンパウンドは，イソコンパウンドに比べ，融点が高く硬化時間も短い．イソコンパウンドは，融点が低く硬化時間がかかるが，軟化したときに流動性が高くなるため再現性が高い．トレーの辺縁と義歯床辺縁設定部までの隙間が狭い場合には，筋圧形成にイソコンパウンドは優れているが，トレー辺縁と義歯床辺縁設定部との間に隙間が大きい場合は，ペリコンパウンドで筋圧形成するか，ペリコンパウンドを先に使用し辺縁に近づけておき，その上にイソコンパウンドを乗せて筋圧形成する場合もある．

融点が低く53℃程度で軟化する．ガスバーナーを使う場合，火に近づけすぎると表面だけが焦げて使えなくなるため，少し離したところでくるくる回しながら中心まで軟化する（**Fig 90, 91**）．部分的な修正にはトーチランプの距離を保ちながら使用することで，狭い範囲の修正ができる（**Fig 92**）．

筆者は現在，ウォーターバスの入手が困難なため，コンパウンドをテンパリング（調温）するために，小さな電気鍋を使用している（**Fig 93**）．

3．テンパリング

コンパウンドは，一度にトレー辺縁全周の筋圧形成を行うことは難しい．また，部分的に筋圧形成を行うとそれぞれの加圧の違いや形態の違いにより連続性に欠けた印象となる．それを避けるため，一定の温度で，コンパウンドの全体を温めることをテンパリングという．言葉の語源としては焼き直しという意味だが，チョコレートを溶かして固める作業時の温度調整を指すことが一般的である（**Fig 94**）．

コンパウンドの操作法

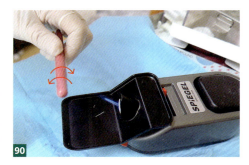
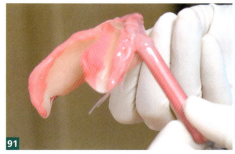

Fig 90 コンパウンドの加熱法．ガスバーナーは炎の先端にコンパウンドが当たるよう調節する．長時間炎を直接当てることは避ける．
Fig 91 コンパウンドの操作法．芯まで温められたコンパウンドを辺縁に巻いていく．

トーチランプでの軟化

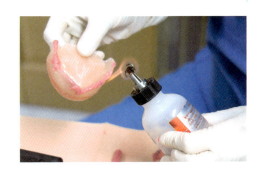

Fig 92 トーチランプでコンパウンドの軟化したい部位を熱する．

テンパリング

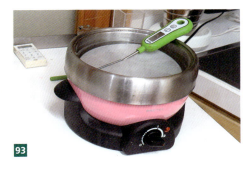
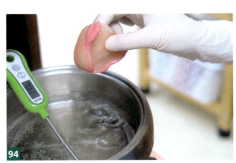

Fig 93 ウォーターバスの代用としての1人用調理用鍋．調温を行い全体を温める．
Fig 94 温度調節を行ったウォーターバスにてテンパリングを行いコンパウンドを軟化する．

4．テンパリング（調温）でコンパウンドの形態を崩さない工夫

コンパウンドにより調節温度が変わる．コンパウンドを使用する際，長時間，辺縁を温めることで溶けて流れてしまうことがある．テンパリングにより辺縁を仕上げる場合，温度と時間の管理が大切である．また余剰部分は，その都度削除することも重要となる．義歯床辺縁設定部とトレーの辺縁との隙間が大きい場合は，トレーを即時重合レジンで，あらかじめ伸ばしておいてコンパウンドを敷いたほうが流れ出さず大きな歪みを起こさないため，短時間で良好な結果を得られる．

CHAPTER 5

筋圧形成（筋形成）の一例

Fig 95〜100は，機能的印象時に疑似的に口腔周囲筋の運動を印象面に反映させ，辺縁を決定する方法である．印象材の特性や顎堤条件により，筋圧形成のやり方は変える必要がある．

筋圧形成・上顎①：口腔前庭部，頬側形態，上唇小帯

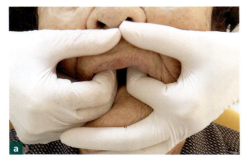
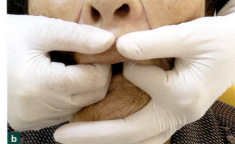

Fig 95a, b 上顎口腔前庭部筋圧形成．鼻下点ほうれい線部に両親指・両人差し指でトレーを支える（**a**）．口腔前庭部の余分な印象材を上口唇縁に向けて排除する（**b**）．

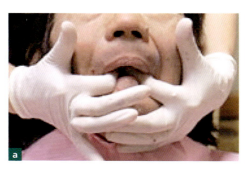
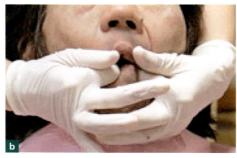

Fig 96a, b 頬側の余剰な印象材を口腔周囲筋の走行に沿って排除する．

筋圧形成・上顎②：頬小帯

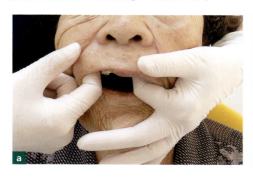
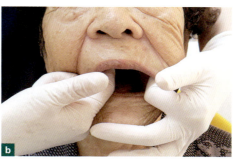

Fig 97a, b 口腔内上顎頬小帯付近に人差し指を入れ，ふんわり頬を押さえて頬小帯を印記する．

筋圧形成・下顎①：口腔前庭部オトガイ部

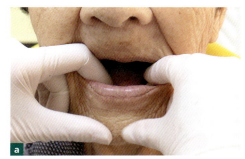 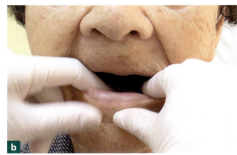

Fig 98a, b 下顎口腔前庭部筋圧形成．オトガイ部に印象材が溜まった場合，静かに排出する．手指圧が強いと印象材が過剰に排出される．

筋圧形成・下顎②：頬小帯

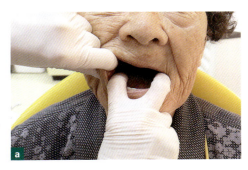 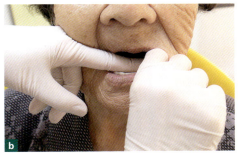

Fig 99a, b 下顎頬小帯部筋圧形成．片手でトレーを押さえてからもう片方の手の人差し指を口腔内に入れ，頬小帯を印記する．

筋圧形成・下顎③：下顎舌側部

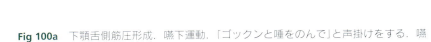

Fig 100a 下顎舌側筋圧形成．嚥下運動．「ゴックンと唾をのんで」と声掛けをする．嚥下時の口腔周囲筋の動きを反映させる．

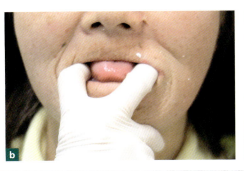 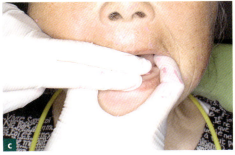

Fig 100b 片手でトレーを押さえ，舌を下口唇付近まで突出させる．下口唇を越えると口腔底部が浅くなり，下顎舌側床縁が浅すぎることがあるので注意が必要である．

Fig 100c 片手でトレーを押さえ，前突させた舌をもう片方の指で押さえる．舌後方部の筋肉を緊張させる．

CHAPTER 5

1．コンパウンドを用いた筋圧形成

　コンパウンドを用いた筋圧形成をし，最終印象に酸化亜鉛ユージノール印象材を使用した二次印象採得をFig 101～103に示す．

コンパウンドを用いた筋圧形成

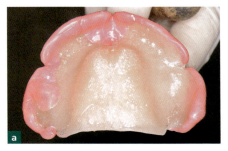
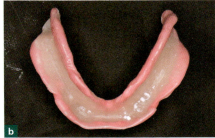

Fig 101a, b　小帯部は，トーチランプなどでイソコンパウンドを何度か部分的に加熱して丁寧に印記していく．筋圧形成と辺縁形成の評価は目視にて確認できる．辺縁が過長にならないように何度が繰り返し加熱しても60℃程度であれば問題ない．筋圧形成開始時には，全体にバランスが悪く辺縁も厚く加圧しすぎた厚い辺縁形態となっている．

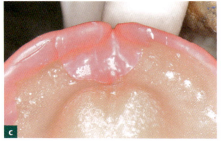
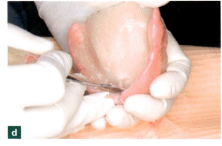

Fig 101c, d　咀嚼粘膜部に入り込んだコンパウンドは，トレーの浮きにつながるため毎回丁寧にエバンスやスクラッパーなどで除去する．

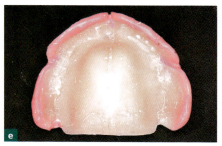
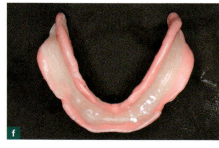

Fig 101e, f　印象体を温めて筋圧形成を何度か行い，印象体の形態が整い筋圧形成終了となる．辺縁形態が均一になると同時に小帯の形態等が採得されていることがわかる．

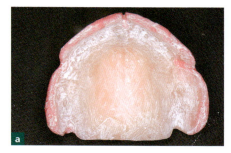
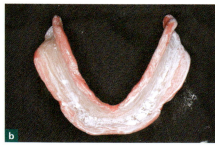

Fig 102a, b　筋圧形成後，基礎維持が得られたままか，閉鎖弁部に過加圧部がないか義歯適合試験材にて調べる．

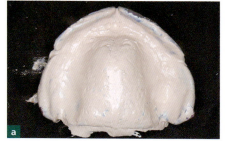
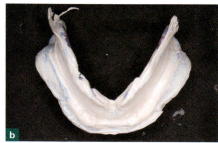

Fig 103a, b　トレーを口腔内に挿入したら，素早く圧接し余剰な印象材を口腔外に出す．その後6分程度硬化待機する．酸化亜鉛ユージノール印象材にて最終印象採得．

印象採得

２．その他材料：硬質レジン裏装材での筋圧形成

　総義歯の印象採得では，成型精度の高い可塑性印象材が優れているが，特にコンパウンドや酸化亜鉛ユージノール印象材などは決して術者に扱いやすい印象材というわけではない．使いやすい可塑性材に硬質レジン材がある（Fig 104～107）．

硬質レジン裏装材での筋圧形成

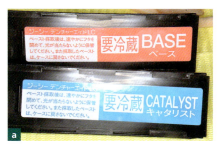
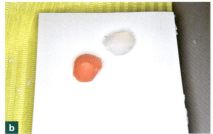

Fig 104a, b　光重合レジンのデンチャーエイド（ジーシー）．レジン材には，化学重合，熱重合，光重合デュアルキュアタイプなどがあるが，閉鎖弁形成には，光重合の硬質レジン義歯裏装材を用いる．

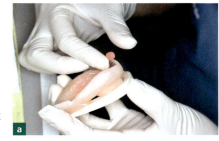
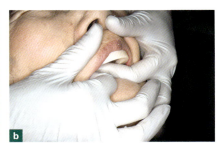

Fig 105a, b　筋圧形成の様子．閉鎖維持部位に裏装材を盛り，筋圧形成を行う．

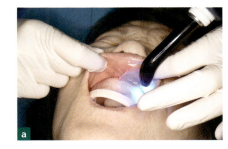
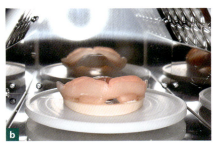

Fig 106a, b　筋圧形成で辺縁形態が整ったら，光を照射して重合を行う．

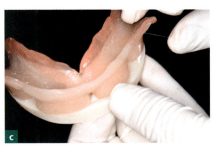
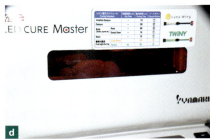

Fig 106c, d　下顎も同様に筋圧形成が終了したら重合を行う．

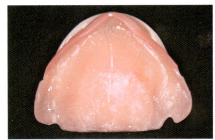

Fig 107　筋圧形成後，過加圧部位がないか必ず粘膜面の適合を確かめる．

3．コンパウンド筋圧形成後，シリコーン印象材を用いた二次印象採得

熱可塑性材であるコンパウンドを閉鎖維持形成に使用した後，最終印象採得をシリコーン材にて行う（**Fig 108～110**）．この方法は，物理的陰圧維持が期待できる選択的加圧印象である．可塑性印象材に比べ基礎維持が期待できない．使用する場合，シリコーン印象材の厚みは薄いほうが成型精度が良いため，流れの良い印象材を少量使用する．

適応症は，唾液乾燥症や唾液の少ない場合または粘膜が過敏になっている場合である．粘膜が乾燥しているため酸化亜鉛ユージノール印象採得では印象用トレーから剝げて顎堤に残ることがある場合や，患者がユージノールの刺激を受容できない場合に，この方法を選択する．

コンパウンド筋圧形成後，シリコーン印象材を用いた二次印象採得

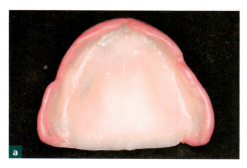
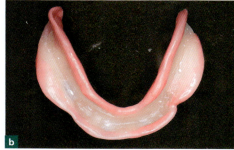

Fig 108a, b コンパウンドでの筋圧形成終了．閉鎖維持形成が終了したら粘膜面の適合を確かめた後，個人トレーには印象材に適したアドヒーシブを塗布し，十分に乾燥させる．

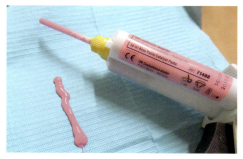

Fig 109a シリコーン印象材の使用法．カートリッジタイプの場合，いかなる印象材も初めの3cmほどは混ざりムラが出る可能性があるため使用しない．シリコーン印象材は，有歯顎やアンダーカットの存在する印象採得では優れており，歯科業界で大手各社優れた特徴を有するものをそろえている．可塑性材に比べ扱いやすいが，永久歪みや印象ムラが出やすいため注意が必要である．付加型シリコーン材のカートリッジタイプが一般的だが，温度変化により固まりのムラや硬化時間に変動があるため，使用前に用法を確認する．

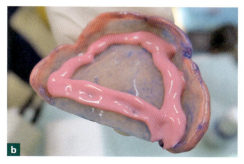
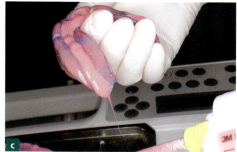

Fig 109b, c シリコーン印象材は，粘膜加圧を避けるためフローの良いライトボディータイプを使用する．コンパウンドで筋圧形成を行った辺縁をそのまま義歯床辺縁とするため，最小限の印象材が薄く1層敷いてあればよい．最小量使用することで成型精度が上がる．

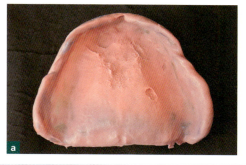
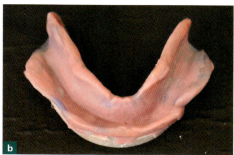

Fig 110a, b シリコーン印象採得終了．硬化待機時間に動かないようにトレーを保持することが重要である．トレーを口腔内に挿入したら素早く圧接し，余剰なシリコーン材を口腔外に出し，硬化待機する．印象材が必要以上に盛られると，粘膜が加圧され辺縁も過度に長くなり，歪みや寸法変化につながるため避ける．

4. シリコーン印象材を使用した筋圧形成後，最終印象採得もシリコーン印象材にした場合

顎堤にアンダーカットが多く存在するが，前処置で外科処置を行わない場合は可塑性印象材の使用ができない．そのようなアンダーカットが多く存在する症例（Fig 111）に使用する印象法である（Fig 112〜114）．

閉鎖維持形成時には，シリコーン印象材の量に配慮する．量が多いと閉鎖維持の過剰な圧が生じる可能性がある．

シリコーン印象材を使用した筋圧形成後，最終印象採得もシリコーン印象材にした場合

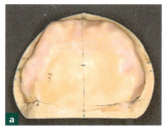
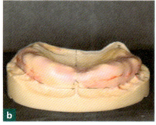
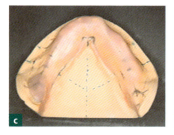
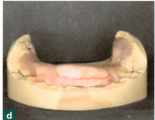

Fig 111a〜d　アンダーカットが多く存在する顎堤の例．

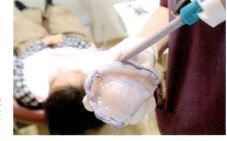

Fig 112　シリコーン印象材での筋圧形成．個人トレーは粘膜面の適合を確かめた後，印象材に適したアドヒーシブを塗布，十分に乾燥させる．選択的な加圧を行いたいところに加圧が過剰にならないように，トレー辺縁に印象材を1層盛る．

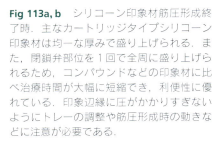
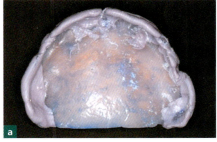
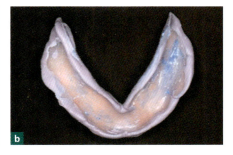

Fig 113a, b　シリコーン印象材筋圧形成終了時．主なカートリッジタイプシリコーン印象材は均一な厚みで盛り上げられる．また，閉鎖弁部位を1回で全周に盛り上げられるため，コンパウンドなどの印象材に比べ治療時間が大幅に短縮でき，利便性に優れている．印象辺縁に圧がかかりすぎないようにトレーの調整や筋圧形成時の動きなどに注意が必要である．

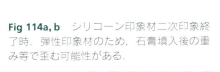
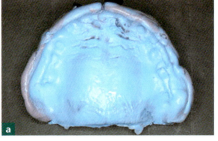
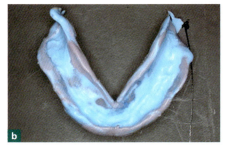

Fig 114a, b　シリコーン印象材二次印象終了時．弾性印象材のため，石膏填入後の重み等で歪む可能性がある．

CHAPTER 5

下顎重度顎堤吸収

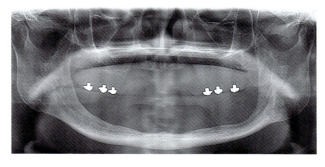

Fig 115 重度顎堤吸収のパノラマエックス線写真.

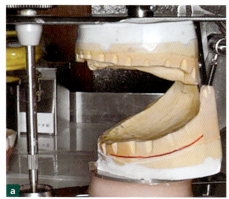
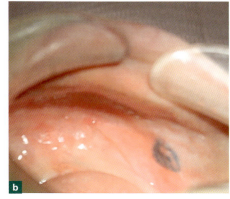

Fig 116a 下顎重度顎堤吸収の対向関係.
Fig 116b オトガイ孔開口部.

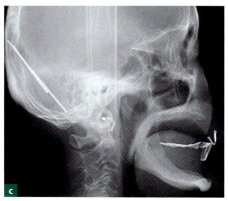
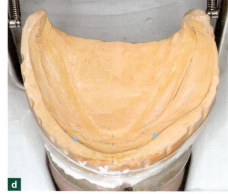

Fig 116c 下顎重度顎堤吸収患者のセファロ画像.
Fig 116d 下顎模型上のオトガイ孔開口部.

5．下顎重度顎堤吸収の印象採得

重度顎堤吸収では，オトガイ孔開口部が義歯床粘膜面に出てきている場合がある．開口部に義歯床が接触してしまうと，痛みや一時的に麻痺が出るため，リリーフするか義歯辺縁を開口部から避けて設定することが重要である（**Fig 115, 116**）．

重度顎堤吸収の場合，第二小臼歯部の外斜線付近にオトガイ孔開口部が存在し，義歯床が触れることにより麻痺が起こることがある．歯槽頂より高い位置にある症例もあるため気をつける．

下顎の過吸収への印象採得における対応

下顎の過吸収症例は，印象採得が非常に困難になる場合が多い．紐（ひも）状の顎堤や歯槽骨がほぼ吸収している顎堤は，どこに床縁を決定すべきか見当がつかない場合もある（**Fig 117**）．それに適した印象法は治療用義歯

下顎の過吸収顎堤への印象採得における対応

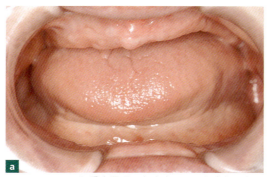
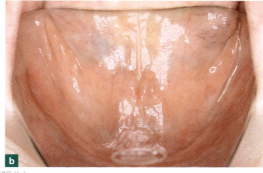

Fig 117a, b 下顎重度顎堤吸収患者の正面観（a）と咬合面観（b）．

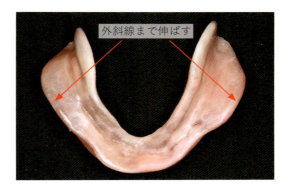

Fig 118a 下顎頰棚部辺縁形態．外斜線まで伸ばす．

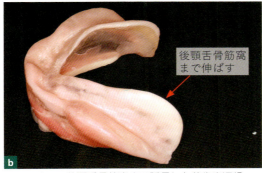
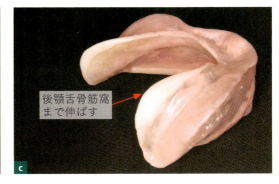

Fig 118b, c 後顎舌骨筋窩まで延長した義歯床辺縁．

を用いたダイナミックインプレッション（CHAPTER 10を参照）である．

治療用義歯を用いることで，大きな問題を抱えている顎堤（下顎顎堤過吸収やフラビーガム部位がある顎堤）に良好な維持を期待することができる．

Fig 117, 118の症例は，紐状の歯槽頂以外はほぼ可動粘膜で覆われている．このような場合，筋圧形成にて機能的印象を行って辺縁を決定し，総義歯を製作しても義歯が落ち着かず，痛みが長期に持続し，維持不足のため痛みが出てしまうことが多い．治療用義歯を製作し機能印象を行うことで，維持として使える顎堤部を探ることができる．

Fig 118症例では，義歯床が小さなうちは口腔周囲筋が強く働き不安定になっていた治療用義歯も，頰棚を外斜線付近まで伸ばし，後顎舌骨筋窩部も経時的に伸ばしたことで，次第に維持が良くなり義歯が安定した．

6．フラビーガム難症例の印象採得

フラビーガム（Flabby ridge）は，上下顎の前歯部顎堤付近に出現することが多く，特に無歯顎になる前，最後に下顎前歯が残存している症例の上顎の前歯部顎堤に多く見られる．

上顎の歯槽突起が吸収すると，総義歯の維持が減弱し（**Fig 119**），フラビーガム部や正中口蓋縫線付近に潰瘍を繰り返し形成し，咀嚼能率も著しく落ちる．支持面積を広げる必要があるため，個人トレーの後縁は，口蓋小窩を越えて設定する．

フラビーガム部以外の粘膜の選択的加圧印象採得を終えたのち（**Fig 120**），無圧で印象採得ができる石膏印象材キサンタノまたは，即時重合レジン等を用いて，フラビーガム部のみ無圧状態の印象採得をする（**Fig 121, 122**）．

フラビーガム難症例の印象採得

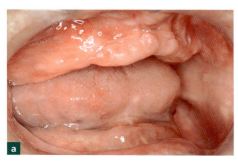
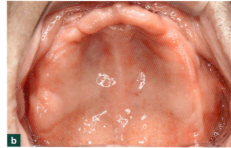

Fig 119a, b　上顎前歯部フラビーガム顎堤（**a**），咬合面観（**b**）．

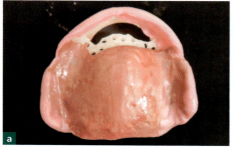
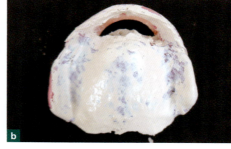

Fig 120a　筋圧形成．
Fig 120b　最終印象．選択的加圧印象採得でフラビーガム以外の場所は印象採得を行う．

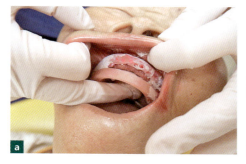
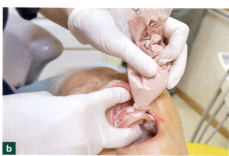

Fig 121a　フラビーガム部の確認．フラビーガムエリアとトレーが接触していないことを確認．
Fig 121b　キサンタノ（クルツァージャパン）でフラビーガム部の無圧印象採得．練和したキサンタノを口腔内に挿入する．練和した袋の下角を切って使用する．

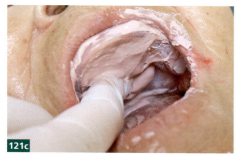
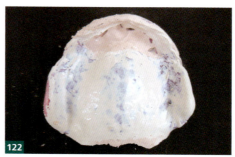

Fig 121c　キサンタノ硬化待機．石膏を口腔内に注ぎ硬化を待つ．
Fig 122　印象採得終了．

顎堤吸収条件に応じた印象採得法の選択とまとめ

1．軽度顎堤吸収

　顎堤の形態が，豊富で安定している場合，基礎維持を得たアルジネート印象採得のみでも十分に維持が得られる．

　支持面積が豊富な場合は，義歯床縁を咀嚼粘膜に設定しても問題ない場合もある．

　骨隆起・アンダーカット・粘膜の薄さを確認する．骨隆起の大きさ・アンダーカット量が大きいときは，その部分は可塑性印象材の使用は避ける．

2．中等度顎堤吸収

　顎堤の形態に加え咀嚼粘膜と被覆粘膜，舌の位置での義歯の維持，顎舌骨筋線付近に期待できる維持が存在するか確認する．被覆粘膜上に印象体辺縁を設定．

　粘膜が薄い部位や痛みの出やすいアンダーカットなどを考えたうえで二次印象採得では選択的加圧印象を行い，最終印象採得には積極的に可塑性印象材を使用する．

　下顎の維持が悪い場合は，前後顎舌骨筋窩の許容を確認しながら床縁を伸ばしていく．

3．重度顎堤吸収

　顎堤の重度吸収症例では，既製トレーでの無圧的アルジネート印象採得が困難である．一次印象採得がうまく採得できない場合は個人トレーを製作し，無圧的印象で追加採得を行う．その後，過吸収を起こした印象体辺縁の延長を試みるが，口腔周囲筋の動きを阻害してはならず，口腔機能を取り込みながら安定した印象体の完成を目指す．このような印象体を実現するには機能的印象採得では限界があり，治療用義歯にて機能印象採得を行う場合も多い（機能的印象と機能印象の違いについては92ページを参照）．

4．口腔乾燥症例の酸化亜鉛ユージノール印象材使用について

　個人トレーを使用する場合は，個人トレーにアドヒーシブを塗布し印象採得を行うが，重度の口腔乾燥症の患者には，粘膜に印象材が貼り付く危険性があるため，酸化亜鉛ユージノール印象材の使用を諦めシリコーン印象材を使用する場合がある．

5．義歯性線維症，フラビーガム部

　フラビーガムなどの線維性結合組織の厚い部位は，粘膜の形を印象圧で歪ませない目的で無圧的印象採得を行う．

6．まとめ

　総義歯の印象採得は，粘膜，顎堤状態の診査・診断に基づき，印象体にどのような機能を取り入れるかを術者が選択し，印象採得法を決定する．使用材料・採得方法の進化にともない今後もより簡素化していくであろうが，印象体にどのような維持や機能を取り入れたいかということは個々の症例の診査・診断により術者が決定すべきである．

印象圧について

　浜田ら[36]は，ポリサルファイドラバー印象材（シュールフレックス）を使用し，軽度圧迫群（スペーサーパラフィンワックス1枚＋シュールフレックスインジェクションタイプ），中等度圧迫群（スペーサーなしシュールフレックスレギュラータイプ），重度圧迫群（シュールフレックス，ヘビーボディータイプ，モデリングコンパウンドミディアム）と印象圧を変えて製作した義歯床を上顎口蓋に装着した犬の歯槽骨の組織学的な評価を報告している．

　それによれば，主に圧迫度の違いにより床下組織に表れる変化のうち，印象圧が強いほど粘膜を圧迫しており骨吸収も早い時期に生じた（Fig 123）．しかし，吸収が進行し骨に対する圧がある一定の値になると，骨の再生が認められたと報告している．また，粘膜の被圧縮性は部位により差があり，その状態を十分に考慮した印象採得を行わなければ，床下組織に病変を引き起こすと考察している．

　この報告から，口腔粘膜は厚みを保とうとする恒常性より，装着時の義歯床による圧迫に対して骨吸収を起こし，義歯床粘膜面の形態に近づこうとしていること，また圧迫に粘膜が圧縮して適応しようとするが，部位により差ができることが示唆された．その結果，経時的義歯床下組織の恒常性を保つためには，咀嚼時以外は加圧しないことが重要となることがわかった．

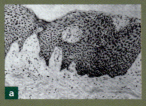
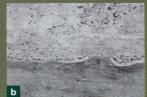
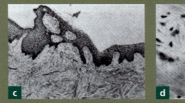
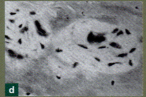

Fig 123a 軽度圧迫群6週．錯角化層が剥離し，上皮直下の粘膜固有層に軽度のリンパ球の浸潤がみられる（Fig 123は許諾を得たうえで参考文献36より引用）．
Fig 123b 中等度圧迫群6週．口蓋骨表層に吸収窩が現れ，その中に破骨細胞が認められ，骨の吸収像が観察された．
Fig 123c 重度圧迫群2週．リンパ球を主とした中等度の炎症性細胞の浸潤がみられた．
Fig 123d 重度圧迫群2週．床下部口蓋骨吸収窩の中に存在している破骨細胞．

吸盤装置と吸着維持

　『ウーリッヒ総義歯学』（1970年）[61]の中に，当時使用された多くの吸着装置が報告されている．中でも代表的なものが上顎中央に吸盤を用いた装置である（Fig 124）．

　装着された口蓋粘膜は，壊死や線維性組織増殖，炎症性細胞の浸潤，血流停滞による骨吸収がみられたと報告している（Fig 125）．現在の総義歯の吸着維持は，気圧差という観点では吸盤維持と同じであるが圧力に大きな差がある．ただ，過剰な陰圧は，患者に疼痛や圧迫をもたらすことが示唆される．

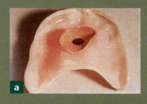
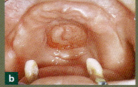
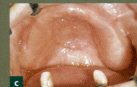

Fig 124a 吸盤維持装置．
Fig 124b 吸盤装置を外した直後．
Fig 124c 吸盤装置を外して10日後（Fig 124, 125は許諾を得たうえで参考文献61より引用）．

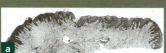
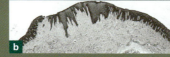
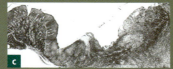

Fig 125a〜c 吸盤維持装置に接する義歯床下の炎症を起こした粘膜組織像．

印象採得

もっと詳しく⑮ 閉鎖弁の厚みの違い

　Fig 126, 127の完成義歯は，筆者（五十嵐）が共著者の高橋技工士とともに製作したものである．Fig 126は2009年ごろ，Fig 127は2017年に製作した．Fig 126の義歯は，一次印象採得を通常混水比のアルジネート印象採得で行い基礎維持が得られていなかった．それを補うため閉鎖弁をコンパウンドで強く加圧しシリコーン印象材で最終印象採得を行う選択的加圧印象採得を行っていた．そのため辺縁は厚くなり小帯の形態は不明瞭になっているのがわかる．幸いにも上記症例においては約8年後も弱いが吸着維持が得られていた．

　一般的に，維持を獲得するために加圧した部位も，常に粘膜の圧迫をしていれば，圧縮され血流が停滞し歯槽骨は吸収する．それにより経時的な適合不良を起こすのであれば維持力も減弱し加圧した

印象採得の意味がなくなる．しかし，総義歯粘膜面の大半を占めている咀嚼粘膜の無圧的印象採得で十分な基礎維持を得られるのであれば，義歯床下組織の形態変化が少なく維持の長期持続が期待できる．

　2017年に完成したFig 127の新製総義歯は，完成より粘膜面の調整をすることはなく，「非常に軽い」「装着感がなくて不思議」「一日のうちで大半装着していることを忘れている」という感想を述べられている．これは，咀嚼粘膜を圧迫していない無圧的印象採得により基礎維持を得たこと，その維持を得たことで閉鎖維持形成が最小限で済ませられていることから得られる装着感であると考えられる（Fig 128）．

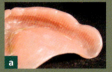 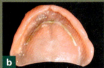 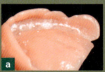 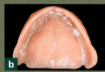 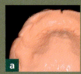 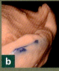

Fig 126a, b　約8年前に筆者（五十嵐）と共著者の高橋技工士にて製作した上顎義歯．辺縁が加圧されており歯肉歯槽粘膜境を圧迫しているのがわかる．

Fig 127a, b　現在の総義歯床辺縁は，歯肉歯槽粘膜境に近い場所に設定されている．閉鎖弁の厚みもなく，患者違和感が軽減されている．
Fig 128a, b　無圧的印象採得では，辺縁は決してコルベン形態ではなく内側弁よりリッジが立ち，外側弁にわずかに膨らむような形態で採得される．そこから大きく形態変化を起こすような閉鎖弁維持を求めてはいけない．

もっと詳しく⑯ 基礎維持の重要性

　基礎維持とは，気圧差での吸着維持とは違い分子間力・ファンデルワールス力・表面張力で，接着（付着）維持していることである．この維持だけで製作した総義歯でも問題を生じないことが多い．粘膜表面の形態を正確に義歯床粘膜面に反映させているため，口蓋部に穴を開けても上顎総義歯が落ちることはなく，咀嚼能率も変わらない．

　Fig 129a, bでは総義歯完成当日に通法通りテストフードを食べられることを確認した後，患者の同意を得て口蓋部に穴を開け，維持や咀嚼能率に

変化のないことを確かめた（Fig 129c〜f）．その結果，穴を開けることで基礎維持面積が減少するため引っ張りテストにおいては多少維持が落ちるが，患者が自覚するほどのことはなかった．また，咀嚼能率も同様である．ただし，このような安定した維持は，それを考慮した人工歯排列がなされた場合のみ実現する．

　つまり，高維持力機能総義歯において，基礎維持を獲得することは，患者の装着感や維持においても最も重要である．

 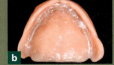 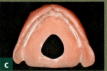

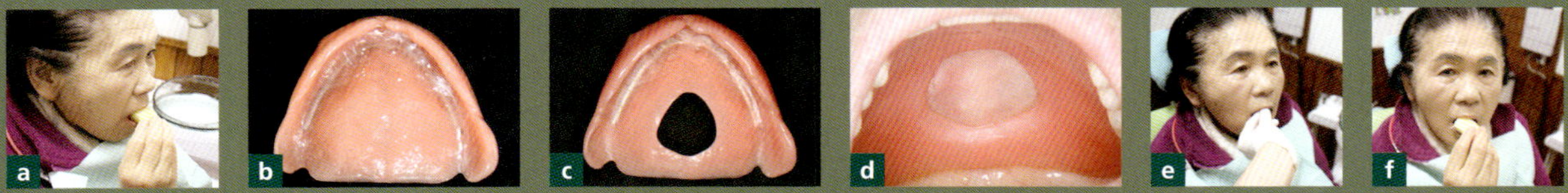

Fig 129a　総義歯完成当日のテストフード．
Fig 129b　完成総義歯粘膜面．
Fig 129c　患者の了解を得て口蓋の一部を削除．
Fig 129d　口腔内に装着．大開口での維持の確認．
Fig 129e　引っ張りテストを行い，基礎維持の確認．
Fig 129f　テストフード（リンゴ）で咀嚼能率が落ちていないことの確認．

CHAPTER 5

管理と正確な計量および真空練和器の使用

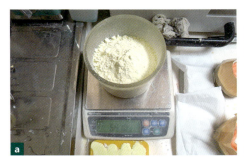
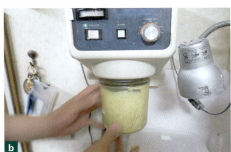

Fig 130a　石膏は劣化しやすいため，開封後は乾燥剤を入れて密閉状態で保存する．計量は正確に行う．
Fig 130b　真空練和器にて練和．

石膏注入の注意点

1．管理と正確な計量
2．真空練和器の使用
3．石膏の注ぎ方
4．石膏硬化待機中の印象面
5．石膏の追加は24時間経過後
6．石膏模型の消毒

　歯科用焼石膏（普通石膏，β石膏）は，原料二水石膏の形状のまま大気中で加熱されて結晶水が抜けたものである．歯科用硬質石膏（硬石膏，α石膏）は，圧力釜で加圧水熱加熱され水熱中で溶解再結晶したものである．歯科用硬石膏の中でも，低膨張，高強度としたものを超硬質石膏という．

　α石膏・β石膏とも水和に必要な水量は同じであるが，α石膏は緻密で少ない水で練和できるため高強度となり，β石膏は多孔質なため，より多い練和水が必要となり強度は低くなる．すなわち，普通石膏は補綴物製作のための作業用模型および対合模型には，強度が低いため向かない．

　また，α石膏（硬石膏・超硬石膏）にβ石膏（普通石膏）を混ぜることは，性質が大きく異なる石膏であるため禁忌である．作業模型には硬石膏または超硬石膏を使用すべきである．

1．管理と正確な計量

　石膏は水の量で硬化時の膨張率が変わるため，メーカー指定の混水比を守る必要がある（**Fig 130a**）．

　なお，メーカー指定の混水比は，石膏の入っている袋に「W/P ＝数値」と書かれていた場合，W は water＝水，P は powder＝粉であり，この数値も石膏100gに対して水がどのぐらい必要かを示している．

　あらかじめ石膏と水の量を決めておくと作業の効率化が図れる．

2．真空練和器の使用

　気泡が模型表面に入ると義歯製作時に適正に内面性状を再現することは不可能である．それに加えて模型の強度が劣ることにつながる．

　手練りでは気泡が入るため，真空練和器を使用する（**Fig 130b**）．

3．石膏の注ぎ方

　口蓋や辺縁の厚みに差ができることで，部位によって石膏の硬化に差が出るため，石膏は均一に厚く盛ることが大切である．

　アルジネート印象体は，撤去後直ちに水洗して，アンダーカット，コーナー部の溜まり水を「こより」などで除去・水切りし，印象体が乾燥せず，さらに離水する前に直ちに石膏を注入する．

　シリコーン印象材の場合は，印象体撤去後，水洗して界面活性剤系の表面処理剤を噴霧し，余剰液を完全に除去後，ボクシングを行った後に石膏を注ぐ．

　作業用模型は変形を減らすためにもボクシングをす

アルジネート印象体のボクシング

Fig 131a〜j 印象体辺縁を模型に反映させるためにボクシングを行う．

Fig 131a, b 印象材の余剰な部分をカットする．

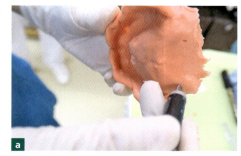
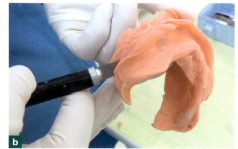

Fig 131c 衛生面と湿度を維持する目的で1人に1つの湿箱を用意する．ペーパータオルをプラスチック容器の底に濡らして敷くことで湿箱とする．その上にアルジネート印象体を置く．印象面がペーパータオルに当たらないように配慮する．

Fig 131d ボクシングの埋没は印象体辺縁より3mm程度とする．

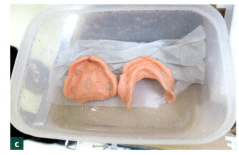
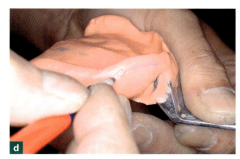

Fig 131e, f ボクシングフレームの試適を行う．今回はキャストボックス(PTDLABO)を使用する．

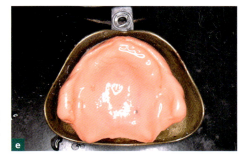
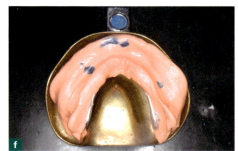

Fig 131g, h アルジネート印象材をボクシングフレームに盛り，その中に印象体を埋入する．印象体の辺縁全周3mmほど出した形態に，スパチュラ等で整える．

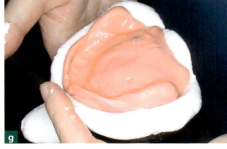
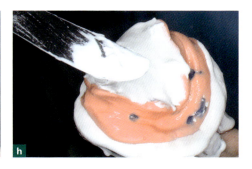

Fig 131i, j ボクシング用アルジネート印象材が硬化したら布テープを巻き，ボクシング終了．

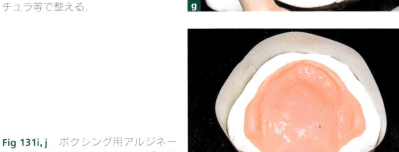
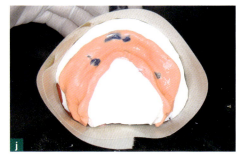

CHAPTER 5

石膏を注入

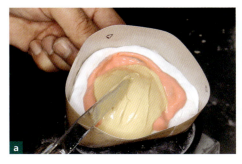
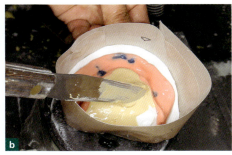

Fig 132a,b　石膏を注ぐ．上顎印象体（a）と下顎印象体（b）．

石膏硬化待機中の印象面

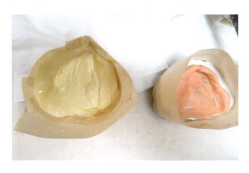

Fig 133　印象面は必ず上を向けたままで石膏の硬化を待機する．

る[32]ことが必須となる．ボクシングができない場合には印象に直接注ぐことになるが，模型精度はボクシング模型より劣る．アルジネート印象体のボクシングを **Fig 131** に示す．

　十分な練和をした石膏は，注入後に早く硬化をするため，それだけ面荒れが減少する．填入はバイブレーターをかけながら，1ヵ所からゆっくりと行う．流れている先端部分をよく観察し，コーナーやアンダーカット部分に石膏が確実に流れ込むのを確認する．

　必要な模型面の高さまで注入されたらバイブレーターを止めて，後はスパチュラで盛り付ける（**Fig 132**）．

4．石膏硬化待機中の印象面

　石膏を注いだ後，印象面を下に向けない．注いだ石膏が重力により印象面から離れてしまい，模型内に気泡が入る原因となる（**Fig 133**）．

5．石膏の追加は24時間経過後

　石膏模型が薄くなってしまうことがある．そのようなときは石膏を追加する必要がある．石膏は硬化することで膨張するが，これは目に見えないほど微量である．

しかし，完全硬化していないときに注ぎ足すと「吸水膨張」を起こし，目に見えるほど大きな膨張を引き起こしてしまう．これは初期硬化中に水を追加することで起こる．そのため，石膏を注ぎ足すのは完全に硬化し終わった24時間以降でなくてはならない[31]．

石膏硬化待機時の保管方法

　寒天およびアルジネート印象の場合，石膏注入後は保湿箱に保管する．保湿箱に入れずに放置すると印象体は乾燥し収縮する．収縮の圧力で，模型が変形することがある．

　シリコーン印象の場合，通常の室内であれば，石膏注入後そのまま放置しても問題ない．

　メーカー指定の時間に印象から撤去した石膏模型は，乾燥しにくい場所で2～3時間放置する．石膏の完全水和（水和とは溶質と水との相互作用）には，焼石膏で2時間，硬質石膏で3時間必要なため，乾燥しにくい場所で2～3時間放置する．

　その後は，速やかに45℃以下の通風で乾燥させる．45℃を超えて乾燥すると，徐々に結晶水が抜けて強度が低下するため，高温にならないよう注意が必要である．

6．石膏模型の消毒

日本補綴歯科学会の「補綴歯科治療過程における感染対策指針」(2007)によると，石膏模型の消毒手順は，
①次亜塩素酸ナトリウム1,000ppm，10分間浸漬．または，ジクロロイソシアヌル酸ナトリウム1,000ppm溶液の10分間浸漬．密閉容器内で1時間放置．技工作業前に塩素系中和剤を噴霧し中和．
②アルコール系消毒薬を噴霧し密閉．
の2通りであると報告している．

参考文献

1. 下野正基．新編 治癒の病理 臨床の疑問に基礎が答える．東京：医歯薬出版，2011：52-56．
2. イラストで語るペリオのためのバイオロジー．東京：クインテッセンス出版，2010：96-140．
3. 須田立雄，小澤英浩，髙橋榮明．新 骨の科学 第2版．医歯薬出版，2016：85-123．
4. 堀孝良，他．筋圧維持法（いわゆるフレンジテクニック）を応用した無口蓋総義歯の4例について．九州歯会誌 1975；29(3)：228-237．
5. 清水崇雪．フレンジテクニックを応用した上下無歯顎症例．補綴誌 2010；2(1)：40-43．
6. Hyde TP, Craddock HL, Blance A, Brunton PA. A cross-over Randomised Controlled Trial of selective pressure impressions for lower complete dentures. J Dent 2010；38(11)：853-858.
7. Zarb GA, Bolender CL. Prosthodontic treatment for edentulous patients: complete dentures and implantsupported prostheses. 12th ed. St. Louis：Mosby, 2004.
8. Walton JN, MacEntee MI. Choosing or refusing oral implants: a prospective study of edentulous volunteers for a clinical trial. Int J Prosthodont 2005；18(6)：483-488.
9. Basker RM, Davenport JC. Prosthetic treatment of the edentulous patient. 4th ed. Oxford：Blackwell, 2002：281.
10. Duncan JP, Raghavendra S, Taylor TD. A selective-pressure impression technique for the edentulous maxilla. J Prosthet Dent 2004；92(3)：299-301.
11. Myers GE, Peyton FA. Physical properties of the zinc oxide-eugenol impression pastes. J Dent Res 1961；40：39-48.
12. Polyzois GL. Improving the adaptation of denture bases by anchorage to the casts: a comparative study. Quintessence Int 1990；21(3)：185-190.
13. Frank RP. Analysis of pressures produced during maxillary edentulous impression procedures. J Prosthet Dent 1969；22(4)：400-13.
14. Douglas WH, Bates JF, Wilson HJ. A Study of Zinc Oxide-Eugenol Type Impression Pastes. Brit. D. J. 1964；116：34-36.
15. Vieira DF. Factors Affecting the Setting of Zinc Oxide-Eugenol Impression Pastes, J. Pros. Den. 1959；9：70.
16. Copeland HI Jr., Brauer GM, Sweeney WT, Forziati AF. Setting Reaction of Zinc Oxide and Eugenol. Journal of Research of the National Bureau of Standards 1955；55(3).
17. el-Khodary NM, Shaaban NA, Abdel-Hakim AM. Effect of complete denture impression technique on the oral mucosa. J Prosthet Dent 1985；53(4)：543-549.
18. Sykora O, Sutow EJ. Posterior palatal seal adaptation: influence of a high expansion stone. J Oral Rehabil 1996；23(5)：342-345.
19. Chandrasekharan NK, Kunnekel AT, Verma M, Gupta RK. A technique for impressing the severely resorbed mandibular edentulous ridge. J Prosthodont 2012；21(3)：215-218.
20. Sofou AM, Diakoyianni-Mordohai I, Pissiotis AL, Emmanuel I. Fabrication of a custom-made impression tray for making preliminary impressions of edentulous mandibles. Quintessence Int 1998；29(8)：513-516.
21. Kaur S, Datta K, Gupta SK, Suman N. Comparative analysis of the retention of maxillary denture base with and without border molding using zinc oxide eugenol impression paste. Indian J Dent 2016；7(1)：1-5.
22. Chopra S, Gupta NK, Tandan A, Dwivedi R, Gupta S, Agarwal G. Comparative evaluation of pressure generated on a simulated maxillary oral analog by impression materials in custom trays of different spacer designs: An in vitro study. Contemp Clin Dent 2016；7(1)：55-60.
23. Devan MM. Basic principles in impression making. 1952. J Prosthet Dent 2005；93(6)：503-508.
24. Lynch CD, Allen PF. Management of the flabby ridge: using contemporary materials to solve an old problem. Br Dent J 2006；200(5)：258-261.
25. Bansal R, Kumar M, Garg R, Saini R, Kaushala S. Prosthodontic rehabilitation of patient with flabby ridges with different impression techniques. Indian J Dent 2014；5(2)：110-113.
26. Crawford RW, Walmsley AD. A review of prosthodontic management of fibrous ridges. Br Dent J 2005；199(11)：715-719.
27. Allen F. Management of the flabby ridge in complete denture construction. Dent Update 2005；32(9)：524-526, 528.
28. 古池崇志．フレンジテクニックを用いた総義歯により口腔習癖による義歯の安定不良を改善した症例．補綴誌 2013；5(3)：313-316．
29. 古橋明大．上下無歯顎患者に対しフレンジテクニックを用いて総義歯を製作した症例．補綴誌 2016；8(1)：98-101．
30. 松本直之．無歯顎補綴の臨床 Q & A．東京：医歯薬出版，2006：167．
31. 大月晃，小林健二．BOOK in BOOK #7 ラボサイドからチェアサイドに渡したい 印象チェックと石膏注入マニュアル．QDT 2016；41(7)：付録．
32. サンエス石膏(2018)．石膏について．http://www.san-esugypsum.co.jp/howto/．2018年3月19日閲覧．
33. 全国歯科技工士教育協議会(編)．小正裕，永井栄一，杉上圭三，椎名芳江(著)．新歯科技工士教本 有床義歯技工学．東京：医歯薬出版，2007．
34. 野本秀材．GC友の会 会員特典／みんなでレベルアップ—よりよい補綴物製作のための印象・模型ポイント解説シート—．ジーシー，2014．
35. 須田誠基．酸化亜鉛ユージノールペーストを用いた総義歯臨床．栃木県歯科医学会誌 2016；68．
36. 浜田重光，津留宏道，他．印象圧が義歯床下組織に及ぼす影響に関する実験的研究．補綴誌 1982；26(6)：1135-1145．
37. 丸森賢二．落ちない浮かない総義歯の臨床．東京：医歯薬出版，2004．
38. 小林一夫．酸化亜鉛ユージノール印象材への添加剤による理工学的検討．補綴誌 1986；30(2)：405-420．
39. 下山和弘，安藤秀二，長尾正憲．無歯顎の印象採得に使用される最終印象材の流動性に関する研究．補綴誌 1988；32(6)：1301-1305．
40. 関根弘，田島篤治，溝上隆男，海洲馨一，平井泰征，前田佳英，大沢一博．有床義歯のための印象方法に関する基礎的ならびに臨床的研究(第2報) 印象材の内圧とトレー圧接速度および流動性との関係について．歯科学報 1971；71：2161-2166．
41. 林都志夫，平沼謙二，根本一男，松本直之，山縣健佑，長尾正憲．全部床義歯補綴学．東京：医歯薬出版，1982：59-80．
42. 原聰．高度な顎堤吸収とフラビーガムを伴う無歯顎症例．補綴誌 2009；1(1)：89-92．
43. 権田悦通，柿本和俊，柴田正子，柏村武司，松山秀史，以倉完悦，三ケ山秀樹．総義歯患者の統計的観察(第3編) 第1報 特に食品咀嚼状況と義歯の清掃を中心に．補綴誌 1990；34：944-952．

44. 狙いどおりの無歯顎印象がしたい！　今選びたい印象用トレー（無歯顎用）7．QDT 2013；38(11)：14-26.
45. 小林賢一．総義歯臨床の押さえどころ．東京：医歯薬出版．2001：56-80.
46. 諏訪兼治，堤嵩詞．科学的根拠に基づく総義歯治療　クリアトレーによる選択的加圧印象と V.H.D. プレートによる咬合採得の実際．東京：医歯薬出版，2012：110-119.
47. 大月晃，小林健二．BOOK in BOOK #7　ラボサイドからチェアサイドに渡したい　印象チェックと石膏注入マニュアル．QDT 2016；41(7)：付録.
48. 遠藤義樹．下顎総義歯印象のパラダイムシフト（後）―術者主導のコンパウンド印象から患者主導の吸着印象へ―．QDT 2016；41(7)：14-31.
49. 堤嵩詞．歯科技工士のための口腔の歯なしの話―総義歯を難しくする要因としての維持力・支持力の獲得を考える　第4回　唾液と粘膜の特性を踏まえた適切な印象採得法．歯科技工 2015；43(4)：466-473.
50. 松田謙一，前田芳信．全部床義歯臨床のビブリオグラフィー―成書の改訂各版記述の比較にみる，無歯顎補綴治療の本質と臨床知見70余年の蓄積　第4回　最終印象採得について（総論編）．歯科技工 2015；43(4)：458-465.
51. 堤嵩詞．歯科技工士のための口腔の歯なしの話―総義歯を難しくする要因としての維持力・支持力の獲得を考える　第6回　印象材の物性と組織解剖の理解による適切な印象採得の重要性．歯科技工 2015；43(6)：716-723.
52. 松田謙一，前田芳信．全部床義歯臨床のビブリオグラフィー―成書の改訂各版記述の比較にみる，無歯顎補綴治療の本質と臨床知見70余年の蓄積　第5回　最終印象採得について（各論編）．歯科技工 2015；43(5)：570-599.
53. 堤嵩詞．歯科技工士のための口腔の歯なしの話―総義歯を難しくする要因としての維持力・支持力の獲得を考える　第5回　粘膜の変形に由来する「総義歯臨床の難しさ」への方策．歯科技工 2015；43(5)：580-585.
54. 須藤哲也．JDA 指導歯科技工士4名による　吸着して機能する総義歯製作を極める技工ステップ―患者満足を得るために必要な基本的知識と技術　第1回　吸着を成功させる個人トレーの製作．歯科技工 2016；44(9)：1083-1094.
55. 小林湊．何歳からでも遅くない！ポイントで知る総義歯技工入門―初学者とクラウンブリッジ技工経験者に贈る，取り組み方のコツと秘訣　第3回　印象採得の種類と歯科技工士の役割．歯科技工 2017；45(7)：912-920.
56. 尾崎正司．Clinical Study 支持力・維持力の獲得に必要な印象採得の工夫と考え方―"あるがままの粘膜面"を得るための辺縁形成と印象材への配慮．歯科技工 2016；44(7)：822-832.
57. 吉田博昭．アルジネート印象の臨床における精度を考察する．歯科技工 2002；30(3)：317-337.
58. 土生博義．臨床に役立つ歯理工学―印象材の特性と正しい使用法　第3回　ハイドロコロイド印象材の寸法変化．歯科技工 2002；30(3)：376-381.
59. 諏訪謙治．残痕歯と粘膜の複合した部分床義歯印象の変形防止～"残存歯への弾性印象材"と"粘膜への非弾性印象材"使用による二つの印象複合化～．補綴臨床 2001；34(2)；192-203.
60. 本郷英彰（著），堤嵩詞（編集協力）．デンチャースペースの回復できめる総義歯のかたち．東京：医歯薬出版，2012.
61. Horst Uhlig（著），小山正宏（翻訳）．ウーリッヒ総義歯学．東京：医歯薬出版，1970.
62. 富岡健太郎．各種印象材の理工学的性質．国際歯科ジャーナル 1997；6(4)：373-383.
63. 市川哲雄，大川周治，平井敏博，細井紀雄（編）．無歯顎補綴治療学　第3版．東京：医歯薬出版，2016.
64. Lynch CD, Allen PF. Management of the flabby ridge: using contemporary materials to solve an old problem. Br Dent J 2006；200(5)：258-261.

CHAPTER 6
規格模型の製作と診断と咬合床製作

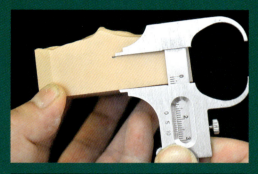
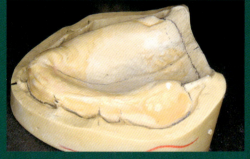
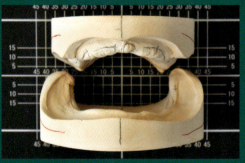
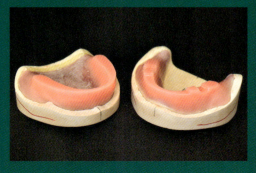

Chapter 6 のポイント

規格模型を製作する目的

規格模型を製作する目的は，
- 仮想咬合平面の設定
- 上下顎堤対向関係の視覚化
- 解剖学的指標から導いた基準での咬合床製作

が挙げられる．

補綴物を製作するに先立ち，多くの症例に応用できる，加齢変化の影響を受けることの少ない点をランドマーク（解剖学的指標・アナトミカルランドマーク・Reference point）と定め規格模型を製作する．

それにより再現された口腔内を観察することで，補綴物をイメージでき，製作工程を事前に予測することができる．患者の個人差を数値で認識することにより問題点を発見することが容易となるため，高維持力機能総義歯において堤 嵩詞氏（PTDLABO）考案の規格模型を製作することは必須となる．

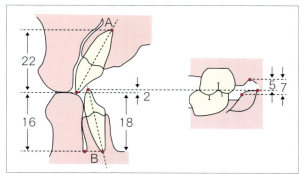

Fig 1 仮想咬合平面とランドマークとの距離（参考文献1より引用・改変）．

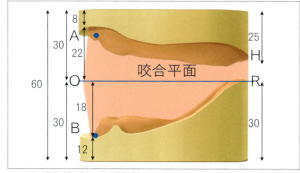

Fig 2 規格模型の寸法（参考文献1より引用・改変）．

堤[1]は，1,000症例以上の無歯顎補綴症例の仮想咬合平面（O）とそれぞれのランドマークを計測した．計測による解剖学的指標までの距離の参考を以下のように報告している．
  A-O=22mm
  B-O=18mm
  H-O= 5 mm
  R-O= 0 mm

作業模型の寸法は，模型と咬合床を含んだ距離が60mm以内であると一般的な咬合器に収まるため便利である．そこで堤[1]は規格模型を60mmに収めるために，
  A点より模型基底面の距離は30−22＝ 8 mm
  B点より模型基底面の距離は30−18＝12mm
  H点より模型基底面の距離は30− 5 ＝25mm
  R点より模型基底面の距離は30− 0 ＝30mm
と定めた．

義歯製作のための規格模型の観察

1．上顎
- 切歯乳頭
- 正中口蓋縫線
- 横口蓋ヒダ
- 口蓋小窩
- 翼突下顎ヒダ
- 舌側歯肉縁残遺（BLB：Buccolingual Breadth）
- 歯肉歯槽粘膜境（齦頬移行部）

2．下顎
- 舌小帯
- レトロモラーパッド
- 歯肉歯槽粘膜境（齦頬移行部）

ワックスリム位置の図解・まとめ

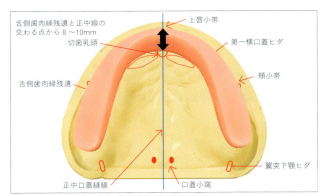

Fig 3a　上顎規格咬合床の水平的位置の基準．

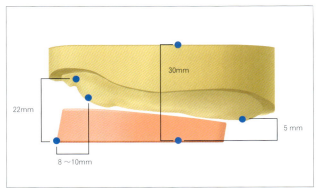

Fig 3b　上顎規格咬合床の垂直的位置の基準．

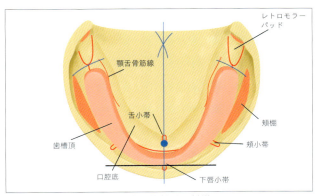

Fig 4a　下顎規格咬合床の水平的位置の基準．

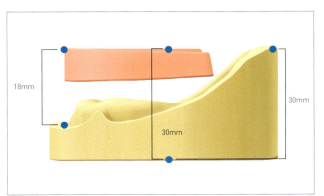

Fig 4b　下顎規格咬合床の垂直的位置の基準．

規格模型

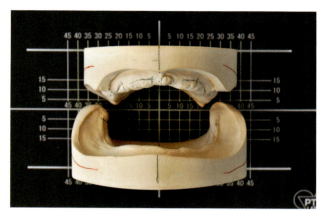

Fig 5a　規格模型正面観.

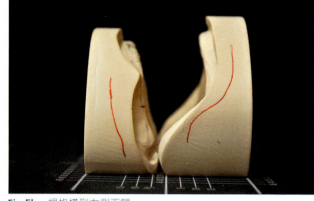

Fig 5b　規格模型右側面観.

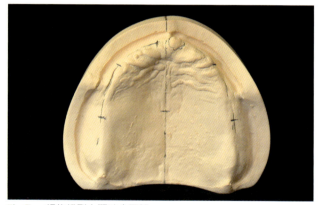

Fig 5c　規格模型上顎咬合面観.

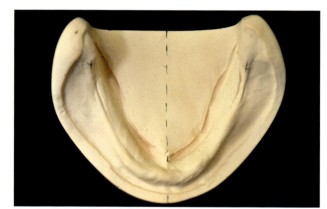

Fig 5d　規格模型下顎咬合面観.

模型の規格化

　有歯顎時には口腔内は歯と歯肉と舌で満たされているが，無歯顎の症例においては，有歯顎時に存在した顎堤の形態と歯とその植立位置を，患者の機能に調和させて再現しなければならない．そのためには患者固有の状態，事実関係を観察し，多くの情報を認識する必要がある（**Fig 5**）．

　歯がすべて失われた口腔で，適正な咬合採得を行うためには，咬合床の製作法が大きな課題となり，有歯顎時の歯の植立位置と方向を想定し，有歯顎時の位置関係にできるだけ近い咬合床を製作することが重要である．そ の有歯顎時の位置関係にできるだけ近い咬合床（以後，規格咬合床）を製作することを目的に，1980年に堤氏が無歯顎症例より計測した経時的・解剖学的に変わりにくい点をランドマークに設定し，模型の規格化を考案した．それを故・近藤　弘先生が「規格模型」という名称で呼ばれたことが始まりとなった．

　矯正診断等で模型を規格化することは一般的に広く行われているが（**Fig 6**），補綴治療においては広く周知されてはいない．規格模型より製作された規格咬合床にて仮想咬合平面を診断・設定することで，約7〜8割の症例で咬合床の調整がほとんどなくなる．この基準で咬合採得を行うことで，診療時間短縮のみならず咬合床調整

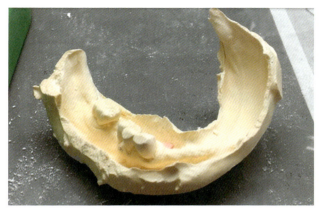

Fig 6a　歯科医院より送られてきた模型.

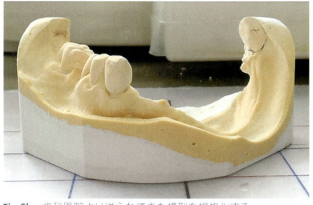

Fig 6b　歯科医院より送られてきた模型を規格化する.

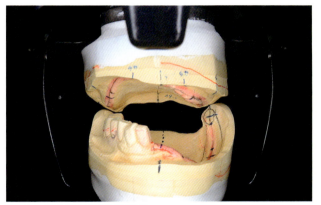

Fig 6c　咬合採得後の対向関係.

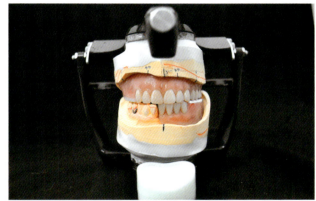

Fig 6d　人工歯排列.

時の予測がつくため，術者・患者両者の精神的な苦痛を取り除くことができる．また，日本人での<u>平均的寸法</u>の規格に沿った咬合床を使用したにもかかわらず調整が必要な場合は，難症例に分類されるため治療計画を立案しやすくなる．

1．規格模型の目的

規格模型の目的は，
- 仮想咬合平面の設定
- 上下顎堤対向関係の視覚化
- 解剖学的指標からの基準での咬合床の製作

である．

有歯顎時の位置関係にできるだけ近い咬合床を製作するには，有歯顎から無歯顎に変化していく過程でも比較的位置が変化しにくい点（アナトミカルランドマーク．以後ランドマークとする）を基準とした規格模型を製作する必要がある．

規格模型とは，<u>無歯顎の模型であっても有歯顎の状態を想定できる模型</u>で，<u>仮想咬合平面と模型基底面を平行に製作する</u>．それにより，歯の喪失，顎堤吸収，粘膜の変質，顎位などが正常な状態からどれだけ変化をしているかが見え，修復すべき形と機能を視覚化することができる．

2．規格模型製作上のランドマーク

顎堤吸収などがあっても解剖学的に経時的に比較的変わりにくい点を上下顎3点ずつランドマークとして定め，規格模型を製作する（**Fig 7〜9**）．

> #### 解剖学的ランドマーク

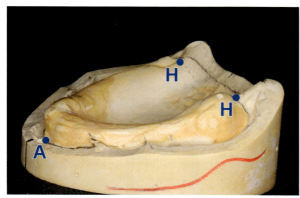

Fig 7a ランドマーク：上顎．
A：上顎中切歯根尖相当付近の歯肉歯槽粘膜境．
H：上顎翼突下顎ヒダ起始部．

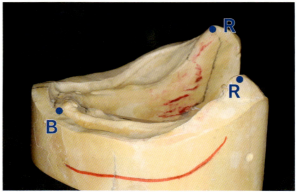

Fig 7b ランドマーク：下顎．
B：下顎中切歯根尖相当付近の歯肉歯槽粘膜境．
R：レトロモラーパッド上縁．

A-B点である前歯部基準点は，無圧的印象採得で得られた歯肉歯槽粘膜境でなければならない．これは，無圧時の歯肉歯槽粘膜境は中切歯根尖相当に近似する位置にあるためと考えられる．

H-R点である上顎翼突下顎ヒダ起始部とレトロモラーパッド上縁は，翼突下顎ヒダで結ばれた粘膜の点である．その付近は上顎歯槽突起の外側面と，下顎骨歯槽骨外側面に頬筋の付着部があるため，下顎の開閉口運動時に刺激を受けることで変わりにくいと考えられる．

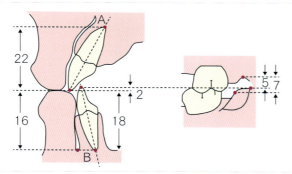

Fig 8 仮想咬合平面とランドマークとの距離（参考文献1より引用・改変）．

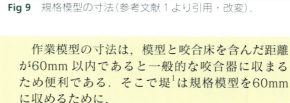

Fig 9 規格模型の寸法（参考文献1より引用・改変）．

堤[1]は，1,000症例以上の無歯顎補綴症例の仮想咬合平面（O）とそれぞれのランドマークを計測した．計測による解剖学的指標までの距離の参考を以下のように報告している．
 A-O＝22mm
 B-O＝18mm
 H-O＝5 mm
 R-O＝0 mm

作業模型の寸法は，模型と咬合床を含んだ距離が60mm以内であると一般的な咬合器に収まるため便利である．そこで堤[1]は規格模型を60mmに収めるために，
 A点より模型基底面の距離は30−22＝8 mm
 B点より模型基底面の距離は30−18＝12mm
 H点より模型基底面の距離は30−5＝25mm
 R点より模型基底面の距離は30−0＝30mm
と定めた．

3．規格模型の製作

規格模型の製作法を **Fig 10〜21** に示す．

ボクシング

Fig 10a, b　ボクシングケースに入れた印象体：上顎（**a**）と下顎（**b**）．ボクシングケースは印象体が収まれば何でもよいのだが，入れ歯ケースなどを改造すると便利である（**CHAPTER 5 Fig 131e, f** のキャストボックスでも可）．ボクシング用アルジネート印象材の節約のために，底には固めていないパテを敷いている．

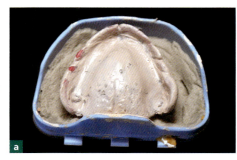
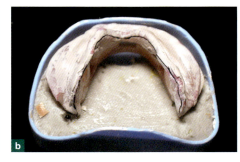

Fig 10c, d　アルジネート印象材埋没後：上顎（**c**）と下顎（**d**）．印象体辺縁外側3mm付近をマーキングしておき，余剰部分はメスで滑らかにカットし，アルジネート印象材を練ってボクシングケースに注ぎ，印象体を粘膜面の床縁の必要なところまで露出するように埋没させる．

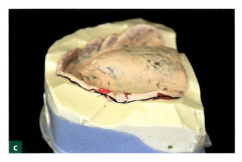
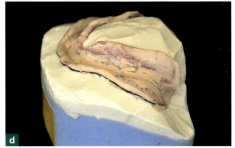

前方基準点の目安の記入

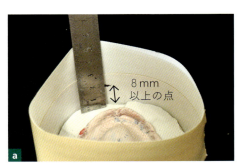
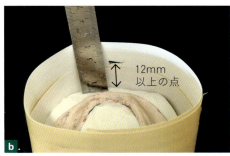
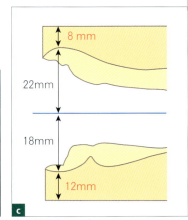

Fig 11a, b　ボクシングが終了した上顎（**a**）と下顎（**b**）の模型の周りに布テープを貼り付け，枠を作り，前方基準点の目安を記入する．
Fig 11c　前方基準点の寸法．規格模型の仮想咬合平面から模型基底面までの距離は30mmと設定するため，石膏を注ぐ目安として前方基準点相当部から基底面まで上顎は8mm，下顎は12mmを目安に，5mm程度長めに石膏を注ぐ位置を記入しておくとトリミング時に便利である．なお，口蓋の深い症例や後顎舌骨筋窩の深い症例など，まれに印象体が石膏に収まらない場合が出てくる．このような場合は，適宜厚さを増さなければならない．厚みを調整する場合でも，ランドマーク相当部からの等距離を延長することで仮想咬合平面と基底面が平行になる．

後方基準点の目安の記入

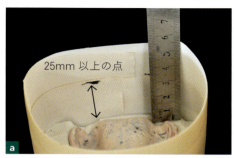
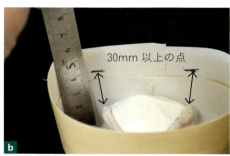
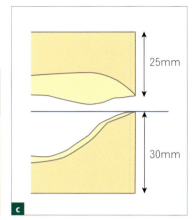

Fig 12a, b 上顎（a）と下顎（b）の後方基準点の目安を記入する．
Fig 12c 後方基準点の寸法．後方基準点相当部より基底面まで上顎は25mm，下顎は30mmを目安に，5mm程度長めに石膏を注ぐ位置を記入する．

石膏硬化

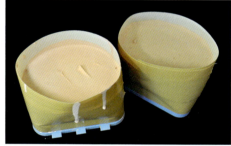
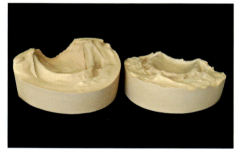

Fig 13 記入した印が埋まる程度に石膏を注ぎ，硬化待機する．

Fig 14 石膏硬化後，ボクシングの枠から外した模型．

計測前トリミング

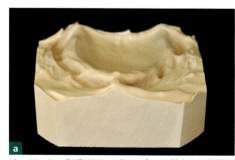
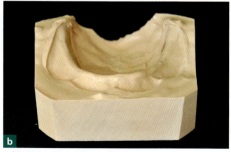

Fig 15a, b 計測前トリミング：上顎（a）と下顎（b）．基底面と前方側面を計測しやすいように平らにトリミングする．

128

規格模型の製作と診断と咬合床製作

模型前方のトリミング位置の計測・印記

Fig 16a~d 模型前方のトリミング位置の計測と印記．前方基準点から基底面までの距離が，上顎は8mm，下顎は12mmになるよう，トリミングする距離を基底面側から計測し，印記する．

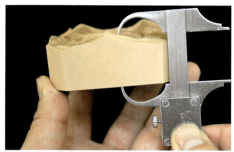

Fig 16a 上顎前方基準点から基底面までの距離を計測．

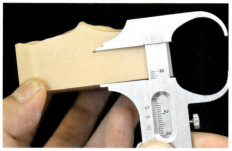

Fig 16b 上顎前方基準点から基底面までが8mmになるように基底面側から計測し，印記する．

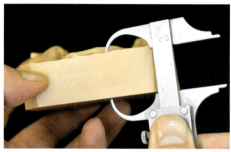

Fig 16c 下顎前方基準点から基底面までの距離を計測．

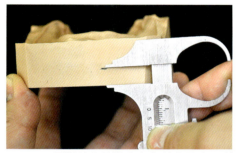

Fig 16d 下顎前方基準点から基底面までが12mmになるように基底面側から計測し，印記する．

模型後方のトリミング位置の計測・印記

Fig 17a~d 模型後方のトリミング位置の計測と印記．後方基準点から基底面までの距離が，上顎は25mm，下顎は30mmになるよう，トリミングする距離を計測し，印記する．

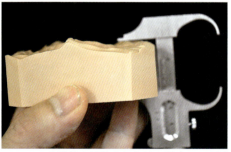

Fig 17a 上顎後方基準点から基底面までの距離を計測する．

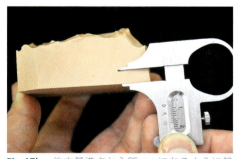

Fig 17b 後方基準点から25mmになるように基底面側から計測し，印記する．

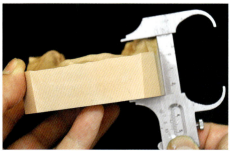

Fig 17c 下顎後方基準点から基底面までの距離を計測する．

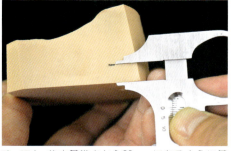

Fig 17d 後方基準点から30mmになるように基底面側から計測し，印記する．

CHAPTER 6

基底面のトリミング

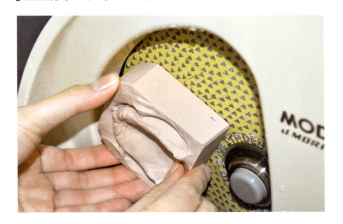

Fig 18 基底面のトリミング．基底面を仮想咬合平面と平行にするための非常に重要な工程である．

上下顎とも前後基準点から基底面までの寸法（Fig 16, 17で印記した位置）をノギスで確認しながらトリミングする．

マーキングはあくまで初めの目安であり，トリミングをしていくと基底面と基準点の角度が変わり，マーキングした位置と基準点との距離に変化が生じるので，削りながらこまめに計測を繰り返し，寸法を合わせていく．

正確なトリミングを行うため，ダイヤモンドトリマーディスクを使用し，トリミングされた面が波打たないようにする．

後縁のトリミング

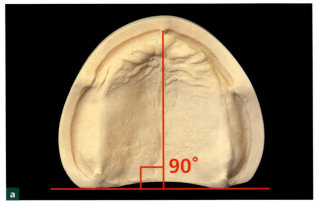
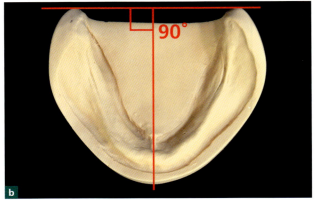

Fig 19a, b 後縁のトリミング．トリマーのセンターラインを目安に，上顎（a）は模型後面を解剖学的正中線に直交させ，後方基準点から後方5～10mm残しトリミングする．下顎（b）は仮想正中線を目安に，後方基準点から後方5～10mm残しトリミングする．その際，後顎舌骨筋窩の後縁を削除しないように注意する．模型後縁は必ず仮想正中線と90°になるように行う．

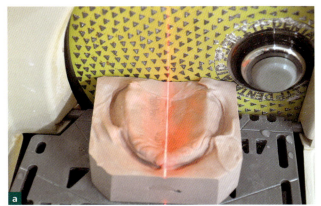
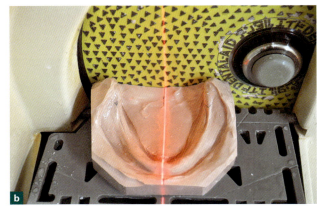

Fig 20a, b レーザーマーカーを使用した模型後縁のトリミング：上顎（a），下顎（b）．仮想正中線と模型後縁が垂直になるようにトリミングをする．

基底面と後縁の研磨

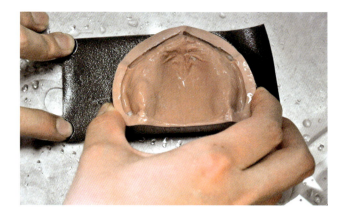

Fig 21　基底面と後縁に耐水ペーパーをかける．ガラス板の上に目の細かい耐水ペーパーを乗せたものを使用し，表面をわずかに磨き，滑沢にする．

規格模型の観察

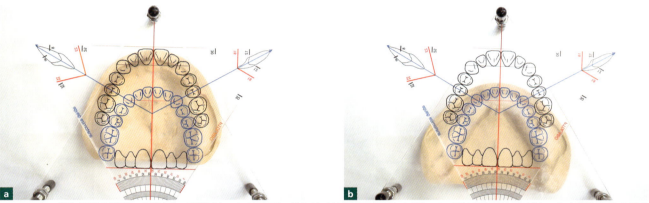

Fig 22a, b　規格模型の観察：上顎（a），下顎（b）．トライアングルガイド（PTDLABO）を用いて，平均的歯列と歯があったと思われる位置を観察する．

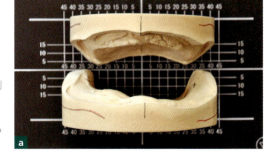

Fig 23a~c　シリコーンラボマット（PTDLABO）上で観察する：前頭面観（a），左側方面観（b），右側方面観（c）．規格模型完成後，シリコーンラボマットに模型を置き，義歯製作上必要なランドマーク，解剖学的・対向関係的に注意すべき事項である，仮想咬合平面・顎堤の吸収状態・歯槽骨の隆起などを観察する．この観察結果から製作計画を立案する．

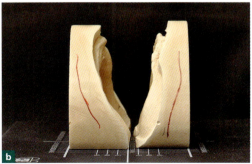
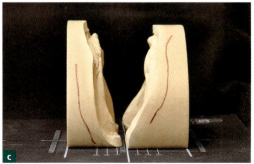

CHAPTER 6

義歯製作のための規格模型の観察：上顎

規格模型観察のための指標

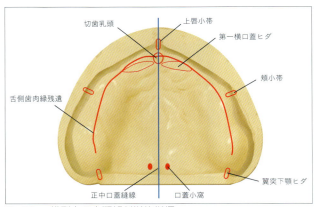

Fig 24a　模型上の上顎解剖学的指標．

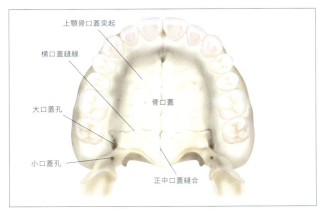

Fig 24b　上顎解剖学的指標．

正中線記入のための指標

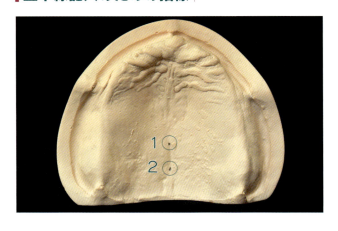

Fig 25　解剖学的正中線記入のための指標．模型に現れている口蓋縫線上で2点（後天的に影響を受けにくい口蓋骨の水平板上．目安として第一大臼歯部付近より前後的に後方部）を取り，延長し正中線とする．加えて口蓋小窩，翼突下顎ヒダも参考にして，切歯乳頭を観察する．咬合床が模型上に戻された後でも作業上わかりやすくするため，模型の側面に印をする．

規格模型観察のための各指標

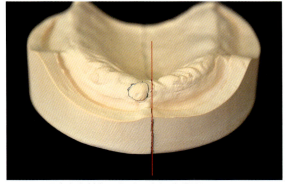

Fig 26　正中から外れてしまった切歯乳頭．

1．切歯乳頭

　両中切歯間舌側相当部5 mm程度の円形隆起である．この部位は，一般的に正中の指標や前歯部排列の指標として用いられている．ただ，有歯顎時には切歯孔の上に切歯乳頭は正中とほぼ一致して存在するが，総義歯患者の多くは位置が移動し変形しているため，正中の基準とはならない．そのため正中の基準は正中口蓋縫線を優先とする．無圧的印象採得での切歯乳頭の位置や変形で前歯部歯槽骨の退縮状態がわかるため，人工歯排列での工夫や口腔前庭部の研磨面での形態等の想定ができる．

　また，切歯乳頭部付近の歯槽突起の重度吸収は，前歯部基準点の変形を意味するため併せて観察する（**Fig 26**）．

2．正中口蓋縫線

骨口蓋の正中口蓋縫合上における正中線を決定する時に用いる粘膜上のランドマークである．前歯部付近より口蓋骨付近の正中口蓋縫線は，後天的影響を受けにくく信頼できる（**Fig 27**）．

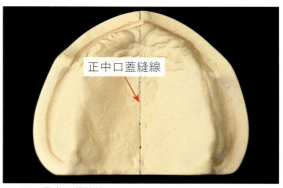

Fig 27　正中口蓋縫線．

3．横口蓋ヒダ

上顎口蓋側前方に口蓋皺襞と呼ばれる凹凸があるが，口蓋縫線から外側に伸びた不動性の数条のヒダを横口蓋ヒダという．有歯顎時には，犬歯から小臼歯にかけて2〜4条もしくは，それ以上存在し，左右非対称で屈曲し複雑な形態を示す．

義歯製作時には，天然歯では口蓋側最前方の第一横口蓋ヒダの先端から延長線上9 mm頬側に犬歯の尖頭が位置することが多いため，前歯部排列の目安となる．

第一横口蓋ヒダは正中より犬歯歯頸部まで76.8％程度位置しているといわれているので，犬歯部排列の目安になる（**Fig 28**）．

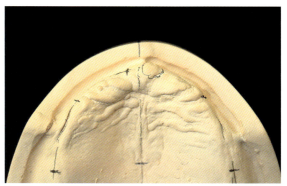

Fig 28　横口蓋ヒダ．

4．口蓋小窩

正中口蓋縫線の後端のごくわずかな凹みである．正中口蓋縫線両側にある左右1対の口蓋腺の開口部である．そのため，正中線を記入する時の指標として用いる場合もある．ただ，口蓋小窩は4割の人は確認できない．骨口蓋後縁付近にあり，義歯床後縁決定の基準として利用される（**Fig 29**）．

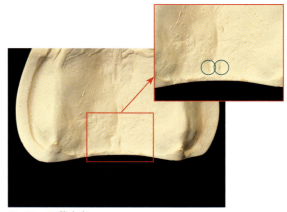

Fig 29　口蓋小窩．

5．翼突下顎ヒダ

規格模型の後方基準点．上顎結節の遠心端にみられ，下外方に向かい臼後隆起に付着する粘膜ヒダである．有歯顎時の最後臼歯部歯頸線の後方延長部とほぼ一致し，臼歯人工歯排列の目安となる（**Fig 30**）．

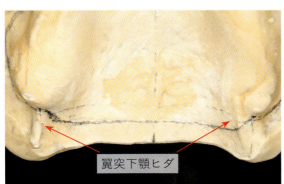

Fig 30a　翼突下顎ヒダの採得されている模型．

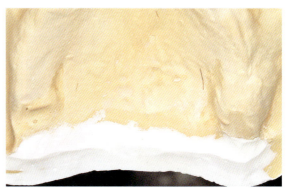

Fig 30b　翼突下顎ヒダの採得されていない模型．

舌側歯肉縁残遺

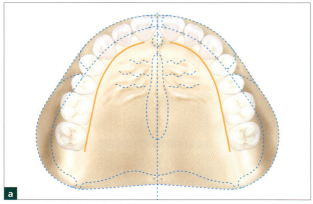
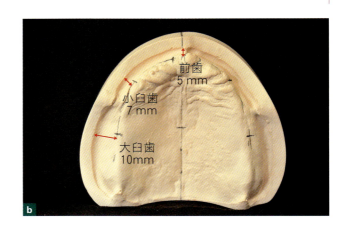

Fig 31a, b 舌側歯肉縁残遺.

部位と計測値	変化の平均値 (mm)	標準偏差 (mm)
中切歯矢状断	6.3	0.91
犬歯前額断	8.5	1.06
第一小臼歯前額断	10.0	1.03
第二小臼歯前額断	10.6	1.40
第一大臼歯前額断	12.8	0.98
第二大臼歯前額断	11.6	1.14
第三大臼歯前額断	10.1	1.33

Table 1 有歯顎舌側歯肉縁から頬側歯槽堤までの平均値.

部位と計測値	変化の平均値 (mm)	標準偏差 (mm)
中切歯矢状断	1.6	1.16
第一小臼歯前額断	2.6	1.43
第二小臼歯前額断	2.8	1.16
第一大臼歯前額断	2.9	1.30
第二大臼歯前額断	3.6	1.26
第三大臼歯前額断	2.9	1.51

Table 2 上顎歯抜去後舌側歯肉縁残遺の唇頬側への移動量の平均値.

部位と計測値	平均値 (Table 1 - Table 2)
中切歯矢状断	6.3 - 1.6 = 4.7
第一小臼歯前額断	10.0 - 2.6 = 7.4
第二小臼歯前額断	10.6 - 2.8 = 7.8
第一大臼歯前額断	12.8 - 2.9 = 9.9
第二大臼歯前額断	11.6 - 3.6 = 8.0
第三大臼歯前額断	10.1 - 2.9 = 7.2

Table 3 無歯顎での最大豊隆までの平均値.

6．舌側歯肉縁残遺（BLB：Buccolingual Breadth）

舌側歯肉縁残遺とは，WattとMacGregorが1976年に『Designing Complete Dentures』で示したもので[2]，歯が抜けた後，抜歯窩が歯槽骨の吸収とともに舌側部に収束した線上の筋状の跡であり，顎堤および模型で確認できる（**Fig 31**）．Wattらは，8人の被験者の歯の残存時の舌側歯肉縁に入れ墨（タトゥー）をして抜歯後の経時的な位置の変化を観察したと述べている．

舌側歯肉縁であった痕跡であるので，歯が失われた後歯肉縁が頬側に移動したとしても確認できることが多い．天然歯のあった位置を推測することができるため，人工歯排列位置の目安となる（**Table 1～3**）．

模型を観察し舌側歯肉縁残遺の約1.5mm舌側（上顎歯抜去後舌側歯肉縁残遺の唇頬側への移動量）をなぞることで，天然歯の元あった位置を想定できる．

義歯製作のための規格模型の観察：下顎

規格模型観察のための指標

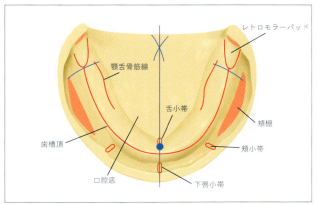

Fig 32a　模型上の下顎解剖学的指標．

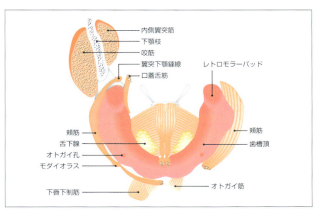

Fig 32b　下顎解剖学的指標．

仮想正中線の記入

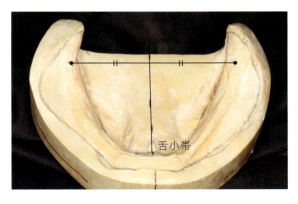

Fig 33　仮想正中線記入のための指標．上顎とは違い明確なランドマークがなく，下顎枝は左右対称の長さではないため正中の指標にはならないが，レトロモラーパッドの前縁と歯槽頂線の交点にマークし，この左右の中点と顎堤と舌小帯の境目を結び延長して，おおよその基準とする．

規格模型観察のための各指標

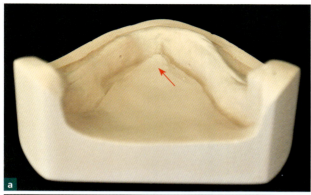

Fig 34a, b　舌小帯.

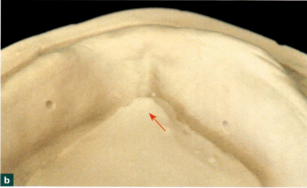

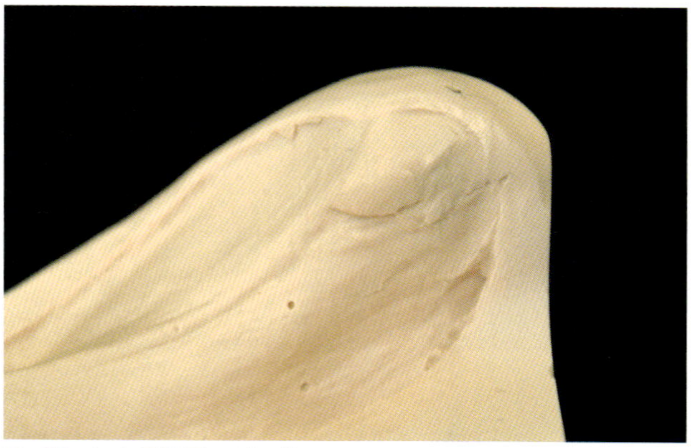

Fig 35　レトロモラーパッド.

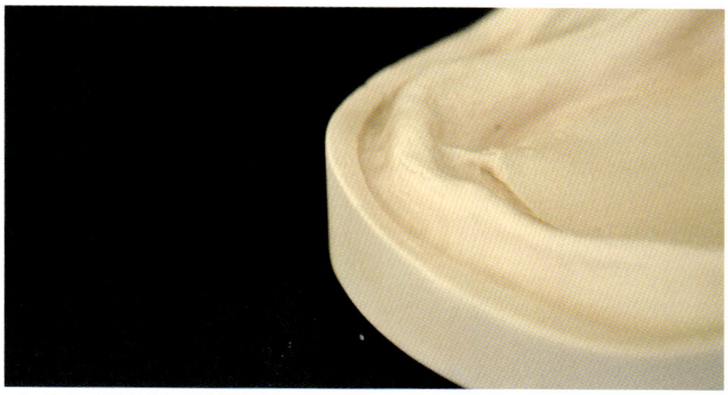

Fig 36　歯肉歯槽粘膜境.

1．舌小帯

仮想正中線の基準となる．舌小帯の下方にオトガイ舌骨筋およびオトガイ舌筋の付着部があり，義歯床縁が上方に向かい湾曲する口腔底の被覆粘膜と顎堤の咀嚼粘膜の境界（もしくは被覆粘膜上の場合もある）である（**Fig 34**）．

2．レトロモラーパッド

下顎骨の最後臼歯のすぐ後方に小さな三角形の隆起があり，臼歯腺という小唾液腺が乗っている．形と位置が比較的安定し，吸収が少ないので，排列の際，水平面的・矢状面的基準とする（**Fig 35**）．

3．歯肉歯槽粘膜境（齦頬移行部）

咬合床を製作する際，平均的な基準として有歯顎時の下顎前歯の切縁を咬合平面に直交して下方に延長した場合，この歯肉歯槽粘膜境に位置させる．後天的な影響を受けにくいので，前歯部排列の基準となる（**Fig 36**）．

規格咬合床の製作

1. ベースプレートの圧接

　規格咬合床を製作するにあたって，精密に適合したベースプレートを初めに製作する必要がある．模型上でカタツキや模型面と床に間隙があると，口腔内において印象採得された形態の良否が判別できない．そのためにはベースプレートに使用する材料の重合収縮による歪みをなるべく抑えるように製作する．ベースプレートの歪みを抑えるためには，スリットを入れ分割して圧接作業をし，重合収縮を最小限にする．

　ベースプレートに使用する材料には，化学重合レジン・光重合レジンなどがある．化学重合レジンは強度が低く熱に弱く，上に乗せるワックスの熱と収縮に影響を受けやすく，残留モノマーにより経時的な寸法変化も起きやすいので，筆者はこれらの欠点を解決する光重合タイプのレジンであるプロトレーLC Ⅱ（アグサジャパン，フィード）を使用している．光重合タイプのレジンは光の照射される部位より重合が始まり，重合収縮は粘膜面に影響する．重合収縮による歪みを最小限に抑える工夫が必要である．

　ベースプレート圧接を **Fig 37～43** に示す．

リリーフとブロックアウト

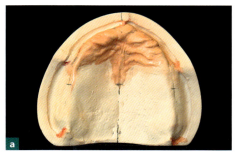
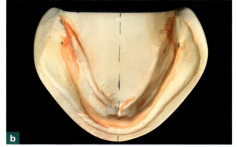

Fig 37a, b　リリーフとブロックアウト．模型の顎堤のアンダーカットや口蓋皺襞や骨隆起などのリリーフまたはブロックアウトを行っておく．

レジン圧接

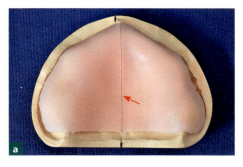
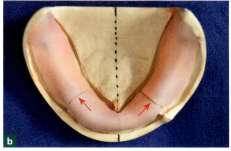

Fig 38a, b　レジンを圧接し，スリットを入れる．重合収縮を補う目的で，義歯床辺縁となる部分（歯肉歯槽粘膜境・閉鎖弁）は短くカットして，硬化させる前に切り込みを入れて分割しておく．口蓋後縁部分は圧接せず短くしておく．下顎の切り込み位置は，舌小帯部分は力が集中し破折する可能性があるため避ける．

光重合

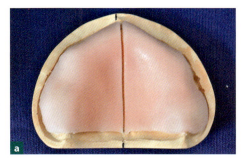
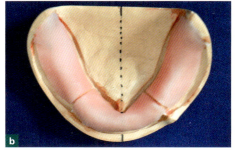

Fig 39a, b　光重合後．分割されたそれぞれの部分に重合収縮が起こりスリットはわずかに拡大していることが確認できる．

CHAPTER 6

隙間にレジンを圧入

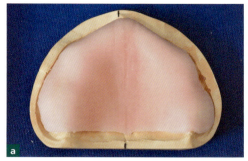
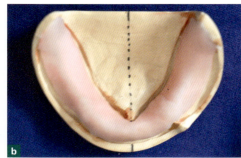

Fig 40a, b 切り込みの隙間に同じレジンを圧入し重合する.

辺縁部シーリング

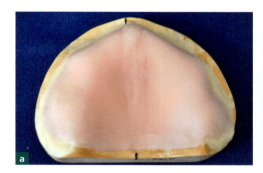
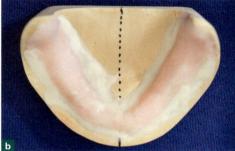

Fig 41a, b 辺縁部シーリング（辺縁封鎖）．スリットを入れた隙間を繋ぎ合わせ重合する．短くした閉鎖弁と後縁部分は即時重合レジン（プロビナイス，松風）を筆積みしシーリングする．最終的に辺縁部のみのわずかな収縮にとどめ，辺縁を確実にシーリングする．

バリを取る

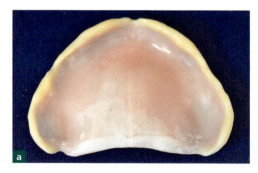
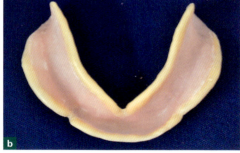

Fig 42a, b 余剰なバリのみをスタンプバーでトリミングし，ワックスリムを乗せる面は1層削り，未重合層を取り除く．辺縁は目の細かいシリコーンポイントかペーパーコーンで少し触り，滑沢にする．

ベースプレート完成

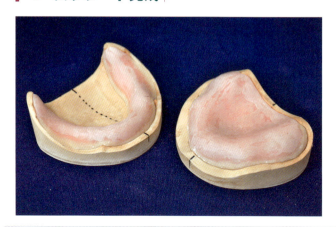

Fig 43 ベースプレートの完成．

2. ベースプレートにワックスリムを乗せる

ベースプレートにワックスリムを乗せる工程を **Fig 44〜49** に示す.

ワックスリムを乗せる

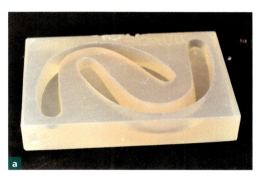
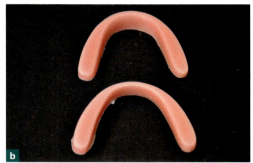

Fig 44a, b PTD リムフォーマー（**a**）〔PTDLABO〕とワックスリム（**b**）. 圧接したベースプレートが高温で溶かされたワックスによって変形しないように, あらかじめ平均的歯列に製作したワックスリムを使用する.

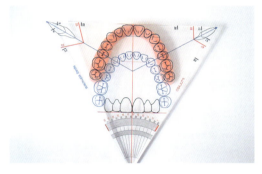

Fig 44c アーチの大きさが, 日本人の平均歯列となっているトライアングルガイド（PTDLABO）と一致している. アーチの広さは患者の個人差に合わせる調整が少なくて済むので, 位置決めが容易である.

ワックスリム水平的位置の設定：上顎

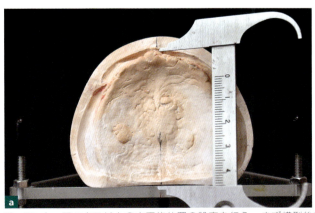
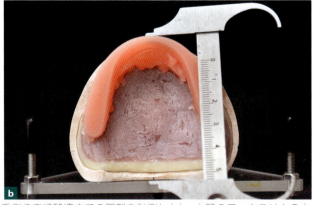

Fig 45a, b ワックスリムの水平的位置の設定を行う. まず模型後縁から舌側歯肉縁残遺までの距離を計測し（**a**）, 上顎のワックスリムの水平的位置は正中線と舌側歯肉縁残遺とが交わった点から前方に 8〜10mm の位置にワックスリムの中切歯の切縁を設定する（**b**）. 小臼歯部, 大臼歯部は舌側歯肉縁に沿わせるようにし, 最後臼歯部舌側面は翼突下顎ヒダの方向に向ける.
切歯乳頭は後天的な影響によって移動するので目安にはしない. 有歯顎の平均は前方に10〜12mmといわれているが, 舌側歯肉縁残遺は吸収とともに唇側頬側に移動するため, 2mm程度後方に設定する.

ワックスリム水平的位置の設定：下顎

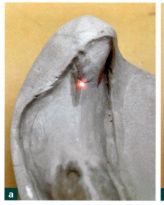
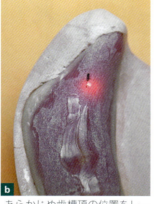
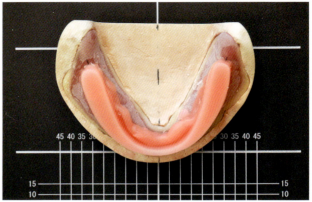

Fig 46a, b アーチの後方部分は，あらかじめ歯槽頂の位置をレーザーマーカーで確認しながら，第一大臼歯の中心が歯槽頂になるように位置決めをする．

Fig 46c 下顎のワックスリムの水平的位置決定．中切歯歯肉歯槽粘膜境の真上に中切歯の切縁が来るように設定する．

ワックスリム垂直的位置の設定

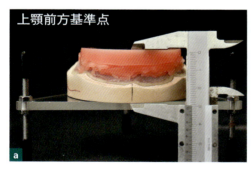
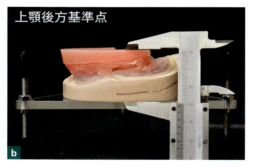
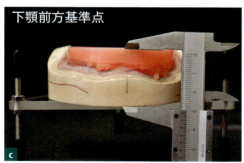
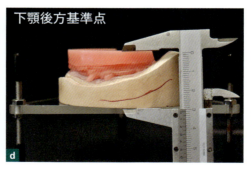

Fig 47a〜d 規格模型の基底面が仮想咬合平面まで30mmであるので，ワックスリムの高さをノギスで計測して設定する．
a：上顎前方基準点．
b：上顎後方基準点．
c：下顎前方基準点．
d：下顎後方基準点．

規格咬合床完成

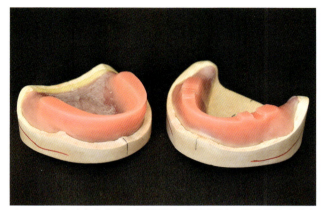

Fig 48　規格咬合床完成．唇頬側面・舌側面は口腔周囲筋や舌を阻害しないように考慮した形態にする．臼歯部でしっかりと安定して咬合させ，前咬みを防止する目的として，下顎の犬歯間相当部と第二小臼歯相当部に深さ3mm程度の切り込みを入れて第二大臼歯相当部は削除して臼歯部4ヵ所で上顎ワックスリム咬合面に接触するようにする．

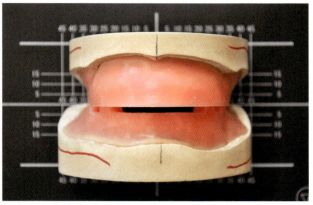

Fig 49　規格模型と規格咬合床をシリコーンラボマットに乗せて，上下ワックスリムが適合し，模型基底面と咬合平面が平行であることを確認する．

ワックスリム位置の図解・まとめ

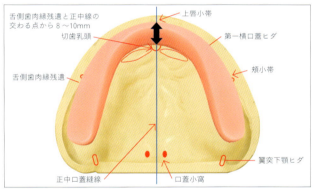

Fig 50a　上顎規格咬合床の水平的位置の基準．

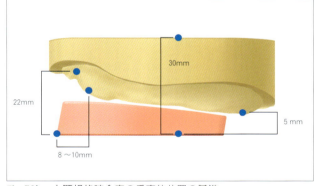

Fig 50b　上顎規格咬合床の垂直的位置の基準．

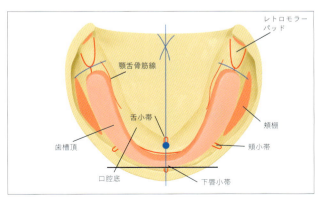

Fig 50c　下顎規格咬合床の水平的位置の基準．

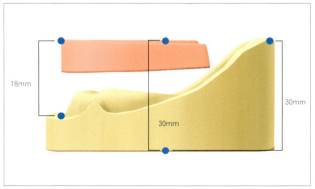

Fig 50d　下顎規格咬合床の垂直的位置の基準．

参考文献

1. 堤嵩詞，平岡秀樹．総義歯づくり すいすいマスター 総義歯患者の「何ともない」を求めて～時代は患者満足度～．東京：医歯薬出版，2014．
2. David M. Watt, A.Roy MacGregor(eds). Designing Complete Dentures 2nd edition. Oxford：Butterworth-Heinemann, 1986.
3. 深水皓三(編)．治療用義歯を用いた総義歯臨床．東京：永末書店，2014：114-121．
4. Earl Pound(著)，坂本勲(訳)，櫻井薫(監訳)．患者との信頼関係を築く総義歯製作法―ティッシュコンディショナーを活用して―．東京：わかば出版，2009．
5. 近藤弘．かんばん方式による必ず噛めるイージーオーダー総義歯製作 基本の"き"セレクション 第3回 Step1 検査・診断 2)概形印象・一次咬合採得による形態学的検査．歯科技工 2004；32(3)．402-418．
6. 堤嵩詞．チェアサイドからの情報提供の理解・応用に基づく前歯部人工歯排列の品質向上へのアプローチ(前)．歯科技工 2005；33(5)：541-563．
7. 全国歯科技工士教育協議会(編)．小正裕，永井栄一，杉上圭三，椎名芳江(著)．新歯科技工士教本 有床義歯技工学．東京：医歯薬出版，2007．
8. 鍜治田忠彦，石川功和，中込敏夫(編)．総義歯 部分床義歯の審美―形態・色彩・機能が調和する技工操作の進め方―．東京：医歯薬出版，2011．
9. 小出馨(編著)．デザイニング・コンプリートデンチャー．東京：医歯薬出版，2008．
10. 日本臨床歯科補綴学会ホームページ．臨床歯科補綴用語集．https://jcpds.jp/dictionary/．2018年3月19日閲覧．
11. サンエス石膏(2018)．石膏について．http://www.san-esugypsum.co.jp/howto/．2018年3月19日閲覧．
12. 肥田岳彦．ぜんぶわかる骨の名前としくみ事典―部位別にわかりやすくビジュアル解説．東京：成美堂出版，2011．
13. 大月晃，小林健二．BOOK in BOOK #7 ラボサイドからチェアサイドに渡したい 印象チェックと石膏注入マニュアル．QDT 2016；41(7)：付録．
14. 堤嵩詞，深水皓三(編)．目でみる人工歯排列＆歯肉形成 実力アップのための Training with Basics．東京：医歯薬出版，2005．
15. 上條雍彦．図解口腔解剖学 1 骨学．東京：アナトーム社，1969．
16. 近藤弘，堤嵩詞(編)．検査・診断・治療計画にもとづく 基本 総義歯治療．東京：医歯薬出版，2003．
17. 堤嵩詞．無歯顎の印象と模型の規格化．日本大学歯技会雑誌 1996；14(1)：1-7．
18. 大野淳一，加藤武彦，堤嵩詞(編)．目で見る コンプリートデンチャー～模型から口腔内をよむ～．東京：医歯薬出版，1994．
19. 上濱正，阿部伸一，土田将広．今後の難症例を解決する総義歯補綴臨床のナビゲーション．東京：クインテッセンス出版，2012：197-203．
20. 高橋宗一郎．総義歯製作に必要な情報整理．日本歯技 2014；544：33-40．
21. 近藤弘．無歯顎規格模型の有効性．補綴臨床 1997；30(1)：39-42．
22. 深水皓三，堤嵩詞．作業用模型・咬合床の製作と人工歯排列．In：大野淳一，加藤武彦，堤嵩詞(編)．目で見る コンプリートデンチャー～模型から口腔内をよむ～．東京：医歯薬出版，1994．
23. 土屋嘉都彦，諌山浩之．全部床義歯をシンプルに考えよう！How to から Why へ．常識と科学の視点から情報選択 第4回 咬合採得のステップと注意点―「上顎6前歯の排列法」「咬合高径の決定法」「中心位が重要とされる理由」など―．QDT 2016；41(7)：58-68．
24. 平栗布海．"観える化"により再確認する適切な蝋義歯製作のポイント 中編 模型へのガイドラインの記入と蝋堤製作の工夫．歯科技工 2015；43(8)：920-930．
25. 集中講座 "観える化"により再確認する適切な蝋義歯製作のポイント―日常の臨床技工にある「思い込み」を排除して，ワンランク上の手技を身につけるために 前編 正しい製作基準で観える化する，「模型の規格化」の重要性．歯科技工 2015；43(6)：655-665．
26. 佐藤敏哉．明確な基準を根拠として行う的確で効率的な人工歯排列の実践 「レーザーマーカースタンド」の考案と多彩な活用法について(第9回) 有歯顎正中とアンテリアガイダンスの"観える化"．歯科技工 2015；43(6)：724-732．
27. 小林湊．何歳からでも遅くない！ポイントで知る総義歯技工入門―初学者とクラウンブリッジ技工経験者に贈る，取り組み方のコツと秘訣 第4回 作業用模型(規格模型)の製作．歯科技工 2017；45(8)：1032-1038．
28. 平岡秀樹，堤嵩詞．思考と実践で臨む総義歯臨床トレーニング―無歯顎模型を「視えるように，観る」ための鍛錬・症例選 第9回(最終回) 重度歯周病のため多数歯を抜歯し，義歯で対応した症例．歯科技工 2011；39(12)：1432-1447．
29. 近藤弘．かんばん方式による必ず噛めるイージーオーダー総義歯製作 基本の"き"セレクション 第14回(最終回) 総義歯臨床が変わる！時代が求める 目からウロコのデジタル総義歯治療・製作．歯科技工 2005；33(6)：718-723．
30. 堤嵩詞．チェアサイドからの情報提供の理解・応用に基づく前歯部人工歯排列の品質向上へのアプローチ―前)チェアサイドにおける患者のイメージをラボサイドに的確に伝える『規格模型』『ツーバイト・ツースインディケーター』．歯科技工 2005；33(5)：541-555．
31. 高橋宗一郎，鶴見毅，堤嵩詞(監修)．思考と実践で臨む総義歯臨床トレーニング―無歯顎模型を「視えるように，観る」ための鍛錬・症例選 第7回 平均値と患者の個性をイメージしながら総義歯を製作した症例．歯科技工 2011；39(10)：1432-1447．1186-1198．

CHAPTER 7
咬合採得

Chapter 7 のポイント

咬合採得から完成までのフローチャート

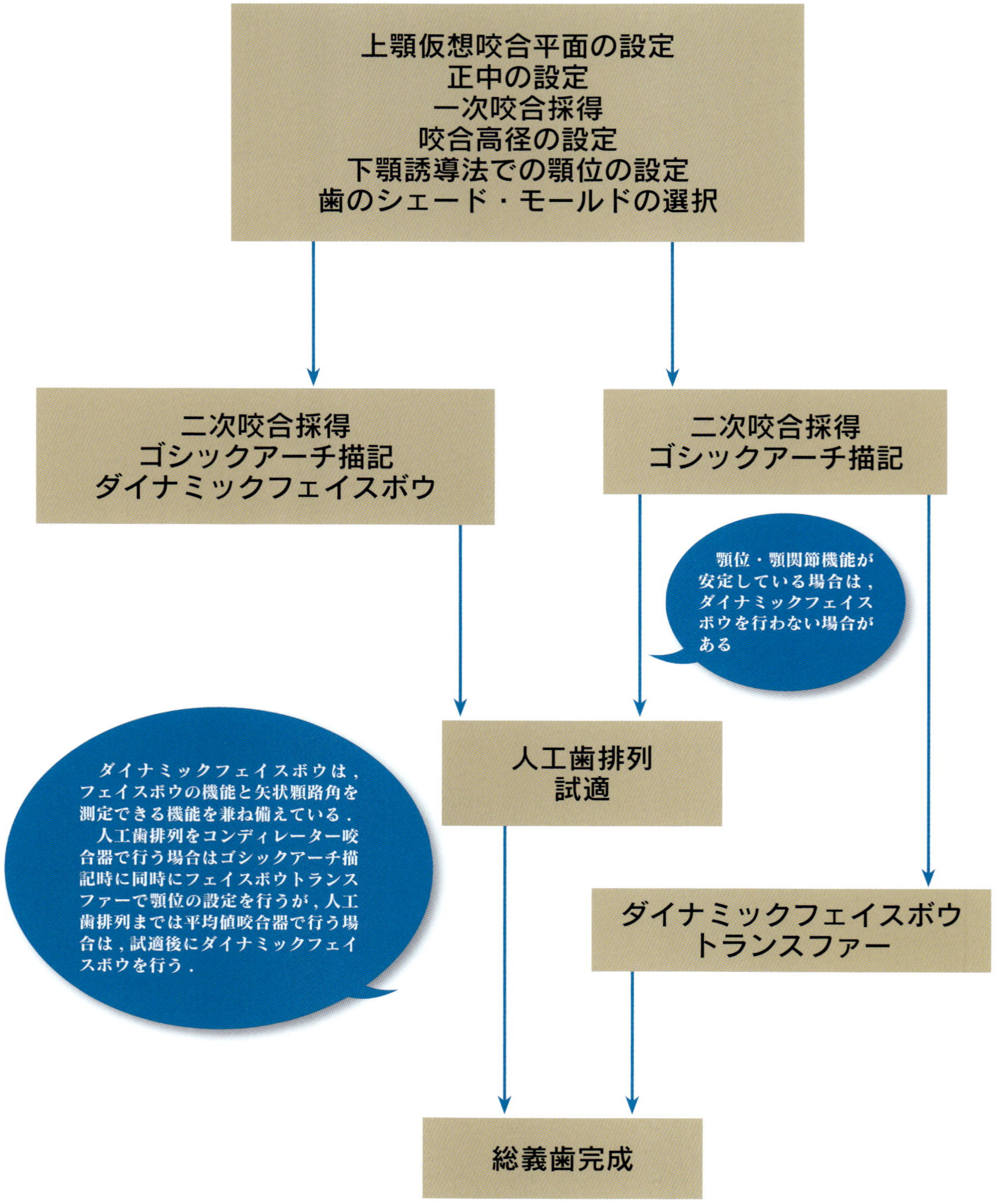

```
┌─────────────────────────┐
│   上顎仮想咬合平面の設定   │
│       正中の設定          │
│      一次咬合採得         │
│     咬合高径の設定        │
│  下顎誘導法での顎位の設定  │
│  歯のシェード・モールドの選択│
└─────────────────────────┘
        ↓              ↓
┌──────────────┐  ┌──────────────┐
│  二次咬合採得  │  │  二次咬合採得  │
│ ゴシックアーチ描記│  │ゴシックアーチ描記│
│ダイナミックフェイスボウ│  └──────────────┘
└──────────────┘         ↓
        ↓      （顎位・顎関節機能が
        ↓       安定している場合は，
        ↓       ダイナミックフェイス
        ↓       ボウを行わない場合が
        ↓       ある）
        ↓              ↓
      ┌──────────────┐
      │   人工歯排列   │
      │     試適      │
      └──────────────┘
               ↓
      ┌──────────────┐
      │ダイナミックフェイスボウ│
      │   トランスファー   │
      └──────────────┘
               ↓
      ┌──────────────┐
      │   総義歯完成   │
      └──────────────┘
```

ダイナミックフェイスボウは，フェイスボウの機能と矢状顆路角を測定できる機能を兼ね備えている．人工歯排列をコンディレーター咬合器で行う場合はゴシックアーチ描記時に同時にフェイスボウトランスファーで顎位の設定を行うが，人工歯排列までは平均値咬合器で行う場合は，試適後にダイナミックフェイスボウを行う．

Fig 1 咬合採得から完成までの手順をフローチャートで示す．

咬合採得

上顎仮想咬合平面の決定：カンペル平面

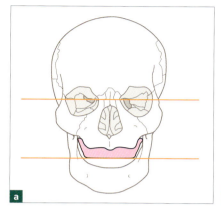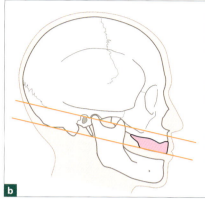

Fig 2a, b　仮想咬合平面の設定：正面観（a）と側面観（b）．

咬合高径の設定：Willis法

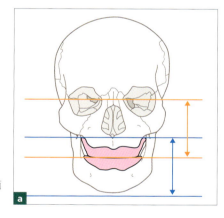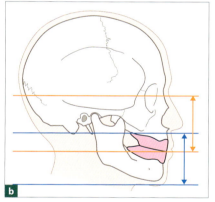

Fig 3a, b　咬合高径の設定：正面観（a）と側面観（b）．

水平的顎位の設定（二次咬合採得）

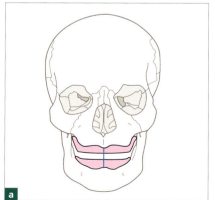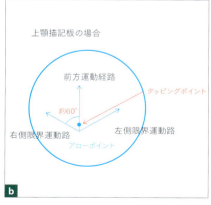

Fig 4a　水平的顎位の設定．
Fig 4b　ゴシックアーチ描記による水平的顎位の設定．

145

CHAPTER 7

無歯顎患者の機能回復

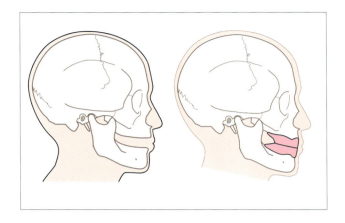

Fig 5 無歯顎患者は，咬頭嵌合位，中心位など口腔の多くの機能を喪失している．正確な咬合採得は機能回復において重要．

規格模型

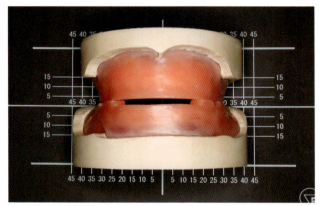

Fig 6a 規格模型と規格咬合床．

顎関節部

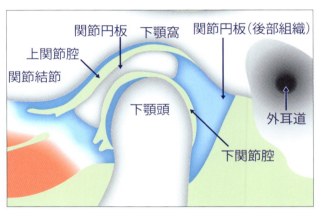

Fig 6b 顎関節部．

総義歯における咬合採得

　無歯顎患者は，咬頭嵌合位，中心位など有歯顎時の多くの機能を喪失している（**Fig 5**）．総義歯製作において規格模型と規格咬合床を用いた正確な咬合採得を三次元的な観点で行うことは，機能回復において重要である（**Fig 6**）．
　咬合採得には，以下の要件を満たす必要がある．
・仮想咬合平面の設定
・上下顎における妥当な垂直的・水平的顎位
・歯列と顎関節の静的位置関係
・歯列と頭蓋の静的位置関係
・下顎運動にともなう歯列と顎関節の動的位置関係
　臨床現場では，仮想咬合平面と垂直的顎位の設定時に一次咬合採得で終了する場合がある．

　しかし，患者の無歯顎状態に至るまでの顎関節部機能の変遷を想像したときに，この手順のみでは正確な顎位の設定はできないと筆者は考えている．また，旧義歯での顎位の修正を怠り，咬合高径の低位と下顎が偏位している総義歯を長期使用した場合の妥当な中心位を見つけることは困難となることが多い．
　このような状況を避けるためにも，補綴治療，とりわけ多数歯の補綴物を製作する場合に，今後の長期的な顎位の安定を考え，早い段階でゴシックアーチの描記を行い，顎位を中心位に設定する必要がある．
　総義歯治療で咬合採得を行うことは，失った歯と歯槽部を回復する「空間の回復」とともに，「生理的で信頼できる中心位」を設定する．それにより顎関節機能の回復と下顎位の偏位を防ぎ，その結果，咬合力の不均一もなくなり，顎堤吸収も緩慢になることを目標とする．

イミディエイトサイドシフト（Immediate side shift）

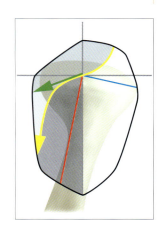

Fig 7　緑矢印がイミディエイトサイドシフト．黄色はベネット運動路．黒線は下顎頭運動範囲．

後退運動（Retrusive movement）

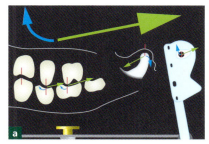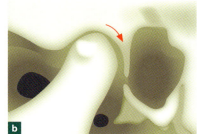

Fig 8a, b　下顎の後退運動：Retrusive movement.

総義歯の顎位

　総義歯を製作する場合に重要となるのは，安定した妥当な下顎位を設定することである．妥当な顎位とは，Gerberが提唱した「Physiologic and reliable centric relation」，直訳すると「生理的で信頼できる中心位」であり，意訳すると「習慣性で筋緊張のない生理的な中心位」となるのではないかと考える．

　無歯顎患者の多くは，少数歯残存時期の咀嚼の不均一や咬合高径不足などのさまざまな原因で不適切な顎位の設定がなされた補綴物を長期装着しており，咀嚼運動のたびに顎位が口腔周囲筋に誘導され三次元的偏位を起こしていることが多い．その結果，顎関節部は形態や機能に変化を起こす．

　これは，顎関節頭部を構成している組織に影響している．下顎頭の上面である関節面は線維性軟骨で覆われており，その直下の皮質骨は非常に薄い．また，関節円板は線維性結合組織で下顎頭を取り巻く結合組織である．関節包は結合組織の線維膜であり，加えて関節の運動を円滑に行うための滑液を分泌している．このような軟らかな組織で構成されている顎関節部は，偏位によりその一部に力が集中し，癒着や吸収を起こし，関節円板部の結合組織線維の弛緩と形態変化・下顎頭部の吸収とリモデリング時の形態変化を起こす．そのような変化を起こした顎関節部での顎運動でイミディエイトサイドシフト（Immediate side shift）や後退運動（Retrusive movement）のような緩みが生まれると考えられる（**Fig 7, 8**）．顎関節部の緩みは，中心位付近に三次元的なセントリックスライドとして発現する．

イミディエイトサイドシフト(Immediate side shift)や後退運動(Retrusive movement)を起こした患者における有歯顎補綴物製作と無歯顎総義歯製作の違い

　顎関節の緩みでイミディエイトサイドシフト(Immediate side shift)や後退運動(Retrusive movement)が発現した場合は，歯列部にも中心位付近にセントリックスライド運動が発現する．

　通常，有歯顎の咬合再構成をともなう全顎補綴治療を行う場合は，咬合高径設定後，まずアンテリアガイダンス(前歯誘導)を設定する．その後セントリックスライドを与えない狭隘な中心位を付与することで，顎関節部の遊びを消失させることができる．

　この場合の顎運動では，上下顎の咀嚼面が接触しない状態では顎関節部の遊びが出現するが，チューイングサイクルの閉口路中心位付近での咀嚼面にサイドスライドが出現すると，咬頭干渉を引き起こすため，患者自身が無意識にそれを避け，経時的に起こさなくなると考えられている(アンテリアファーストという考え方)．

　しかし，顎関節機能の遊びが大きく，口腔周囲筋の影響が強い場合，イミディエイトサイドシフトや後退運動などの動きが収まらない症例がある．そのような場合は，術者の設定したアンテリアガイダンスとは関係なく咀嚼運動時に咬頭干渉を引き起こすため，歯の動揺(フレミタス)や補綴物の破損に繋がる．

　逆に総義歯の場合は有歯顎補綴治療と異なり，補綴物が顎骨に固定されていないため(総義歯が粘膜の上に乗っているだけの状態であるため)，アンテリアガイダンスを設定しセントリックスライドを起こさない狭隘な中心位に設定すると，総義歯の転覆を誘発し，咀嚼運動時に人工歯の咬頭干渉を起こす．その咬頭干渉時の力で総義歯が動揺し維持が減弱することで総義歯の転覆や粘膜の褥瘡性潰瘍を引き起こす．

　つまり，総義歯の補綴治療においては顎関節機能を優先に臼歯部咬合面の形態を付与する(ポステリアファーストという考え方)．顎関節機能に調和したスムーズな咀嚼運動を実現するための咬合面形態は，中心位に三次元的なセントリックスライドエリアが付与された「生理的で信頼できる中心位」の設定が大切となる．

カンペル平面の定義の変遷

　Petrus Camperはオランダの医学者であったが，絵画でもたぐいまれな才能があった．Camperは人種により骨格の特徴が違うことを発見し，顔面を計測して顔面角という基準を提唱し，人種によりその角度に違いがあることを示唆した[26]．それを基に測定図面を考案したが，当時のものは現在のカンペル平面と異なり，「鼻翼下点と外耳道上縁とを結んだ仮想平面である」としていた．

　仮想咬合平面ついては，ほかに以下のような報告がある．

「鼻翼下点と外耳道下縁とを結んだ仮想平面がより咬合平面と平行になるため臨床上有意義である」[27]
「鼻翼下点と耳珠上縁より11.8mm下方の点が日本人には適している」[28]

　日本人と一口に言ってもさまざまな骨格形態があり，国際化も進んでいるため一概に結論づけることはできない．高維持力機能総義歯では規格模型から製作した規格咬合床を使用するため耳珠中央が最も多く，下縁までの数ミリメートル内に収まることが多い．

咬合採得

治療用義歯でのリハビリにて得られたゴシックアーチ描記の変遷

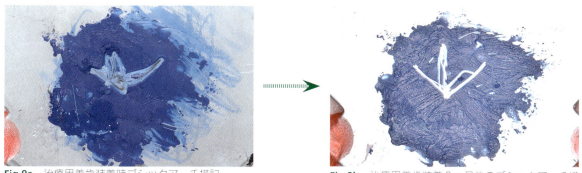

Fig 9a 治療用義歯装着時ゴシックアーチ描記.

Fig 9b 治療用義歯装着2ヵ月後のゴシックアーチ描記.

総義歯における咬合再構成

顎偏位を起こした下顎位の動きは口腔周囲筋に誘導されるため，短期間に「生理的で信頼できる中心位」を設定することは困難な場合がある．下顎偏位や顎関節症により咀嚼障害や総義歯の維持が弱くなると診断した場合は，垂直的な高さの妥当性に加え，ゴシックアーチ描記や矢状運動路の描記といった動的診断の評価を加えた後，さらに治療用義歯にて一定期間，三次元的に顎位のリハビリテーションを行う必要性が出てくる．これらを行い「生理的で信頼できる中心位」を求めることは，総義歯製作上，非常に重要となる（**Fig 9**）．

一次咬合採得

1．仮想咬合平面

通常，咬合採得を行う際に，まず仮想咬合平面を設定する．これは，あくまでも咬合器に付着するための仮に設定した咬合平面であり，咬合器に付着した時点で咬合平面の分析を行う．

ただし，仮想咬合平面は正確に設定することが重要である．どの基準面を採用してもよいのだが，どの基準に

仮想咬合平面の設定

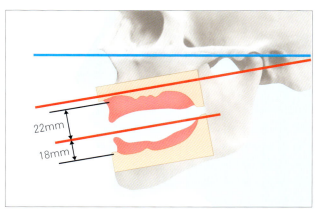

Fig 10 仮想咬合平面の基準．

なぜ設定したかについて総義歯製作を担当するチームが共通認識をもっておくことが大切である．

加えて，頭蓋・顔面は，決してシンメトリー（左右対称）ではなく，患者の姿勢，術者と患者の採得位置により，いかようにも解釈できてしまうため，基準面の決定時には常に患者の姿勢・術者の採得姿勢や位置を確かめながら診療を行うことが重要となる．

現在，仮想咬合平面はカンペル平面（148ページ「もっと詳しく⑱」を参照）を用いて設定する方法が最も一般的である．その他に上顎を基準とする場合，FH平面・HIP平面などがある．下顎を用いて仮想咬合平面を決定する場合は，臼歯部後方の高さや安静時の舌背の高さなどがある．

149

2. 仮想咬合平面の設定

　仮想咬合平面の設定で最も重要なことは，正面観において咬合平面が両瞳孔と平行であることである．平行性が保たれていない総義歯は，審美性に欠くうえ，顎偏位を誘導して咀嚼運動時の力が片側に集中し，維持力が弱く痛みや褥瘡性潰瘍が治りにくい義歯になってしまう．仮想咬合平面の設定を **Fig11, 12** に示す．

カンペル平面の標記

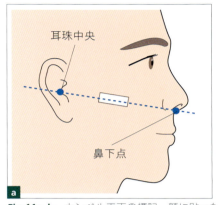

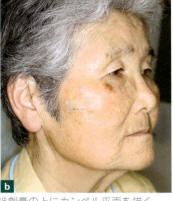

Fig 11a, b カンペル平面の標記．顔に貼った絆創膏の上にカンペル平面を描く．

Fig 11c カンペル平面標記姿勢．術者は患者の真横に立ち，患者の顔の高さと同じ高さにポジションをとる．

カンペル平面採得法

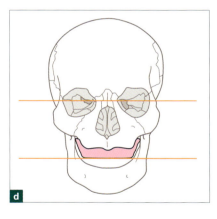

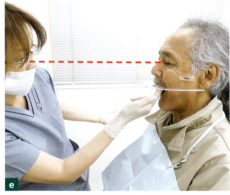

Fig 11d カンペル平面採得法．両瞳孔線と上顎咬合床の平行性を咬合平面板で確認．
Fig 11e カンペル平面採得姿勢．

咬合平面が水平面（両瞳孔）と平行な場合

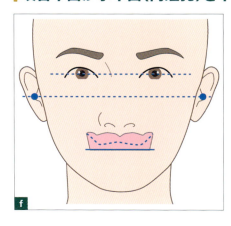

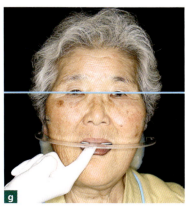

Fig 11f カンペル平面採得法．
Fig 11g カンペル平面で最も重要なのは，前頭面で両瞳孔，耳珠中央と鼻下点を結んだ線と咬合床平面が平行であることである．通常，規格模型で製作された咬合床は，試適時より仮想咬合平面が両瞳孔，耳珠中央と鼻下点を結んだ線と平行を呈することが多い．
　規格咬合床で修正が必要になるのは，過去のすれ違い咬合などで顎堤吸収に左右差が著しい場合や，コンビネーションシンドローム（下顎前歯部のみ歯が残存しており，上顎が総義歯で下顎が両側遊離端義歯症例のことである．多くのトラブルに上顎前歯部顎堤の過吸収やフラビーガムなどがある）症例，片側咀嚼習慣など大きな顎堤吸収がある症例で認められる．

咬合平面が水平面（両瞳孔）と平行でない場合

Fig 12a, b　咬合平面板で確認し，規格咬合床平面がカンペル平面と一致しない場合は下顎偏位のリスクが大きくなる可能性がある．義歯床下粘膜への不均一な咀嚼圧がかかることから潰瘍を作る原因となるため，避けるべきである．

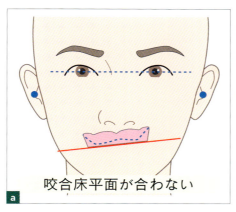
咬合床平面が合わない

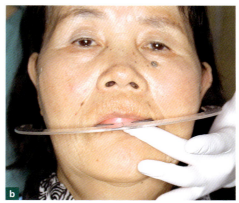

上顎仮想咬合平面の設定

Fig 12c　咬合床の咬合平面がカンペル平面と一致しない．
Fig 12d　カンペル平面と一致させるためパテを咬ませ，平面を修正する．上下顎の基礎床が合わず，左右咬合平面の片側が低い場合．シリコーンパテやレジンなどを隙間に盛り，両瞳孔と平行にする．

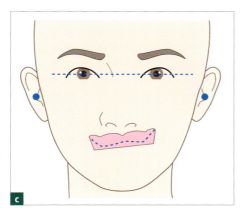
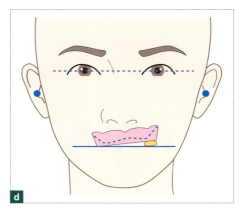

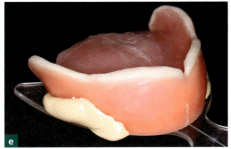
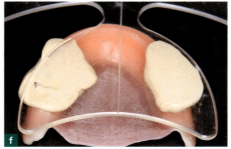
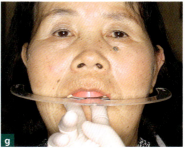

Fig 12e〜g　パテ（アフィニス　パテソフト，Coltene，ヨシダ）を左右臼歯部に入れてカンペル平面に合わせて硬化待機する．

咬合高径には問題ないが咬合平面が水平面と平行でない場合

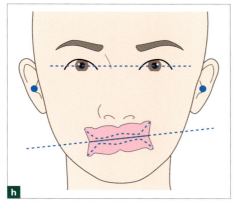
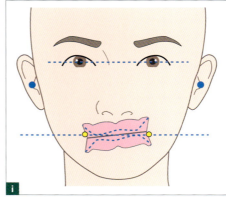

Fig 12h カンペル平面に一致しない咬合平面.
Fig 12i カンペル平面に一致させるように印をつける.

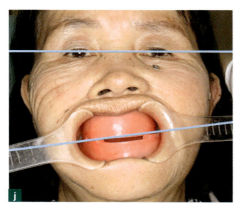
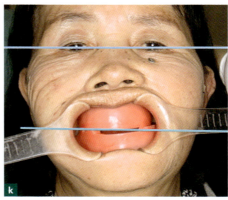

Fig 12j カンペル平面に一致しない咬合平面.
Fig 12k 垂直的咬合高径に問題がなく仮想咬合平面が接触し傾いている場合には，修正した咬合平面がわかればよいので，カンペル平面に一致するように蝋堤に印をつける.

3．カンペル平面と仮想咬合平面の平行性を矢状面より確かめる

矢状面では，事前に引いたカンペル平面と咬合床の仮想咬合平面が，平行であるかを確かめる必要がある．カンペル平面は1つの基準であるため，骨格・人種等を総合的に勘案して術者が基準平面を設定する（**Fig 13**）.

カンペル平面と仮想咬合平面の平行性を確かめる

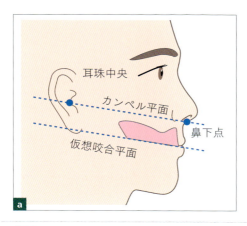
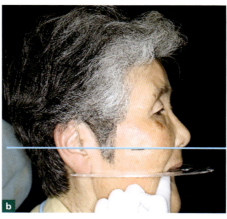

Fig 13a, b カンペル平面側方面観．カンペル平面と咬合床の仮想咬合平面が平行であるかを確かめる.

152

4．正中の設定

　正中を設定する．人間の顔面はシンメトリーではない．特に総義歯患者の顔面は，習慣性咀嚼側と平衡側での違いや偏位により，顔や口唇が左右対称でないことが多い．そのため，妥当な正中を顔や口腔の多くの情報から総合的に探る必要がある（**Fig 14～16**）．

　正中に影響する因子として，先天性因子に加え口腔周囲筋や顎位，ワックスリムの形態などがある．改善された顎位やフレンジテクニック等を総合的に勘案して正中を決定する．仮床試適などの過程でも修正が必要となる場合がある．

正中の設定の解剖学的な参考基準
①眉間の中心
②鼻の頂
③上唇の中央の窪み
④オトガイ中央
⑤上唇小帯

Fig 14　正中を設定するための解剖学的な参考基準．

正中の設定

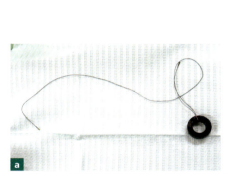
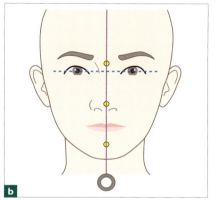
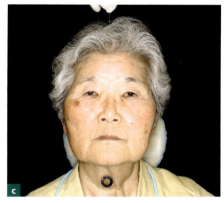

Fig 15a〜c　正中線を引く場合，おもりの付いた紐（**a**）を顔中央に垂らして正中を探る（**b, c**）．

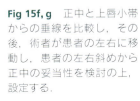

Fig 15d　正中を記録する際は患者の視線に術者が合わせる．医院の環境上，患者正面に立ったつもりでも，真正面に立てないことがある．そのような場合はユニットから椅子に座り直し，真正面から正中を印記する．

Fig 15e　正中の設定．

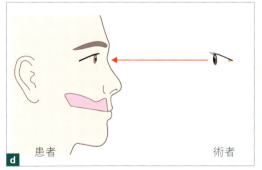
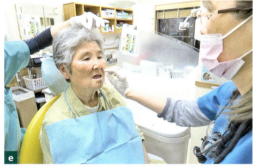

Fig 15f, g　正中と上唇小帯からの垂線を比較し，その後，術者が患者の左右に移動し，患者の左右斜めから正中の妥当性を検討の上，設定する．

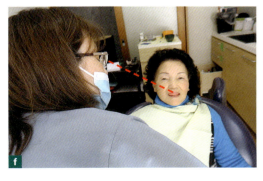
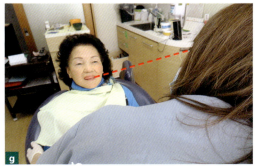

CHAPTER 7

ダミー人工歯で正中の位置を確認

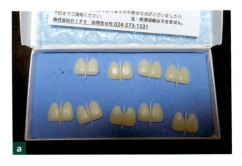
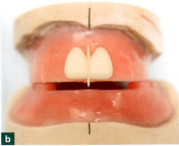

Fig 16a　正中線決定装置・ピタ中（DIPS，サンデンタル）．ダミー人工歯で正中の位置を確かめる．
Fig 16b　正中の指標として正中線決定装置を仮に並べる．

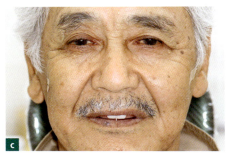
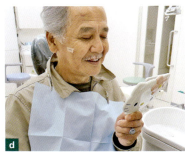

Fig 16c　正中線決定装置試適：患者顔貌．
Fig 16d　患者自身が正中を鏡で確認．

5．ガムラインの決定

ガムラインの決定法を **Fig 17** に示す．

ガムラインの決定

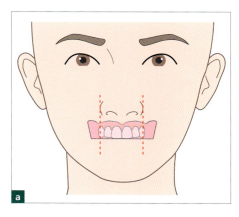
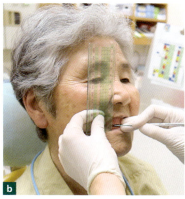

Fig 17a　鼻翼からの垂線に犬歯の尖頭があることが多いため，鼻翼の位置を蝋堤に記入する．加えてスマイルラインを印記し人工歯の指標とする．
Fig 17b　術者が鼻翼位置を記入している様子．

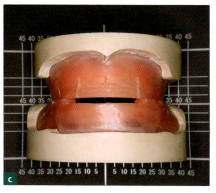
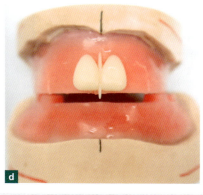

Fig 17c　正中線・鼻翼線とスマイルライン記入後の咬合床．
Fig 17d　正中線決定装置と鼻翼線とスマイルライン記入後の咬合床．

154

咬合高径の設定

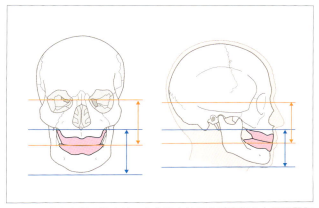

Fig 18 咬合高径の設定は，中心咬合位での垂直的な上下顎間距離を設定する．図はWillis法を示す．

顔面計測による咬合高径の設定法

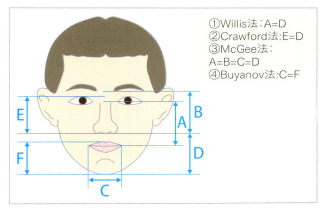

①Willis法：A=D
②Crawford法：E=D
③McGee法：
A=B=C=D
④Buyanov法：C=F

Fig 19 顔面計測による咬合高径の設定法．

6．咬合高径の設定

咬合高径の設定は，中心咬合位での垂直的な上下顎間距離を設定する（**Fig 18**）．これは，体や顔全体のバランスで設定することが重要である．規格咬合床は，日本人の平均的な咬合高径を再現できる咬合床で，有歯顎者の咬合高径の平均値を無歯顎患者で再現することを目的として製作されている．そのため，印象採得の必要条件を満たしていれば多くの症例で規格咬合床を調整することなく一次咬合採得を終了することができる．

ただ，規格咬合床はあくまで日本人の平均値を仮想した咬合床であるため，最終的に身長や顎堤の大きさ・形態を加味し，術者が咬合高径を設定する必要がある．加えて，ランドマークである前歯部基準点付近の歯槽骨が過吸収を起こしている場合も，ランドマークの位置が不正確となり，顎堤吸収分を考慮した咬合高径を設定しなければならない．また，咬合高径を設定した後，ゴシックアーチの描記を解読した結果によっても咬合高径の再設定をする場合がある．

咬合高径を旧義歯の咬合高径よりも挙上する場合，患者の許容に十分に配慮する必要がある．多くの患者は，咬合高径の変化を許容できるが，一部の症例において一度に大きな咬合高径の変化を試みても許容できない時もある．そのため，旧義歯を診査した後に前処置にて咬合再構成を行い，許容を確認することも必要である．

顎関節部に問題がある場合には，規格咬合床を装着しても上下咬合床の咬合面が合わない場合もあるが，試適を行った後5～10分待機していると顎がリハビリテーションを起こし，上下顎咬合面が合うことが多いため，試適後しばらくは待機し，咬合床が口腔に馴染んでから咬合高径の設定を行うことが重要となる．

7．主に使われている咬合高径設定法

咬合高径を設定する場合，いくつかの方法があるが（**Fig 19**），いずれの方法も単独で使うよりいくつかの方法を組み合わせて行うのがよい．

特に，術者が咬合高径設定時に不安を感じた場合などは，設定された咬合高径の妥当性を他の方法で確かめることが大切である．

8．Willis法：解剖学的な平均値を利用した方法

Willis法は，広く一般的に咬合高径を設定する場合に使用される．両瞳孔 - 口裂点間距離と鼻下点 - オトガイ間距離を同一とする（**Fig 20a～e**）．術者により測定値に差がある（**Fig 20f～h**）．加えて，平均値であるため顔面にそぐわない場合は，個人の機能性を優先する．

Willis法

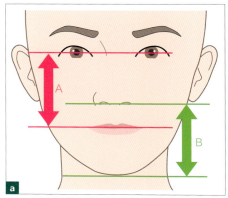
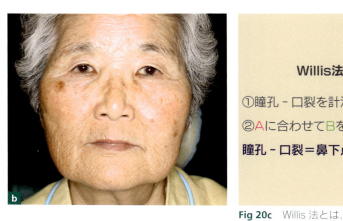

Fig 20a, b Willis法：正面観．

Fig 20c Willis法とは．

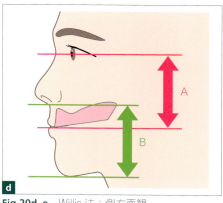
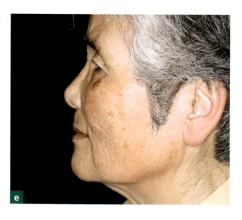

Fig 20d, e Willis法：側方面観．

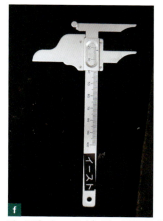
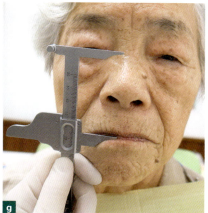
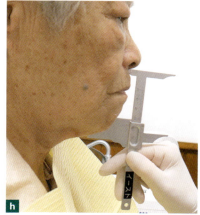

Fig 20f～h バイトゲージ坪根式（YDM）〔**f**〕を用いてのWillis法．Willis法は，両瞳孔 - 口裂点間距離と鼻下点 - オトガイ間距離を同一とし（**g, h**），多くの日本人の場合，筆者が計測すると68～72mm程度である．

9. 咬合高径設定のいろいろな診断法

　咬合高径の設定時に，主診断法（Willis 法）での設定に迷った場合，以下に示すさまざまな診断法を補助的に行い，妥当性を探る．特に唾液が飲めるかどうか嚥下位を確認することや，発音が可能かどうかなどは，重要な補助診断である（**Table 1**）．

咬合高径設定時の診断法

	形態的根拠	機能的根拠
有歯顎時の情報	有歯顎時の頭部エックス線規格写真 有歯顎時の顔貌写真（正面・側面） 有歯顎歯列模型	
無歯顎時の情報	上顎中切歯の口裂からの露出度 使用中の義歯の咬合高径 顔貌の特徴 顔面計測 顎堤の対向関係	下顎安静位[*1] 咬合力 発音時の下顎位[*2] 嚥下位[*3] 下顎位置間隔

Table 1 咬合高径設定時のいろいろな診断法．
[*1] 下顎安静位誘導法……ユニットを倒して 5 分ほど静かに寝かせ，唇が接触しているがリラックスした開口状態である時を基準としている．
[*2] 発音法（パタカラ）……咬合高径が高いと発音できない．
[*3] 嚥下法……咬合高径が高いと嚥下できない．

10. 規格咬合床の咬合高径を挙上したい場合

　製作された規格咬合床よりも咬合高径を高く設定したい場合，下顎の仮床の臼歯部を高くして対応することが多い（**Fig 21**）．

規格咬合床の咬合挙上

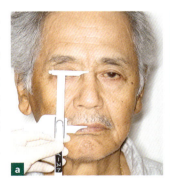
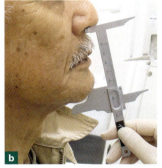
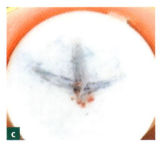

Fig 21a, b 本症例は Willis 法で計測し咬合高径が若干低い状態であった（**a, b**）．旧義歯は咬合高径が低く，かつ，事前ゴシックアーチ描記診断を行ったところ下顎前方偏位，またタッピングが安定していないことが診断できた．そのため規格咬合床より咬合高径を高く設定することとした．
Fig 21c 義歯新製前のゴシックアーチ描記診断．

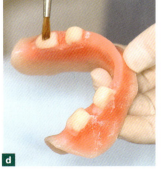
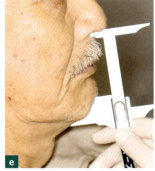

Fig 21d, e 咬合挙上の様子．咬合挙上の注意点は，ラボサイドに挙上量が一目でわかるようにすることと，変形や歪みの危険性が少ない材料・方法を選択することである．今回は，常温重合レジンを臼歯部 4 ヵ所に乗せ（**d**），妥当な高さに挙上した（**e**）．

CHAPTER 7

人工歯選択

1．大きさ

人工歯の大きさを選択するには，顔の幅径と長径の計測値などから決定する．模型の顎堤の大きさから解剖学的な天然歯の位置を推測することもできるが，あくまで参考として加味する程度とする．

顔幅からの人工歯選択

顔幅からの人工歯選択について **Fig 22** に示す．

顔幅からの前歯部人工歯選択

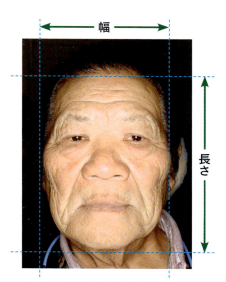

Fig 22a　顔幅からの人工歯選択．

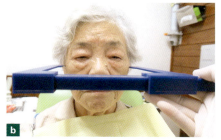
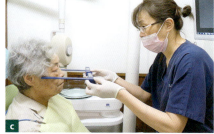

Fig 22b, c　横幅は，頰骨弓の一番張っている部位間の計測値を目安にする．

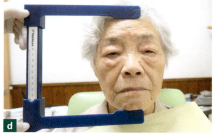
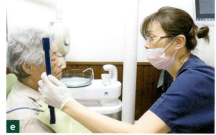

Fig 22d, e　縦幅は，額の生え際から安静位の下顎骨下縁．生え際の基準がわからない場合は眉毛を上げてもらい，一番上に確認できる皺（しわ）から推測し，決定する．

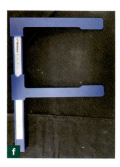
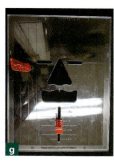

Fig 22f　顔幅計測器（サンニシムラ）．
Fig 22g　Trubyte Tooth Indicator（デンツプライシロナ）．

中切歯の幅径……顔幅のおおよそ1/16を目安にすると審美的にバランスが良い．

中切歯の長径……幅径に対するさまざまな長径の人工歯も一部存在するが，多くの人工歯は幅径に対する長径が決まっているので，歯齦形成時に年齢と笑った時の上唇の位置を考慮して，歯冠長を決定していく．

咬合採得

その他の方法での人工歯選択
その他の方法での人工歯選択について **Fig 23, 24** に示す．

他の前歯部人工歯選択

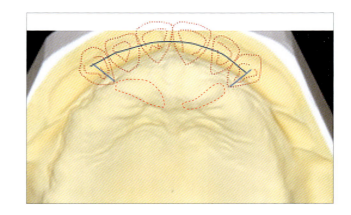

Fig 23 天然歯の犬歯があったであろう位置を想定して人工歯を選択する．第一横口蓋ヒダの先端が，両側上顎犬歯天然歯の舌側縁であることが多いため，ヒダの延長線上，約9mmの位置が上顎犬歯尖頭として，3⊥3の距離を計測して大きさの基準とする．

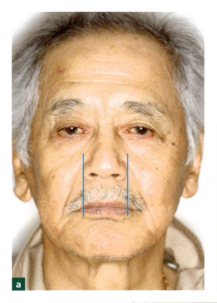
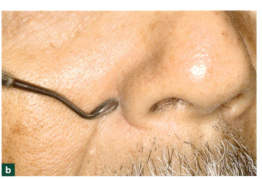

Fig 24a 鼻翼幅より人工歯を選択．
Fig 24b 鼻根部より計測．

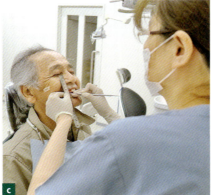
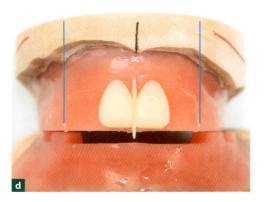

Fig 24c, d 患者の鼻翼から真下の位置に犬歯の尖頭があることが多いため，咬合床に位置を記入し（青線），犬歯の排列位置から大きさ選択の参考にする．

2．人工歯の形態

人工歯の各種形態を選択する．咬合採得により適切なリップサポートが決定され，前歯部の適切な豊隆度合いの違いにより決定することができる．しかし，審美的要素が強い前歯部では，顔面の形を考慮して患者の要望と過去の有歯顎時の写真を参考に選択し，患者主導の審美を優先するべきである．

人工歯はメーカー各社によって形態と表現は異なるが，主に**Fig 25**のような形態がある．

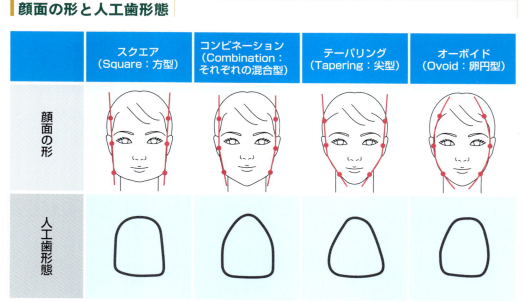

Fig 25 人工歯の形態．モンゴロイドである日本人はグラインディングの咀嚼運動をするので，テーパリングやオーボイドの形態が多く，コーカソイドではチョッパータイプの咀嚼運動をするので，テーパリングが多いといわれている．特にテーパリングは，顔の形が三角様形態でもその人の歯の形態が実際にテーパリングであることは少なく，審美性の観点からも選択することが少ない．

フレンジテクニック

1．フレンジテクニックとは

1964年，LottとLevinにより提唱された[30]．総義歯のリップサポートにより得られる維持・審美性回復・食渣の停滞予防などを目的に，フレンジ(義歯床翼部)＝義歯研磨面の形態を周囲筋の機能的な運動や左右顔貌の調和を見ながら形成する方法である(**Fig 26**)．一般的に，咬合採得時か人工歯排列試適時に行う．

フレンジテクニックで研磨面形成を行うことで，歯の喪失が原因で失った歯周組織を義歯床研磨面で補い，口腔機能を回復する(**Fig 27**)．

咬合採得

フレンジテクニック

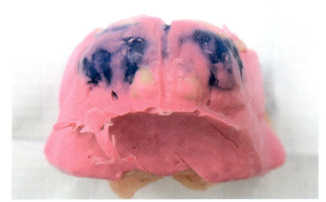
Fig 26a 咬合採得時のフレンジテクニック終了時．

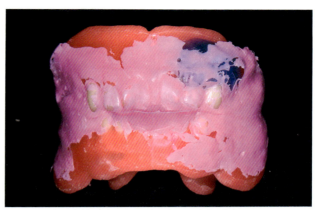
Fig 26b 人工歯排列時フレンジテクニック終了時．

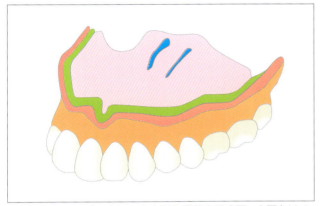
Fig 26c フレンジテクニックを行う総義歯研磨面：上顎（オレンジ色の部分）．

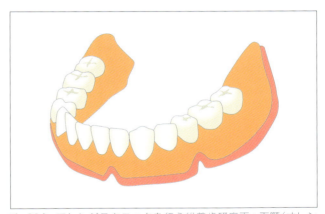
Fig 26d フレンジテクニックを行う総義歯研磨面：下顎（オレンジ色の部分）．

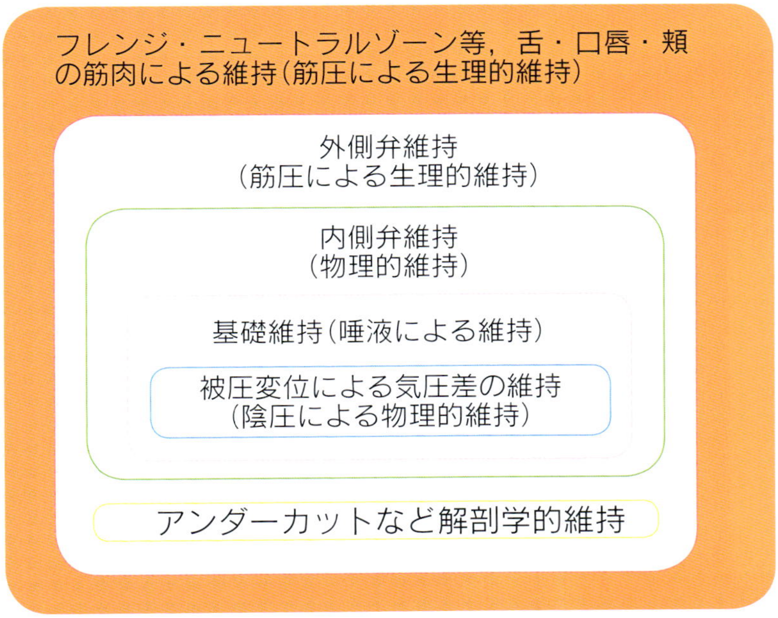

フレンジ・ニュートラルゾーン等，舌・口唇・頬の筋肉による維持（筋圧による生理的維持）

- 外側弁維持（筋圧による生理的維持）
  - 内側弁維持（物理的維持）
  - 基礎維持（唾液による維持）
    - 被圧変位による気圧差の維持（陰圧による物理的維持）
- アンダーカットなど解剖学的維持

Fig 26e フレンジテクニックで得られる維持．

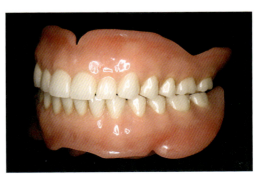
Fig 27 フレンジテクニックを行い製作した総義歯．

2．フレンジテクニックの方法

顎堤の吸収や口腔周囲筋の退縮にて，空隙や顔面の左右非対称が認められる部分(**Fig 28**)にソフトプレートワックス（ジーシー）を用い，審美性回復と外側弁維持を求めてフレンジ部の形態を決定していく．その後，上下顎咬合床の頰唇側全周にシリコーン印象材のフロアブルを流していく(**Fig 29**)．

咬合採得時のフレンジテクニック

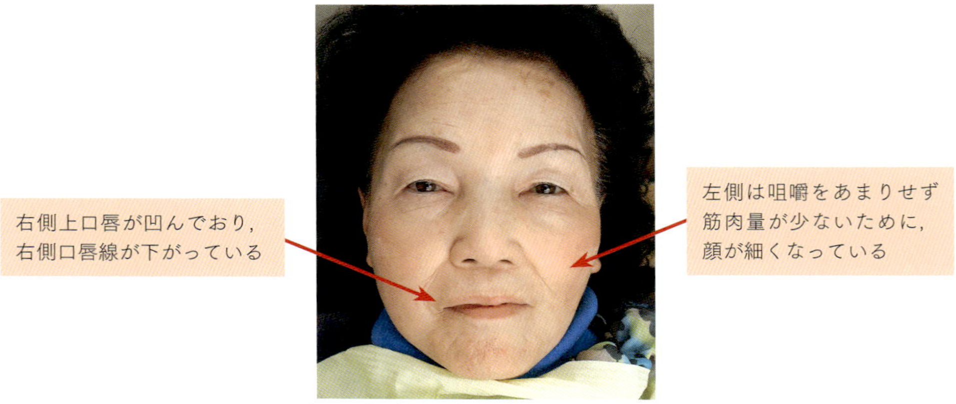

右側上口唇が凹んでおり，右側口唇線が下がっている

左側は咀嚼をあまりせず筋肉量が少ないために，顔が細くなっている

Fig 28 フレンジのための顔貌診断．咬合床を入れた状態で診査・診断する．顎堤の吸収や口腔周囲筋の退縮によって，空隙や顔面の左右非対称が認められる．

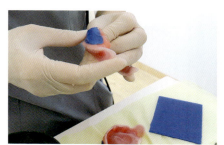

Fig 29a フレンジワックス(ソフトプレートワックス，ジーシー)を豊隆をつけたい部位の蝋堤に貼り付ける．

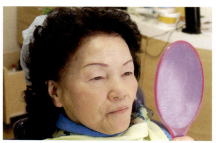

Fig 29b フレンジの豊隆の確認．審美性回復と外側弁維持を求め，口腔内で試適を繰り返し，フレンジ部の形態を決定していく．

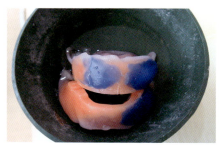

Fig 29c 決定後は冷やし，ワックスを硬化させる．その後，上下顎咬合床の頰唇側全周にシリコーン印象材のフロアブルを流していく．

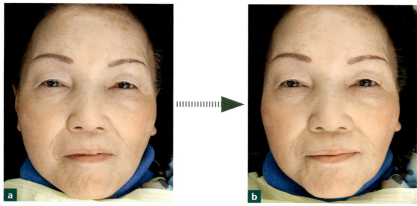

Fig 30a, b フレンジテクニック前(**a**)と後(**b**)の比較．顔貌が自然になることで患者満足度に繋がる．

一次咬合採得での顎位の設定

咬合高径の設定が行われたら，一次咬合採得での顎位の設定を行う(**Fig 31**)．これは，患者の習慣性の閉口路に近い顎位が設定されてしまう危険性があるため，必ずしも妥当な顎位を設定できるとは限らない．しかし，できるだけ偏位の影響を受けないように姿勢などに注意を払い行う．

特に，閉口筋の影響により中心咬合位付近にて偏位を起こすため，力を抜いた状態で上下顎咬合床を静かに接触させる程度で誘導する(**Fig 32**)．

一次咬合採得時の顎位と水平的顎位の設定時のズレ

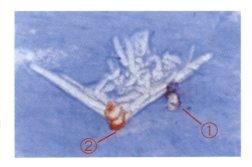

Fig 31 一次咬合採得と中心位の差．①は垂直的顎位を設定したときの顎位．旧義歯の顎位が左側前方偏位であったことが推測される．②はゴシックアーチ描記後のタッピング収束位置．

咬合採得時閉口時に起こる顎偏位

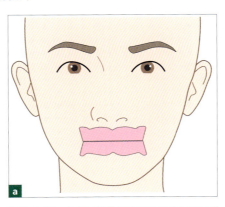

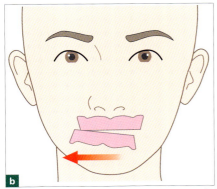 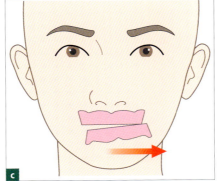 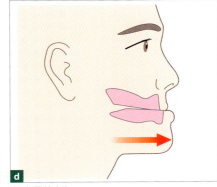

Fig 32a〜d 咬合採得時閉口時に起こる顎偏位．顎偏位なし(**a**)，右側偏位(**b**)，左側偏位(**c**)，前方偏位(**d**)．

CHAPTER 7

一次咬合採得でのライトタッピング下顎誘導法

　患者は旧義歯の咬頭嵌合位に近くなると，口腔周囲筋の影響で偏位を起こす場合が多い．特に下顎誘導法を行う場合，オトガイ部に母指を，オトガイ下部に人差し指を軽く当てるのだが，手指圧が強いと逆に抵抗して力が入り偏位してしまう．それを防ぐ目的で，一次咬合採得での顎位は患者に力を入れないように指示し，ライトタッピングを数回行い（**Fig 33a**），その後，静かに閉口させて設定する（**Fig 33b**）．設定時の頭位や姿勢には十分注意を払う．

ライトタッピング下顎誘導法

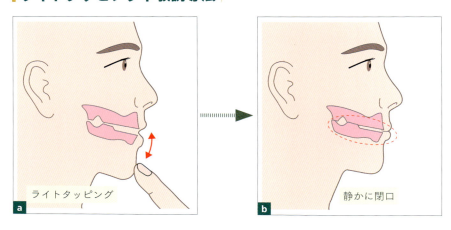

Fig 33a, b　ライトタッピング下顎誘導法．患者に力を入れないように指示し，ライトタッピングを数回行い，静かに閉口させて設定する．

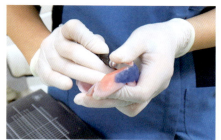
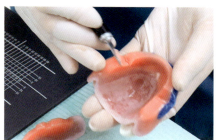

Fig 34a, b　上顎のワックスリムの大臼歯部にスリットを入れる．

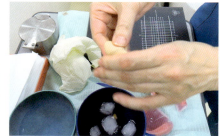

Fig 34c　シリコーンパテを練る．グローブのパウダーは硬化が阻害されることがあるため，素手またはパウダーフリーのグローブを使用する．

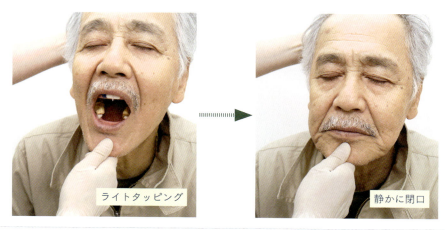

Fig 34d, e　ライトタッピング下顎誘導法．一次咬合採得は，咬合面の窪みにシリコーンパテを乗せ，オトガイ部に指を添えて軽く開閉運動の手助けをして，下顎誘導法にて顎位を設定する．

リップインデックスの印記

　フレンジテクニックの採得された咬合床で垂直的顎間関係の設定を行った後，最後にリップインデックスの印記を行う．リップインデックスは，口腔粘膜の形態を採得することで正中線，咬合平面の指標が採得される(**Fig 35**)．

リップインデックスの印記

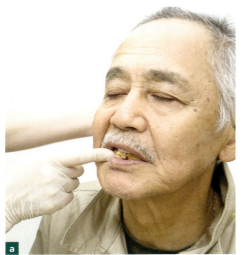
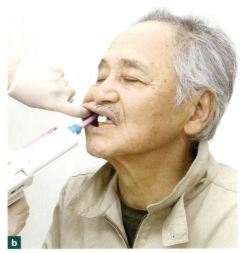

Fig 35a, b　リップインデックス．隙間なくパテで埋め(**a**)，頬粘膜と仮床の間にまんべんなくシリコーン印象材を注入する(**b**)．

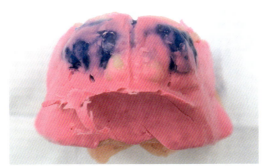

Fig 35c　リップインデックスの印記が終了し，一次咬合採得終了．

CHAPTER 7

顔貌の変遷（無歯顎時〜一次咬合採得終了時）

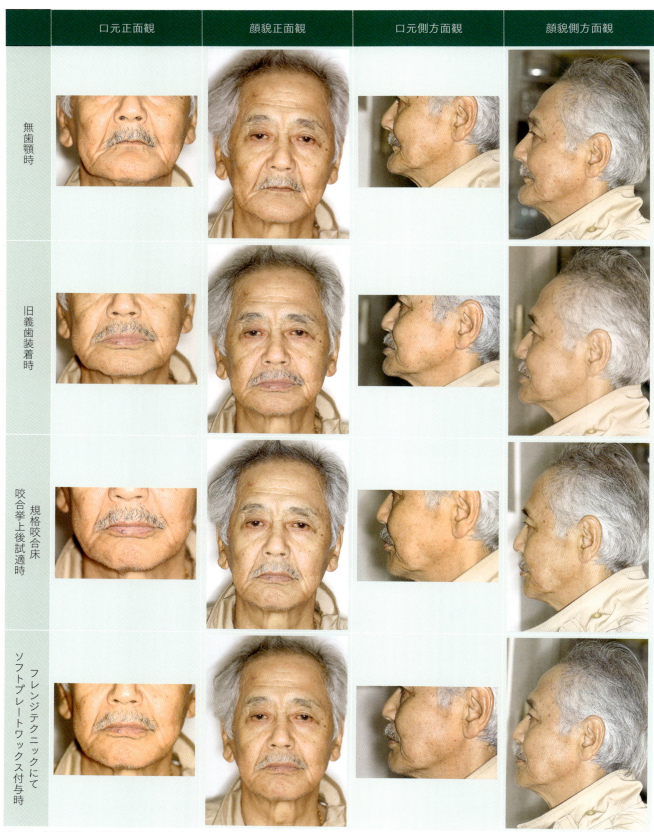

Fig 36　無歯顎時・旧義歯装着時・規格咬合床咬合挙上後試適時・フレンジテクニック後の顔貌の変遷を示す．

平均値咬合器の用途

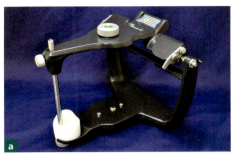 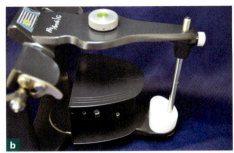

Fig 37a, b　付着した上下顎模型の正確な再現性を期待するため，インサイザルガイドピンのねじの固定が優れており，セントリックポジションへの再現性が良く，正確な咬合平面板が付属している咬合器を選択する．
a：平均値咬合器．
b：咬合平面板が装着された平均値咬合器．

コンディレーターバリオ半調節性咬合器の用途

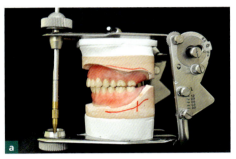 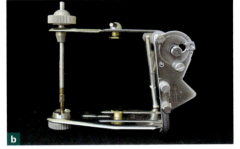

Fig 38a, b　コンディレーターバリオ半調節性咬合器で，人工歯の選択的削合と自動削合を行う．

咬合器

1．咬合器の選択

　咬合器とは，上下顎模型を装着し，顎運動の一部およびすべてを再現させる目的で使用する器械である．歯の有無にかかわらず下顎の動きや関節部の形態には個人差があり，いかなる咬合器も，すべての症例の動きを模倣することはできないため，使用者の期待する目的や機能を明確にする必要がある．

　現在，筆者は高維持力機能総義歯製作にあたり，用途に合わせ2種類の咬合器を使用している．これは，各咬合器の「利点と限界」を理解したうえで使用している．今後も適宜咬合器の選択を行うことがあると思うが，使用目的に合わせた選択が必要と考える．

咬合採得から人工歯排列まで使用する咬合器

　総義歯製作では，人工歯排列を行うまでの工程は，「中心位の正確な再現性」を期待し，インサイザルガイドピンの固定が優れた平均値咬合器（プロアーチⅠ，松風）を選択する（Fig 37）．

顎運動機能を再現させ選択的削合・自動削合を行うため使用する咬合器

　無歯顎患者の多くは，顎関節部の形態変化や顎関節内の軟組織の弛緩を起こしており，機能に問題を抱えている．顎関節部の動きがルーズになり緩みが大きくなる．咬合調整を行うときは，そのような多軸性となった顎関節部機能を再現し，生体の動きに調和した咬合器を選択しなければならない（Fig 38）．そのような咬合器で削合調整を行うと，新義歯装着後の咬合調整が必要ないことが多い．

　そのような咬合器は通常高価なため，多数揃えることは難しい．そのため，人工歯排列までは他の咬合器で並行して製作しておき，リマウントを行い，削合時に使用することで仕事の効率を上げることができる．

2．平均値咬合器

　一次咬合採得した模型をセントリックポジションの再現性に優れている平均値咬合器に付着する．

　平均値咬合器は，両側顎関節顆頭と下顎中切歯近心隅角間の中点（切歯点）とを結んだ線で作られるボンウィ

ボンウィル三角とバルクウィル角

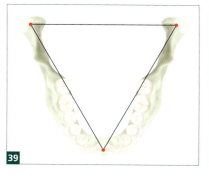
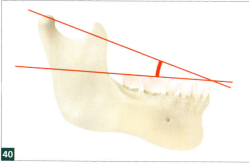

Fig 39 ボンウィル三角．下顎切歯点と左右の顆頭上面中央を結んだ線で構成される．平均値咬合器では，一辺4 inch（10cm）の正三角形で設定されることが多い．

Fig 40 バルクウィル角．ボンウィル三角と咬合平面とのなす角度．Balkwill が1966年に発表したもので，下顎臼歯が前方運動時に咬合平面と一定の角度をもって下降し，その方向はボンウィル三角の側方の一辺と一致すると考えた．その角度を測定した結果，平均26°となるとした．

矢状前方顆路角と矢状側方顆路角

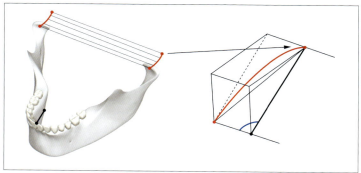

Fig 41 下顎を前方運動させた時の矢状前方顆路角．

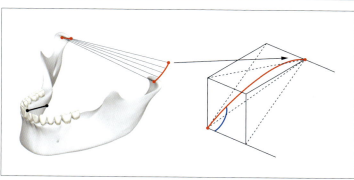

Fig 42 下顎を側方に運動させた時の矢状側方顆路角．

三角（**Fig 39**）と，バルクウィル角（ボンウィル三角と咬合平面とのなす角度．**Fig 40**），下顎運動要素である矢状顆路角，側方顆路角が解剖学的平均値に固定された咬合器である．

顆路

　顆路とは下顎頭が示す運動経路である．顆路は三次元的にさまざまな経路をとるが，その運動路を矢状面・水平面・前頭面に投影すると理解しやすい．

　矢状面に投影された顆路を矢状顆路と呼び，咬合平面とのなす角度を矢状顆路角という．矢状顆路は下顎を前方運動させた時の矢状前方顆路角（**Fig 41**）と下顎を側方に運動させた時の矢状側方顆路角（**Fig 42**）とに分けられる．平均値咬合器の多くは，矢状顆路角は30°，側方顆路角は15°に設定されている．

もっと詳しく⑲ コンディレーターバリオ半調節性咬合器が誕生したきっかけ

コンディレーターバリオ半調節性咬合器とは，チューリッヒ大学の教授Albert Gerber（1907～1990）が設計した半調節性咬合器の名称である．顆頭部が顎関節の形態のスイベル型デザインとなっているのが特徴である（**Fig 43**）．

スイベルとは，2つの接触点をもっており自由に回転できるような接続部のことをいう．支持構造中の円筒形の棒が自由に回転できるように取り付けられている．この仕掛けでは外側の支持構造側と棒の端側または中央に接続させる（ウィキペディアフリー百科事典「スイベル」より）．

堤 嵩詞氏[29]によると，Gerberは，アルコンタイプの咬合器の調整法では頬舌側的な咬頭傾斜が緩くなりすぎて，実際の生体の動きと連動しないと考えた．

1942～1953年当時の咬合器やナソロジーの考え方では，咬合器上で十分調整したにも関わらず口腔内における機能時に下顎臼歯平衡側での早期接触が多く発生していた．そのため当時ベルン大学にいた彼は，この原因と解決法，口腔機能に調和する考え方や手段の研究を行い，コンディレーターバリオ半調節性咬合器の設計に至ったと報告している．

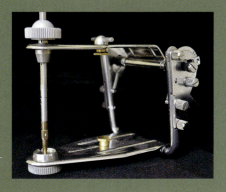

Fig 43 コンディレーターバリオ半調節性咬合器.

3．コンディレーターバリオ半調節性咬合器

人工歯排列後，人工歯の選択的削合と自動削合はコンディレーターバリオ半調節性咬合器で行う．生体の顎運動機能を模倣した咬合器で顎運動機能を再現させて選択的削合・自動削合を行う．

アルコンタイプでトップウォール（天蓋部）が平らな平均値咬合器では，顆頭球の動きが決められており，無歯顎患者の顎関節部における形態の変化とその影響を受けた動きには対応していない．

トップウォールが平坦な半調節性のアルコンタイプの咬合器を使用しても，矢状顆路角やイミディエイトサイドシフトの調整を行うことで咬頭傾斜が緩やかになりすぎてしまい，咀嚼能率に影響を与える．

現在，アルコンタイプでもトップウォールが関節円板下面などの形態を模倣したさまざまな咬合器が開発されており，そのような咬合器を使用すると生体と調和した咬合面形態を製作することができると考えられるため，一概にそれらを否定しているわけではない．

ただ，ここでひと手間かけてコンディレーターバリオ半調節性咬合器を使用する理由は，生体の顎関節機能の模倣に優れた咬合器だからである．

コンディレーターバリオ半調節性咬合器の顆頭部は，生体の顎関節部の多軸性で多動性の動きが再現できる．ただし，咬合器の運動路を決定するのは使用者であるため，製作過程で得た情報を整理した上で顎運動範囲を設定する．

CHAPTER 7

> **コンディレーターバリオ半調節性咬合器の解剖学に基づいた機構（メカニズム）**
> ①矢状前方顆路角の調節機構（Protrusive movement）→p170
> ②フィッシャー角が組み込まれたGysiの三次元的矢状側方顆路角の調整機構（Bennett angle）→p171
> ③イミディエイトサイドシフトの調整機構（Immediate side shift：顎の並進運動）→p173
> ④下顎の後方運動再現機構（Retrusive movement）→p174

Fig 44　コンディレーターバリオ半調節性咬合器の解剖学に基づいた機構（メカニズム）．

矢状前方顆路角の調節機構

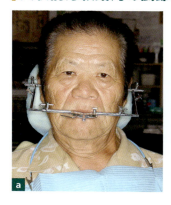
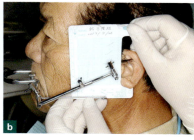

Fig 45a　ダイナミックフェイスボウ設置．
Fig 45b　レジストレーションにて下顎前方運動による矢状運動路を記録．

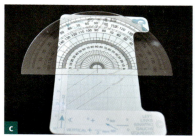
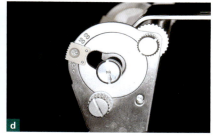

Fig 45c　レジストレーションカードの分析，矢状顆路角の決定．
Fig 45d　矢状顆路角の設定．

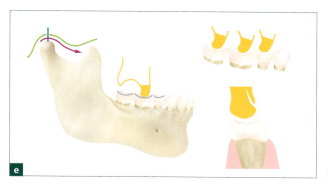

Fig 45e　矢状顆路傾斜と咬合面の関係．

4．コンディレーターバリオ半調節性咬合器の機構（Fig 43）

矢状前方顆路角の調節機構（Protrusive movement）

　コンディレーターバリオ半調節性咬合器は，ダイナミックフェイスボウ（使用法は297〜301ページ）を使用し，患者固有の矢状顆路角を設定することで，スムーズな前方運動を再現することができる（**Fig 45**）．

　下顎窩の吸収や下顎頭の変形，関節円板や結合組織の退縮などで顎関節機能に遊びができた顎関節部の前方運動は，可動範囲や角度に個人差が大きい．そのため，ダイナミックフェイスボウで前方運動路角を調べ，咬合器の矢状顆路角として反映させる．

咬合採得

フィッシャー角が組み込まれたGysiの三次元的矢状側方顆路角の調整機構

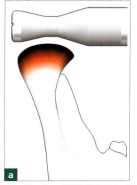 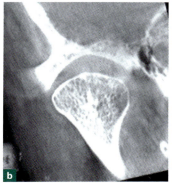 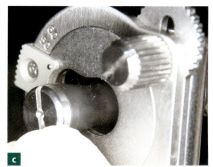 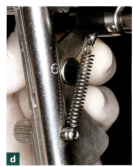

Fig 46a, b 顎関節とコンディレーターバリオ半調節性咬合器の顆頭部の形態．

Fig 46c, d コンディレーターバリオ半調節性咬合器の顆頭部．2つの違う角度の円錐を繋ぎ合わせた顆頭の内側にバネが付いており，顆頭を動かした位置からセントリックポジションに戻してくれる．

ベネット角とは

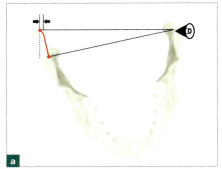 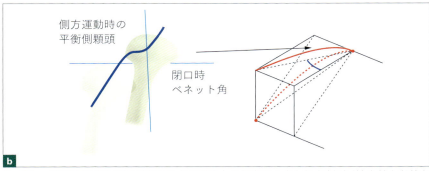

Fig 47a Gysiのベネット運動路角．

Fig 47b 側方運動時の平衡側顆頭の水平顆路上の任意の1点と起点（中心位）を結んだ線と矢状面がなす角度をベネット角と呼んでいる．Gysiは平均13.9°と示している[34]が，保母らの算術平均は15.1°と報告している[27]．これは計測法の違いと考えられる．この角度は，イミディエイトサイドシフト（単位mm）とプログレッシブサイドシフト（角度）を合わせて示しているものである．

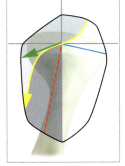 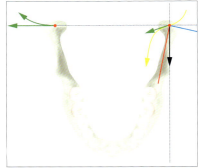

Fig 47c, d 三次元に動くベネット運動路（黄色）．

フィッシャー角が組み込まれたGysiの三次元的矢状側方顆路角の調整機構（ベネット角：Bennett angle）

　コンディレーターバリオ半調節性咬合器の顆頭部は，Concave（凹型）を呈しており，Bi-conical（2つの角度の違う円錐形）が一体化した形態となっている．これにより，側方運動時に顆頭部の生体の運動メカニズムが再現できるように，平均的な鼓形の形態が再現されている（**Fig 46**）．

　コンディレーターバリオ半調節性咬合器では，生体を模倣したその独特な顆頭部と天蓋の形態により，三次元的なベネットの運動路を再現できる機構となっている（**Fig 47**）．

171

フィッシャー角とは

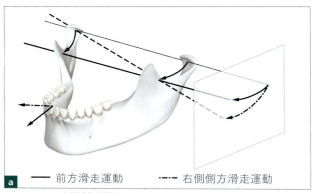
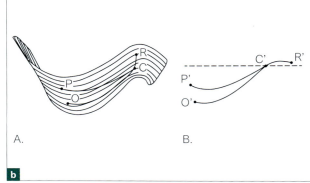

Fig 48a, b 矢状前方顆路角と矢状側方運動時の平衡側顆路を矢状面投影した差をフィッシャー角と呼び，その角度は約5°といわれている．

生体を模したコンディレーターバリオ半調節性咬合器のデザイン

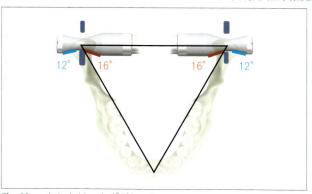

Fig 49a セントリックポジション．

Fig 49a〜c 総義歯臨床では，重度顎堤吸収無歯顎で解剖学的に維持が期待できない場合，前歯部でのガイドによって臼歯部の離開量の調節を行うことは困難である．コンディレーターバリオ半調節性咬合器の場合，後方の歯に影響の大きい顆路ヒンジ部分にサイドシフトの固有の角度を付与している．

この咬合器の使用により，臼歯部の咬頭傾斜角の過剰な削合を避けることが可能となり，前歯部の過干渉を防止し，加えて総義歯の安定が実現できると考える（外側12°，内側16°：筆者の実測値）．

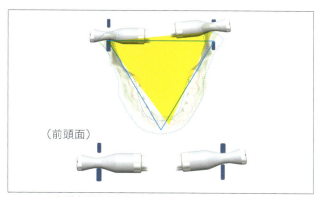

Fig 49b 左側方運動（冠状面）．

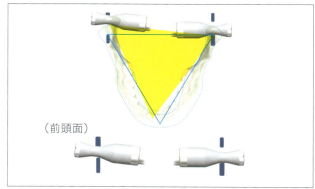

Fig 49c 右側方運動（冠状面）．

また，その顆頭部の形態により，フィッシャー角が自然に組み込まれている．フィッシャー角とは，矢状前方運動時と矢状側方運動時の平衡側顆路を矢状面投影した差を呼び，その角度は約5°といわれている（**Fig 48**）．

保母，高山ら[27]によると，従来用いられた機械式パントグラムによる測定では，顆頭の外側に描記板でトレーシングを行ったため，前方運動顆路より側方運動顆路が長く傾斜も大きめになり5°という平均値の計測値が出たが，複数の電子的測定データを比較解析した結果，フィッシャー角の平均値はほぼ0°になるという報告をしている．

しかし，個体ごとの計測結果はプラスかマイナスの値

172

イミディエイトサイドシフトの調整機構

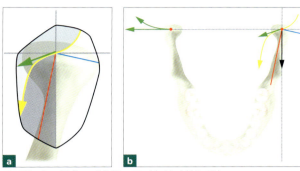

Fig 50a, b　緑色：イミディエイトサイドシフト．

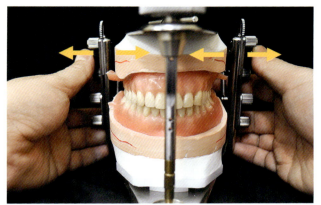

Fig 51　咬合器で行うイミディエイトサイドシフトの調整の様子．

を示すが，フィッシャー角は顆路の往路と復路の差よりも小さく，咬頭傾斜への影響は切歯路角に比べて遥かに小さく，切歯路角ですべて補うことができるため考える必要がないとされていた．

しかし，Max Bosshart[30]によればコンディレーターバリオ半調節性咬合器の場合，解剖学的に近似した顎関節部の天蓋部がConcave（凹型）の屋根型の形と顆頭のBi-conical（2つの角度の違う円錐形）の形態の中での，矢状前方顆路角と矢状側方顆路角の差にフィッシャー角を生じていると述べている．

この顎関節の形態を模したデザインのコンディレーターバリオ半調節性咬合器を使用し，選択的削合と自動削合を行うことで，フィッシャー角を取り込んだ生体の顎関節機能に調和した咬合面形態を作ることができる（**Fig 49**）．

イミディエイトサイドシフトの調整機構

イミディエイトサイドシフト（**Fig 50**）の量には個人差があり，咬合面の中心位付近でセントリックスライドとなり現れる．そのセントリックスライドをいかに調節できるかが，総義歯の咀嚼運動時での安定に大きく関係してくる．そのため，コンディレーターバリオ半調節性咬合器では最大約4 mmのイミディエイトサイドシフト調整機構を備えている（**Fig 51**）．

Lundeenら[31]はイミディエイトサイドシフトの平均値を0〜3 mm（平均1 mm），保母ら[34]は0.42mmと報告し，さまざまである．これは，言葉の解釈の範囲も大きく関係していると思われる．Gerber教授の歯科技工士を務められたMax Bosshart氏は，イミディエイトサイドシフトについて，日本語で直訳すると顎の並進運動（Translational movement）と同じであると報告している（0〜4 mm）[33]．調査方法などがそれぞれ違うため上記のような数字の差として出ていると推測する．

一開業医である筆者が，その定義について意見を差し挟む立場にないため，今後の議論やご批判を参考にしたいと考えている．また，言葉の定義より重要だと考えているのは，無歯顎患者の多くは顎関節部に緩みを抱えており，その緩み分を中心位と中心位付近を調整することで総義歯の安定を図ることが重要であると理解している．

下顎の後方運動再現機構

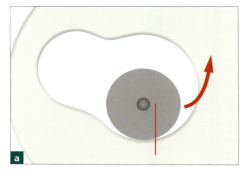
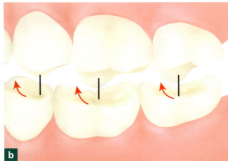

Fig 52a, b 無歯顎患者に多くみられる多軸性関節では，生理的な最上方位よりさらに後方運動する．そのため，顎関節後部の組織を圧迫しないように天然頭蓋骨の下顎窩形状に沿って下方に向かう運動路の必要があると考えられた．

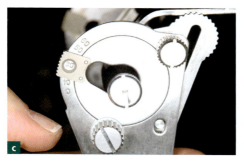
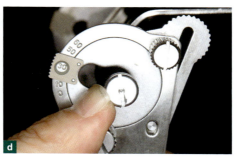

Fig 52c, d コンディレーターバリオ半調節性咬合器における下顎の後方運動再現機構．

下顎の後方運動再現機構（Retrusive movement）

　無歯顎患者の顎関節部は，形態変化により多軸性関節（固定化された軸をもたない習慣的に変化する軸）となることが多い．そのような下顎頭は生理的な最上方位よりさらに後方運動するため，顎関節後部の組織を圧迫しないために天然頭蓋骨の下顎窩形状に沿って下方に向かう運動路の必要があると考えられた．また8割の人の中心位は下顎頭の最上方部より0.2〜0.4mm前方にあるため，まず0.2〜0.4mm斜め上方に移動した後，最大1.5mm程度斜め下方に後方運動ができる機構を備えている（**Fig 52**）．

一次咬合採得模型の咬合器への付着

　上顎模型は咬合採得で設定された平面を目見当で付着するのではなく，咬合器に付属されている咬合平面板上の正確な位置に合わせ付着することにより，咬合器上の模型に患者の情報を反映することができる（**Fig 53**）．
　平均値咬合器付着手順を **Fig 54〜58**に示す．

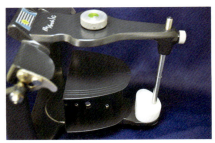

Fig 53　平均値咬合器．

平均値咬合器付着手順

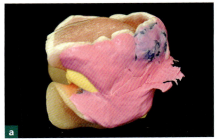
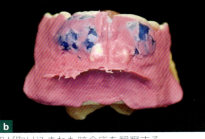
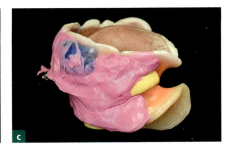

Fig 54a〜c　一次咬合採得され，さまざまな情報が取り込まれた咬合床を観察する．

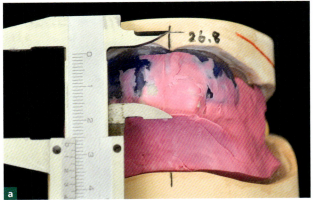
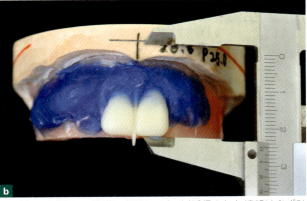

Fig 55a, b　一次咬合採得で得られた口裂の位置や正中，切縁などの位置をノギスで計測し，模型に印記しておく（採得された情報は必ず計測し，模型などに記録しておく）．

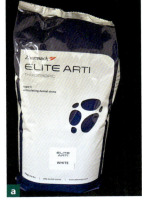
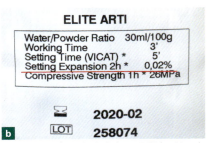

Fig 56a, b　咬合器付着用の石膏は，硬化膨張が0.02%と少ない石膏（エリートアーチ，Zhermack，フィード）を使用する．

CHAPTER 7

上顎模型の付着

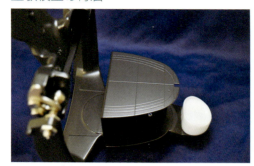

Fig 57a　咬合平面板をセットする．

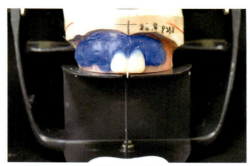

Fig 57b　蝋堤に記録された正中線と咬合平面板の正中線とを一致させ，上顎模型の付着を行う．

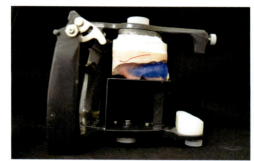

Fig 57c　上顎付着側方面観．

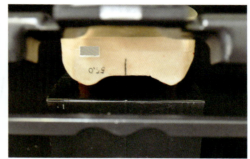

Fig 57d　後方は，模型の観察により設定したランドマークを仮想正中線とし，咬合平面板の正中線と一致させる．

Fig 57a〜d　咬合採得で設定されたカンペル平面と咬合器の咬合平面（水平面），また，正中線と咬合器の中心線に合わせて正確に付着する．

下顎模型の付着

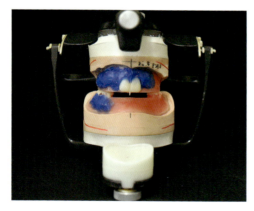

Fig 58a　下顎付着：正面観．

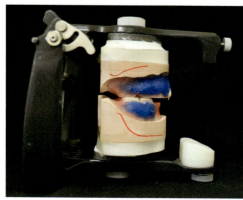

Fig 58b　下顎付着：右側方面観．

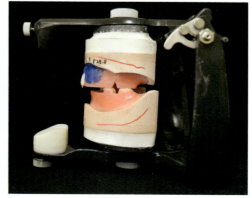

Fig 58c　下顎付着：左側方面観．

Fig 58a〜c　上顎に合わせて下顎模型を採得された咬合高径と顎位で正確に付着する．

176

フレンジ形成の記録

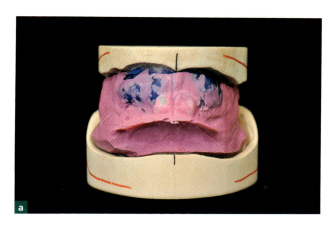

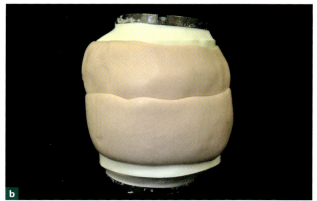
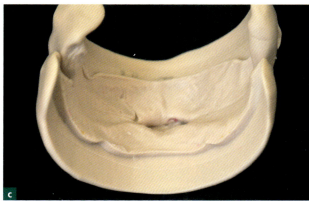

Fig 59a〜c 後で参考にするため，患者の顔貌を基にブルーワックスとシリコーンで採得された唇側フレンジと口腔周囲筋の情報をパテで型を取り保存する．
a: 一次咬合採得後の蝋堤．リップインデックスやフレンジなどの情報が得られた蝋堤．
b: シリコーンパテ印象材にて唇側フレンジの記録を採得する．
c: 記録したシリコーンパテの内面．

一次咬合採得で得た仮想咬合平面

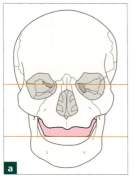
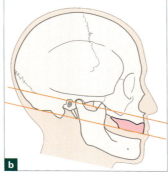
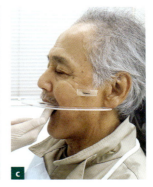

Fig 60a〜c 一次咬合採得による仮想咬合平面の設定．鼻下点と耳珠中央に合わせた咬合平面とおよそ平行な面である．

咬合平面の基準

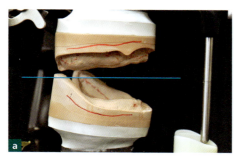
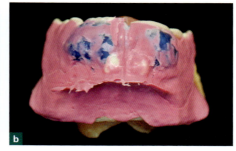
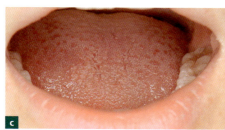

咬合平面の基準
カンペル平面
舌背の高さ
レトロモラーパッド（1/2〜2/3）
上下顎顎堤中央
頬粘膜

Fig 61a〜d 咬合平面の基準．
a：生体の場合，臼歯部咬合平面の高さは，舌と頬粘膜で食塊を咬合面に乗せやすい位置にある．それはレトロモラーパッドの1/2〜2/3といわれている（青線）．
b：一次咬合採得後の蝋堤．
c：生体では一般的に舌背の高さが咬合平面と一致することが多い．
d：咬合平面の基準を示す．

咬合平面の咬合器上での修正

　一次咬合採得で得たカンペル平面は，患者の鼻下点と耳珠中央に合わせた咬合平面とおよそ平行な面で，あくまでも皮膚上の2点間をランドマークとした仮想咬合平面である（**Fig 60**）．生体の場合，臼歯部咬合平面の高さはレトロモラーパッドの1/2〜2/3といわれている（**Fig 61**）．

　一次咬合採得時の咬合平面が上記の条件に当てはまらない場合や，顎堤の傾斜角度が急峻で安定のために咬合平面の角度を調節する必要があると分析した場合やチェアサイドにて咬合高径の変更を行った場合などは，必要に応じ咬合平面の修正作業を咬合器上で行う必要がある．

　咬合平面の修正は，中切歯の垂直的な位置関係と前頭面から見た水平的なラインと顎位は変えずに，前歯部から最後臼歯部の平面の角度のみを変更する．そして，平均値咬合器の上底と下底の真ん中に咬合平面に設定するために，咬合器付着と同じ手順で再度上下顎の模型を咬合器に付け直す．

　咬合平面修正により適正な高さと角度に設定された咬合平面を咬合器に再付着することにより，咬合平面の情報を最後まで見失うことなく，作業工程を進行させることができる．適正にカンペル平面と咬合高径が採得されていれば，ほとんどの場合は切り替え角度は数度で済み，平均的な顆路と切歯路の角度に影響はほとんどない．

　咬合平面の角度修正の手順を **Fig 62〜71** に示す．

咬合採得

咬合平面の角度修正の手順

①パラフィンワックスの試適

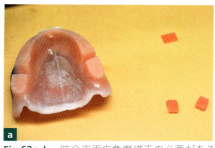
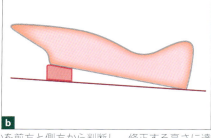

Fig 62a, b 咬合平面の角度修正の必要があるかを前方と側方から判断し，修正する高さに達する枚数のパラフィンワックスを重ね，最後臼歯に貼る．

Fig 62c パラフィンワックスにて目安を決める．

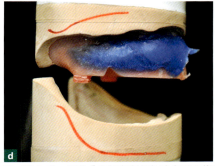
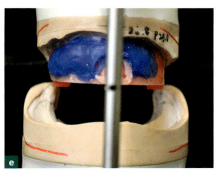
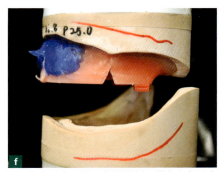

Fig 62d〜f さまざまな方向から咬合平面修正の妥当性を確かめる．前方からはレトロモラーパッドと咬合平面の位置関係，側方からは上下の顎堤の傾斜と関係を判断して，咬合平面の角度と高さを設定する．

②前歯部切縁の位置の記録

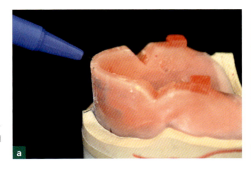
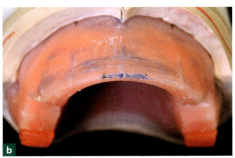

Fig 63a, b 前歯部の高さは変更しないため，中切歯の切縁相当部に印を記入しておく．

③咬合平面の角度修正の試適

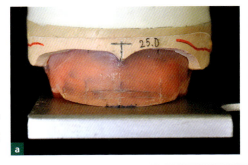
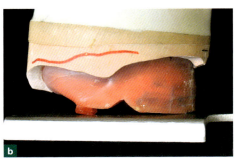

Fig 64a, b オクルーザルハンドプレートを当ててみて角度修正の試適を行う．

179

④パラフィンワックスの軟化

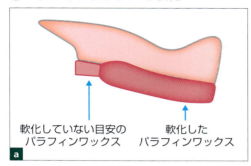
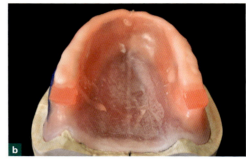

Fig 65a, b 最後臼歯部に貼ったパラフィンワックスの高さに合わせて足りない部分に軟化したパラフィンワックスを盛り足す．

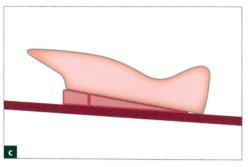
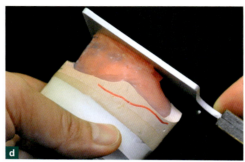

Fig 65c, d 模型の側面に記録してある前歯部の高さを前方に記入し，前後の高さを合わせるように軟化して平らにする．

⑤角度修正後

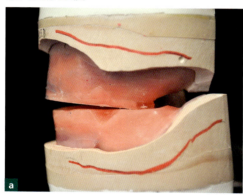
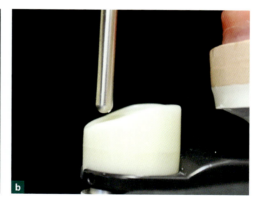

Fig 66a, b 上顎の平面を修正したため（**a**），咬合器に戻すと臼歯部の咬合が高くなってインサイザルガイドピンが上がっている（**b**）．

⑥上顎の挙上分を下顎で調整

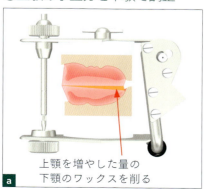
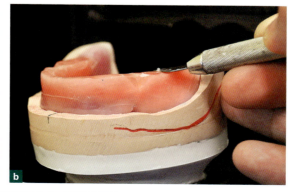

Fig 67a, b 上顎を挙上した分，下顎咬合面のパラフィンワックスを削除する．インサイザルガイドピンがテーブルに戻るまで削除し，咬合高径を変えないように調整する．

咬合採得

⑦咬合平面の角度の修正後，再リマウント前

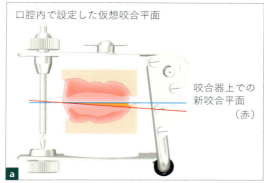
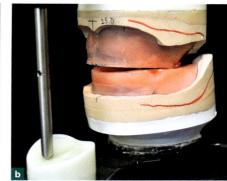

Fig 68a, b 削除が終了し，インサイザルガイドピンがテーブルに接触するのを確かめる．

⑧顎位の記録

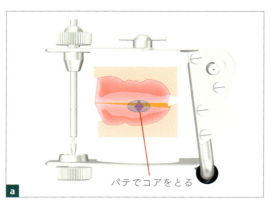
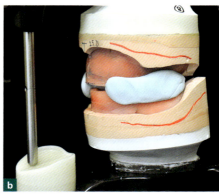

Fig 69a, b 再度上顎を同じ手順で付着しなおし，それに合わせ咬合器上で咬合採得されたシリコーンバイトを使って下顎を付着する．咬合器上でパテ状のシリコーンにて咬合採得をして顎位を記録する．

⑨上顎リマウント

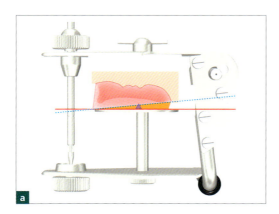

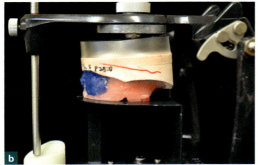
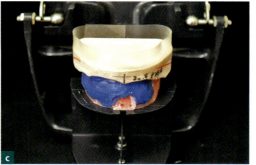

Fig 70a〜c 咬合器の咬合平面に上顎模型を乗せて，再び正中線と咬合器の中心線を合わせて正確に付着する．

CHAPTER 7

⑩下顎リマウント

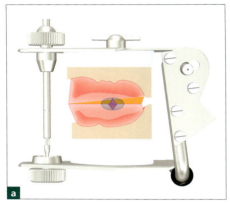
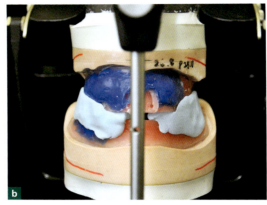

Fig 71a, b 上顎に合わせ修正した下顎模型を正確に付着する.

もっと詳しく⑳ リマウントを行い咬合平面板に修正した咬合平面を再設定する理由

その後の工程において，咬合関係の見直しやそれにともない再排列を必要とした場合，もしくは試適時の咬合力などによる人工歯の位置移動や脱離に対して修正を行う必要がある場合は，リマウントを行うことで，修正された咬合平面を見失うことなく作業を進めることが可能となる（**Fig 72**）．

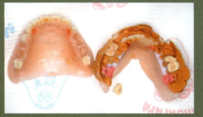

Fig 72 仮床試適時の咬合時における人工歯の脱離.

水平的顎位の設定

1．総義歯治療における顎位の設定

水平的顎位の設定とは，上顎に対する下顎の水平的な位置の設定のことをいう．

術者は，咬合位や歯列を常に診ることができるが，顎関節の動きを目視下で診断することはできない（**Fig 73**）．咬頭嵌合位は正常のように見えても，顎関節機能が正常ではない場合がある（**Fig 74**）．このように，有歯顎者でも顎関節機能と顎位が調和していない場合がある．

総義歯治療において顎位の設定とは，必ずしも有歯顎時の患者の顎位を再現できない，かつ中にはその必要もない症例もあると考えている．それは，多くの無歯顎患者の有歯顎時の咬頭嵌合位が顎関節機能と調和していなかったと推測されることに加え，万が一以前の咬合位を再現できても現在の形態変化をした顎関節部の機能と調和するとは限らないと考えるためである．

人工的に設定された顎位が，現在の顎関節機能に調和することが大切である．つまり，「Physiologic and reliable centric relation」（生理的で信頼できる中心位）の設定は，口腔周囲筋の筋緊張のない習慣性に安定した顎位とする．

顎関節と正常咬合

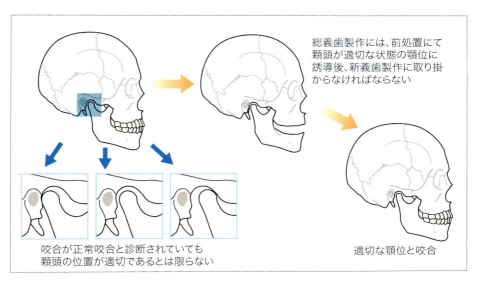

Fig 73 一見正常咬合と思われる患者でも，顎関節機能と調和しておらず顎関節症を罹患している場合がある．Fig 74の患者は，矯正治療時の顎位と顎関節機能の不調和により，顎関節に形態変化を起こしていることがわかる．このような患者の総義歯製作を行う場合は，顎関節機能を優先した顎位を設定する必要がある（リハビリテーション）．

総義歯製作には，前処置にて顆頭が適切な状態の顎位に誘導後，新義歯製作に取り掛からなければならない

咬合が正常咬合と診断されていても顆頭の位置が適切であるとは限らない

適切な顎位と咬合

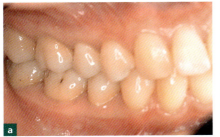
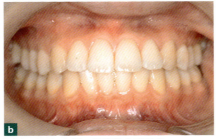
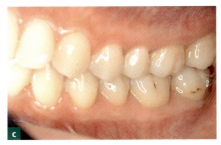

Fig 74a〜c　27歳女性患者の口腔内写真．う蝕のない Angle I 級．正常咬合である．

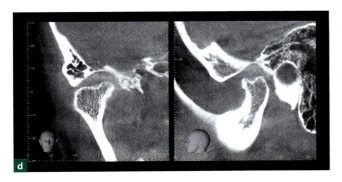
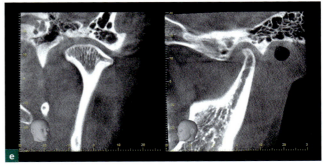
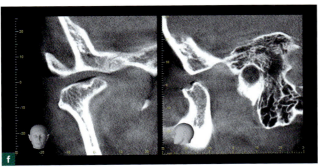
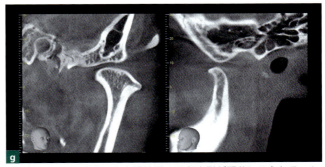

Fig 74d〜g　同患者の顎関節 CBCT．両顎関節クリック，右側顎関節クローズドロックの既往．左右関節頭の吸収変形が顕著にみられる．d：右側顆頭閉口，e：左側顆頭閉口，f：右側顆頭開口，g：左側顆頭開口．

ゴシックアーチの上顎型と下顎型

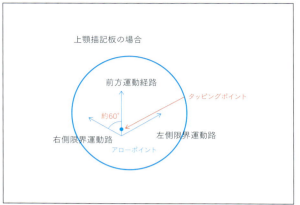

Fig 75a 上顎描記板でのゴシックアーチ描記.

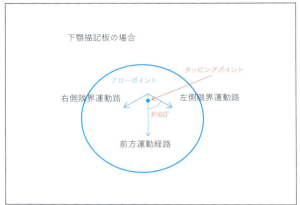

Fig 75b 下顎描記板でのゴシックアーチ描記.

2．水平的顎位の設定法

水平的顎位の設定法には，
- タッピング法
- ゴシックアーチ描記法
- 下顎誘導法

などが挙げられる．

タッピング法と誘導法は，垂直的顎位の設定時に行える方法である．タッピング法は，自然な状態での反復開閉運動である．上下の咬合接触が不均一であると正確な採得は難しい．下顎誘導法は，オトガイ部に軽く指を添えて開閉運動の手助けをして顎位を設定するが，筋緊張が強い場合，下顎偏位を助長する可能性があることと，下顎後退位付近の採得となるため，中心位と一致しない場合がある．

一次咬合採得でタッピングしながら下顎誘導法で設定した顎位を基にゴシック装置を製作し，ゴシックアーチ描記法を用い水平的顎位の設定を行う．

ただし，多軸性で多動性となった顎運動より求める「Physiologic and reliable centric relation」（生理的で信頼できる中心位）を1点で決定することは，容易ではない場合があること，かつ二次元で表現されたゴシックアーチ描記は多くの情報を与えてくれるが，十分な情報でない場合もあることを認識する必要がある．

ゴシックアーチ描記法の適応症は，
- 総義歯症例
- 総義歯に準拠する咬合再構成を必要とする症例
- 顎関節症症例

である．

3．ゴシックアーチ描記法

ゴシックアーチの描記は，上顎型・下顎型と分かれる（**Fig 75**）．

側方運動時の展開角は平均が60°であるが，それより大きくなる場合は，顎関節部に緩みが生じ，側方運動が起きている疑いがある．また，収束した妥当であろう位置のタッピングポイントが顎位と設定されるわけであるが，最後退位のアローポイントとタッピングポイントが一致する場合もあれば，わずかに前方でタッピングが収束する場合もあり，さまざまである．

しかし，これはすべて今装着されている補綴物や咀嚼運動の影響を受けるため，治療前，咬合再構成後やリハビリ後に，ゴシックアーチの描記を再度行い比較して診断を下すことがよいと考える（**Fig 78**）．

ゴシックアーチ描記法とは

ゴシックアーチとは，運動路がゴシック風建築の屋根(**Fig 76**)に似ていることにより Alfred Gysi (1865～1957)が命名した．設定された垂直的顎間関係において，下顎の側方限界運動である(**Fig 77**)．運動路を描記し，下顎の水平的位置関係を他覚的に診査する方法として使われる．

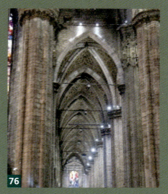
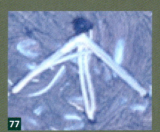

Fig 76 代表的なゴシック建築であるミラノのドーモ．ゴシック建築の特徴は，①山型の arch，②尖頭 arch，③X型が交差，④四分のリブヴォールトである．
Fig 77 ゴシックアーチ描記法．

4．ゴシックアーチ描記法ができない場合

ゴシックアーチの描記ができない主な原因としては，
①技工物の問題
②垂直的咬合高径の問題
③関節・筋肉の問題(観念運動失行を含む)
が考えられる．

①技工物の問題

ゴシックアーチ描記に至るまでの作業工程における技工物の成型精度が影響し，同時にゴシックアーチの描記板・描記針の妥当な付着位置が重要となる．レジンリムのかたつきなどに十分に注意しなければならない．加えて，下顎の限界運動時，上下顎仮床の干渉がある場合も正しいゴシックアーチの描記ができないので注意する．

②垂直的咬合高径の問題

垂直的咬合高径が低すぎる場合や高すぎる場合も，ゴシックアーチの描記がうまくいかない．垂直的顎位の再設定を行う必要がある．

③関節・筋肉の問題

関節・筋肉の問題は，術者の指示が患者に反映されていない場合と，関節と筋肉に問題がある場合とに分かれる．

術者の指示に対して認知症や加齢により患者の理解が不十分な場合(了解障害)は，ゴシックアーチ描記自体が困難である．

また，術者の指示は理解できるが指示通りに動かせない時は(観念運動失行)，練習を行うことでスムーズに描記できることがある．日常の咀嚼運動がパターンジェネレーションで行われ，意識下で動かしているわけではない．しかし，ゴシックアーチ描記は強く意識した下顎限界運動なので思うように動かすのは難しいためである．患者の状態を判断し，練習を重ねる必要がある．練習を重ねても描記がスムーズでない場合やそれら(了解障害，観念運動失行)を除いても描記がスムーズにできない場合に初めて関節や筋肉に問題があると診断できる．

このように，術者の誘導方法，患者の適応や了解，失行などが大きく影響するゴシックアーチ描記法は，不確実論や不要論もあるが，適応症を見極めると水平的顎位を設定するための非常に有効な診断方法となりうる．

CHAPTER 7

5．ゴシックアーチ描記の意義

咬合高径のみ改善させた新製義歯を装着した場合，装着後しばらくして顎位が改善され，患者が咀嚼できなくなることがある．それを防ぐ意味でも，ゴシックアーチ描記法は水平的顎位の設定において信頼性が高い方法となる（**Fig 78～80**）．

ゴシックアーチ描記の意義

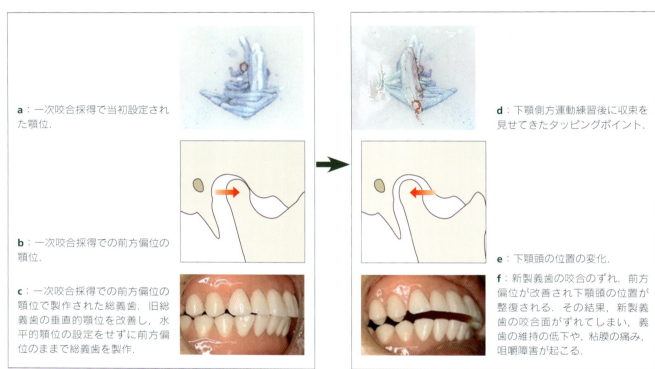

a：一次咬合採得で当初設定された顎位．

b：一次咬合採得での前方偏位の顎位．

c：一次咬合採得での前方偏位の顎位で製作された総義歯．旧総義歯の垂直的顎位を改善し，水平的顎位の設定をせずに前方偏位のままで総義歯を製作．

d：下顎側方運動練習後に収束を見せてきたタッピングポイント．

e：下顎頭の位置の変化．

f：新製義歯の咬合のずれ．前方偏位が改善され下顎頭の位置が整復される．その結果，新製義歯の咬合面がずれてしまい，義歯の維持の低下や，粘膜の痛み，咀嚼障害が起こる．

Fig 78a～f 一次咬合採得のみで顎位を設定した場合，咬頭嵌合位と顎機能の不調和を起こすことがある．有歯顎時であれば顎関節症となる場合も多いが，総義歯の場合は咀嚼運動時の粘膜への不均一な咀嚼力の負担による総義歯維持の減弱化と粘膜の痛みより，総義歯の維持は弱くなり咀嚼能率は落ちることになる．

一次咬合採得の顎位に偏位が観察された症例

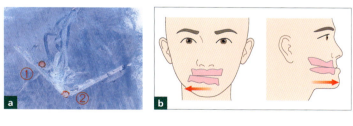

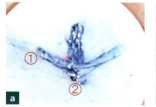

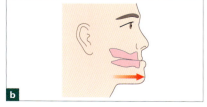

Fig 79a, b 上顎描記板でゴシックアーチ描記を行った．①は口腔周囲筋が誘導した一次咬合採得時の顎位．旧義歯の顎位が左側前方偏位であったことがわかる．②はゴシックアーチ描記後のタッピング収束位置．

Fig 80a, b ①は垂直的顎位を設定したときの顎位．旧義歯の顎位が左側前方偏位であったことが推測される．②はゴシックアーチ描記後のタッピング収束位置．

ゴシックアーチ装置の装着

ゴシック装置を付着する場合，咬合器やゴシックアーチ装置により上下顎どちらかに描記板の装着が決まっていることがある．上顎に描記板を設置する場合は，水平的な運動路の軌跡となる．下顎に描記板を設置する場合，一見描記が同じように見えても下顎の三次元的運動時の軌跡が観察できる．咬合床の安定を考えると，上顎に描記板を設置したほうが支持面積も大きいため有利であり，ダイナミックフェイスボウと併用し動的な顎位の診断を行う場合は，下顎描記板のゴシックアーチ装置の設置を推奨する．個々の症例で，必要に応じ選択する．

水平的にはゴシックアーチの描記板は咬合平面に対して平行にしなければならない．それは，描記板が傾斜しているとゴシックアーチ描記時に低いほうへ顎位が流れやすく，描記に影響を与えてしまうからである．

前後的には描記針を下顎に取り付ける場合は，舌をなるべく阻害しない，加えて咬んだ時に床の安定を考えた位置に設定する．前後運動・側方運動時にクリステンセン現象を防止するために上下のワックスリムの間は5mm以上スペースを空け，下顎が前に出たときの干渉を防止するためにレトロモラーパッドと上顎ワックスリムとのスペースは10mm以上距離をとる．そして口腔内では，干渉をしていないか確認する必要がある．

ゴシックアーチ装着法

ゴシックアーチトレーサー

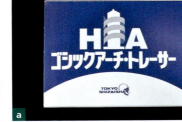
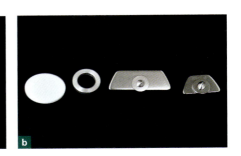

Fig 81a, b ゴシックアーチトレーサーを用意する．舌房や歯列弓に邪魔にならない大きさのものを選択する．

下顎のワックスリムにスリットを入れる

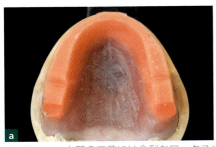
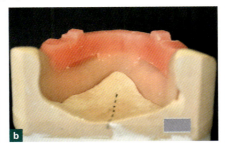
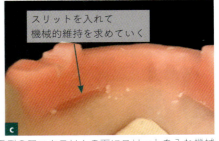

Fig 82a〜c 上顎の口蓋には余剰なワックスや汚れなどがないことを確認する（**a, b**）．下顎は舌側のワックスリムの下にスリットを入れ機械的な維持を求める（**c**）．

ゴシック装置の付着位置を決める

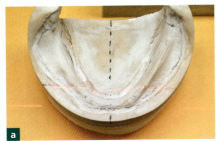
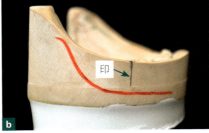
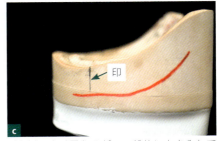

Fig 83a〜c レーザーマーカーDivineguide（雀宮産業）にてゴシック装置が安定する前後的位置（症例により異なるが，一般的に力を入れても安定する第二小臼歯相当部かつStable zone〔安定域〕）を分析し（**a**），印記する（**b, c**）．

CHAPTER 7

下顎描記針の位置を決める

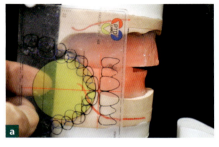
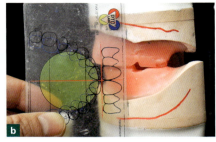
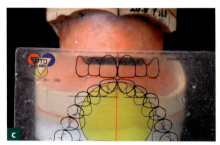
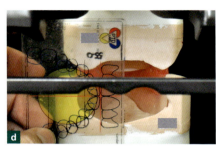

Fig 84a〜d 前後的には下顎の安定する位置と舌の圧迫阻害が少ない位置に描記針を設定する．
a：設定した下顎描記針の位置を上顎模型側面に転写する（右）．
b：設定した下顎描記針の位置を上顎模型側面に転写する（左）．
c：下顎仮想正中線（前方）を上顎ワックスリムに転写する．
d：下顎仮想正中線（後方）を上顎模型後面に転写する．

上顎描記板を付着

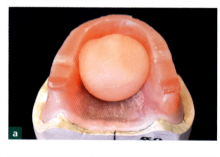
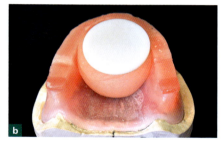
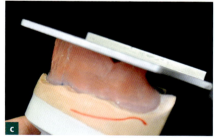
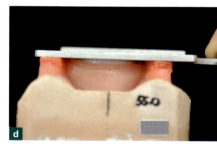

Fig 85a〜d 下顎の左右の真ん中（仮想正中線上）に描記針を設定する．上顎に下顎描記針の位置を転写する．
a：オストロンⅡ（ジーシー）を適量練和し，描記板の位置となる口蓋部に乗せる．
b：描記板も上顎ワックスリムよりも少し高めに乗せる．
c：オクルーザルハンドプレート（PTDLABO）を用い，上顎ワックスリムに合わせ圧接し，ワックスリム上面と平行となるよう設置する．
d：後方面観．

スペーサーをセット

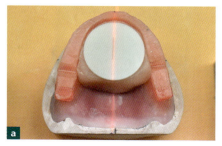
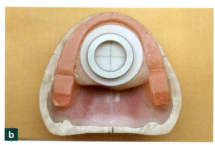

Fig 86a, b ゴシックアーチ装着用スペーサー．レーザーマーカーを使って描記板に下顎描記針の位置を印記し，印が中心になるようにしてスペーサーをセットし，少量のワックスで固定する．

描記針をセットする

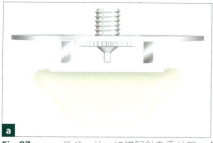
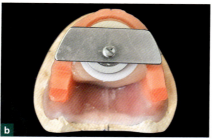
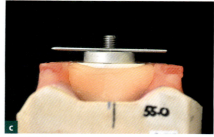

Fig 87a〜c スペーサーに描記針を乗せワックスで固定する．描記針の方向は描記板側になるように置く．
a：描記板と描記針の板が平行になるように設置する．
b：下顎描記針を描記板に向くようにセットする．
c：描記針が設置された後方面観．

描記針をワックスリムに埋入

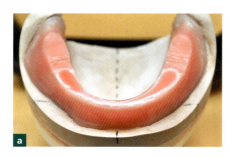
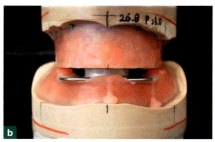
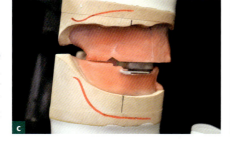
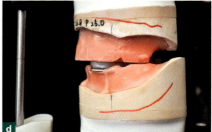

Fig 88a〜d 咬合器を閉じたときの描記針の板の位置を確認し，その部分の下顎ワックスリムを深さ7mm以上（スペーサーと描記針の板分の厚み）軟化して（**a**），咬合器を閉じて圧接させ，描記針の板を下顎ワックスリムに埋入する（**b〜d**）．

CHAPTER 7

下顎のワックスリムを削除

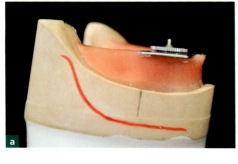
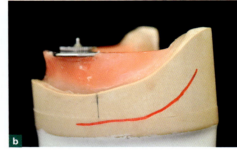
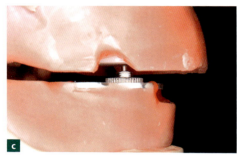
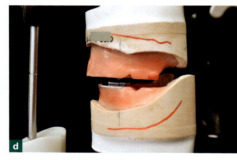

Fig 89a〜d 描記針の板の上面に合わせて水平に下顎のワックスリムを削除する（**a, b**）．上下ワックスリムは平行に均等に5 mmの間隙があるのを確認する（**c, d**）．

維持溝にレジンを圧接

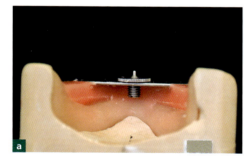
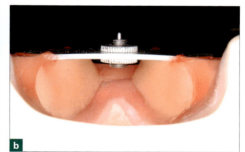
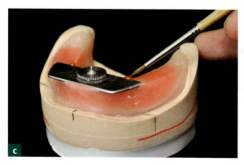
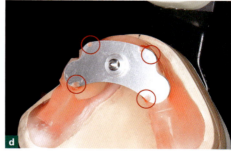

Fig 90a〜d 描記針の板が，ゴシックアーチ描記時に外れたりしないようにレジンで留める．描記針の板の下にワックスに彫り込んだ維持溝に入りこむようにしてトレーレジンを圧接する（**a, b**）．さらに，描記針が外れないように少量のパターンレジンで留めておく（**c, d**）．

レジンリムの後端のカット

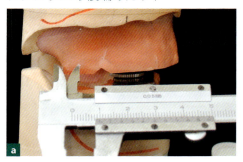
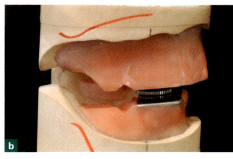

Fig 91a, b 下顎の前方運動時に下顎のワックスリムのレトロモラーパッド部と上顎ワックスリムの後縁が干渉しないように上顎のワックスリム後縁を10mm程度間隙ができるようにカットする．

ゴシック装置付着確認

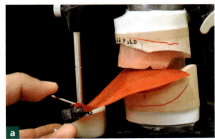
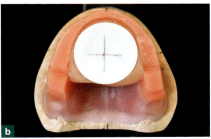
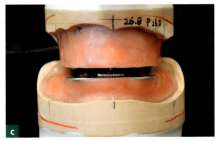

Fig 92a〜c トレーレジンの収縮が収まるまで十分時間を置いたうえで描記針の長さを調節し，咬合紙で確認しながら（**a**），描記板にしっかりと接触させ（**b**），ゴシックアーチトレーサーの取り付けを完了する（**c**）．

ゴシックアーチ描記法の診療室での準備

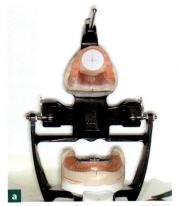
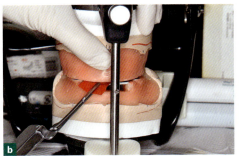
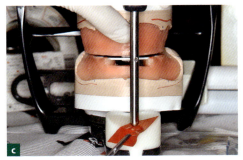

Fig 93a〜c ゴシックアーチ描記前に，技工作業時の歪みがないか確認する．

CHAPTER 7

ゴシックアーチ描記の術式

　ゴシックアーチ描記法はさまざまな目的のもとに，装着法や描記法がある．今回は，Gerber method を参考に下顎の側方・前方の運動路を描記し，筋肉位での顎位を設定する．この方法の場合，あくまで筋肉位の観察を目的とするため，ゴシック描記中は患者に触れずに顎運動を会話にて誘導し，描記を観察する．ゴシックアーチ描記の術式を **Fig 94〜107**に示す．

ゴシックアーチ描記の術式

患者の正しい姿勢

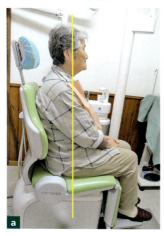
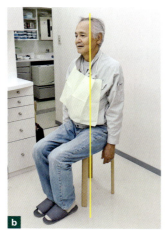

Fig 94a, b　ユニットでの姿勢（**a**）と椅子に掛けた姿勢（**b**）．患者はゴシックアーチ描記の間，姿勢よく腰掛け，顎を（苦しくならない程度に）引き，頭部が天井より糸で吊るされたような位置で，必ず両踵（両足の裏）を床に着けた姿勢をとる．術者は，患者の視線や姿勢が不安定にならないよう，また，視線が同じ高さを保てるように，患者の目の前に座る．患者が小さい場合や体幹が保てない場合は，補助枕や背あてクッション等を用いる．

動きの誘導

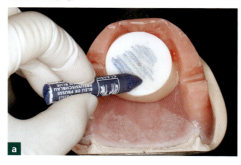
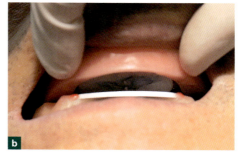

Fig 95a　クレヨンで描記板を塗る．
Fig 95b　術者は描記を観察しながら動きを誘導する．時々隙間から咬合床の干渉等がないか観察する．

前方運動タッピング

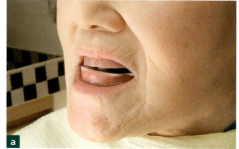
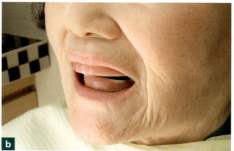
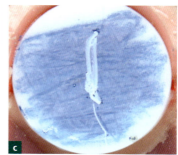

Fig 96a〜c　前方運動（**a**）の後，自然な後退運動ののちタッピング（**b**）して得られたゴシックアーチ描記（**c**）．

192

咬合採得

左右側方限界運動の後にタッピング

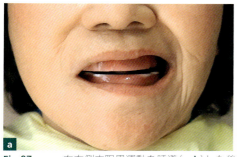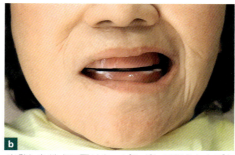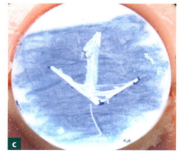

Fig 97a〜c 左右側方限界運動を誘導（a, b）した後，出発した地点に戻りタッピングして得られたゴシックアーチ描記（c）．

10〜30分を目安に練習

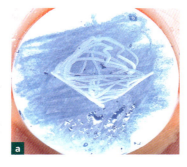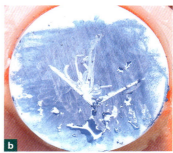

Fig 98a, b 描記には個人差があるため10〜30分を目安にゴシックアーチ描記の練習を行うことにより（a），練習後，動きがパターン化してくる（b）．30分以上描記を繰り返しても結果は変わることが少ないため，患者の疲労を考慮し，それ以上は避ける．

下顎運動の誘導時には患者に触れない

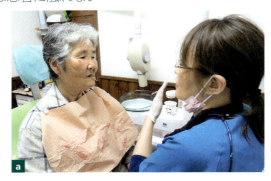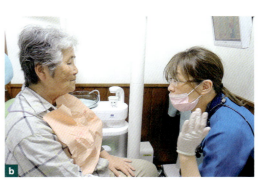

Fig 99a, b 術者は常に患者に触れずに指示を出す．

一次咬合採得での顎位の確認

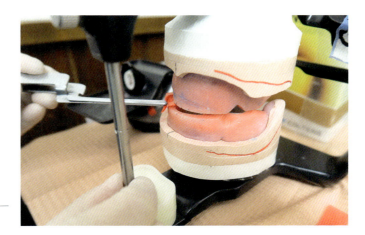

Fig 100 描記の練習を終了後，再びクレヨンで描記板を塗り，一次咬合採得での顎位を確認する．

CHAPTER 7

ゴシックアーチ描記の終了

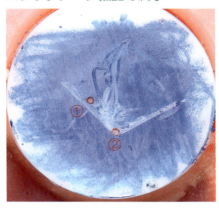

Fig 101 患者は以前10年間，$\overline{3}$の１本が残存した部分床義歯であったため，右側偏位を起こしていた．①は一次咬合採得で設定した顎位で，偏位の影響を受けていた．ゴシックアーチ描記を練習している際も，①の位置に戻ろうとする動きが見受けられる．②の位置を下顎位とし，顎位を設定した．

透明ディスクをテープで貼る

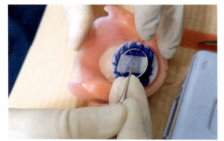

Fig 102a タッピングが収束していて，その点にタッピングが複数ある場合は，術者の判断で顎位を設定し，その位置をマークする．

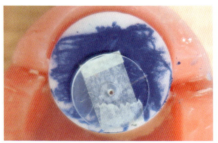

Fig 102b ゴシックアーチ装置に付属している透明のディスクを両面テープで貼る．

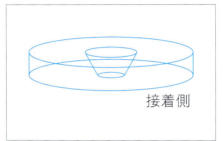

Fig 102c ゴシックアーチ装置付属のディスクは，描記針をポイントに誘導しやすくするため，描記板を接着するほうは穴が小さくなっているので注意する．

ディスクの周りをワックスで固定

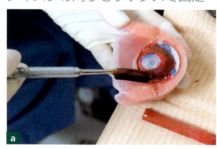

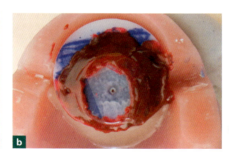

Fig 103a, b ディスクの周りをスティッキーワックスで固定する．

描記針を透明ディスクの中に入れる

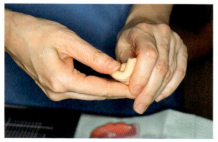

Fig 104a パテを練る．

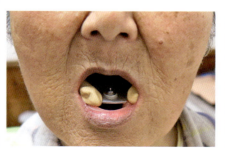

Fig 104b パテを両臼歯に乗せる．

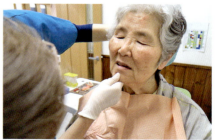

Fig 104c 確認しながら描記針を透明ディスクの穴の中に入れる．習慣性の顎偏位の場合は術者が誘導して描記針を入れなければならないが，顎位の問題がない場合は，患者が閉口時に自然と入れることができる．

咬合採得

バイト材等を注入

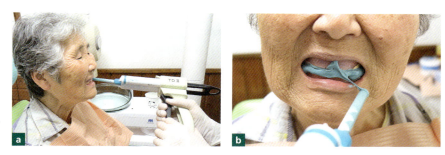

Fig 105a, b その周りをバイト材等で留めていく．

ゴシックアーチ描記法終了

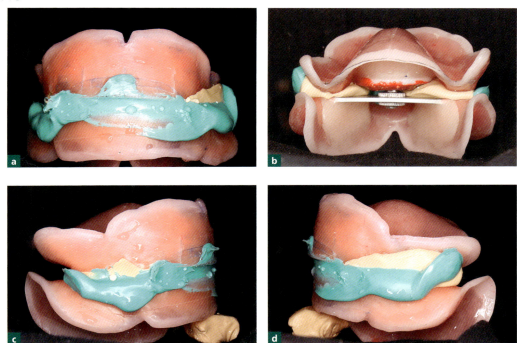

Fig 106a〜d ゴシックアーチ描記法終了．

ゴシックアーチ描記後の下顎模型リマウント

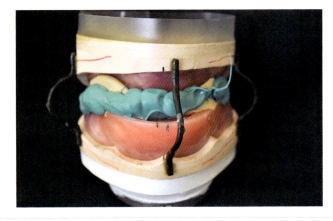

Fig 107 ゴシックアーチの描記が終了後，下顎模型をリマウントする．

195

ゴシックアーチ描記の診断

　ゴシックアーチ描記法は，無歯顎補綴治療においては必須となる．ゴシックアーチ描記の目的のひとつは顎位の設定である．顎機能の評価は補助的に行い，確定診断にはならないと考える．ゴシックアーチの描記のみでは顎運動機能を評価することは難しい．この方法で行うゴシックアーチ描記は，口腔周囲筋の動かす下顎の水平的運動路の観察であるためである．

　水平的顎位の設定は，タッピング法，頭部後屈法，下顎誘導法，Walkhoffの小球法などがある．これらは，一次咬合採得設定時に同時に行えるため簡便である．しかし，多くの無歯顎患者は顎機能に問題を抱えているため，口腔周囲筋の影響を強く受けてしまい，不適切な設定となる危険性が高い．そのため，それらとゴシックアーチ描記法とを併せて評価をすべきである．

　中心位に中心咬合位を設定するためには，1回のゴシックアーチのみの描記で確定診断を行うのは正確さに欠く場合も多いため，診断材料のひとつとしてとらえ，経時的に描記を繰り返して診断することも大切になる．

　ゴシックアーチの読み取り方および診断について **Fig 108〜118** に示す．

顎機能に問題がないと思われる描記

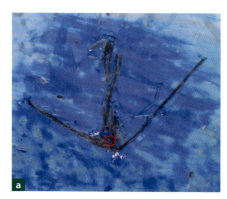
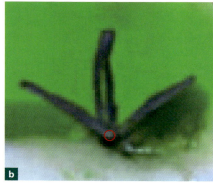

Fig 108a, b 顎運動が比較的安定したと思われるゴシックアーチ描記．顎関節に大きな問題はなく，左右側方運動も対称的前後運動もほぼ直線上である．

「一次咬合採得時の顎位」と「ゴシックアーチ描記後設定した中心位」にずれがある描記

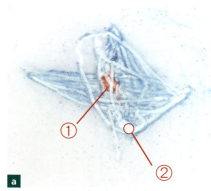
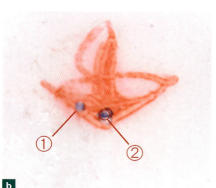
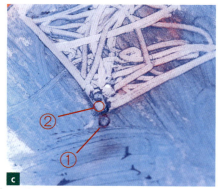

Fig 109a, b ①が一次咬合採得時に設定した顎位であるが，側方への顎位のずれがみられる．ゴシックアーチ描記の練習中に顎位が修正され，②がみられた．
Fig 109c ①が咬合器上で設定した顎位であるが，顎機能に遊びがある患者では②のような後退運動がみられることがある．この場合，①では窮屈感を招くため，②の位置に顎位を設定する．

前方偏位の描記

Fig 110a〜c 旧総義歯の咬合高径が低位の場合に多く観察される描記である．咬合高径が低いだけでなく，前方偏位（①）がみられ，「前咬み」といわれる状態となっている．

患者は痛みや義歯の維持が悪いことを主訴に来院することが多く，開口障害・顎関節障害を自覚していない．このような前方偏位は，上顎総義歯の維持を阻害し，上顎前歯部歯槽突起の物理的刺激による顎堤吸収やフラビーガムを誘発する．

このような顎位を再設定（②）した後に新しい顎位を許容できるようになるまでの期間，違和感や不快感を訴えることもある．その場合，リハビリ期間を設けるか，慣れるまでの不快感について説明し，理解を得る必要がある．

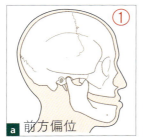
a 前方偏位

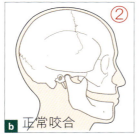
b 正常咬合

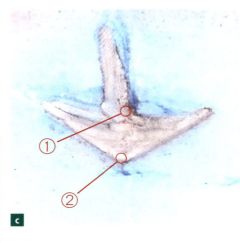
c

前方偏位顎位の修正

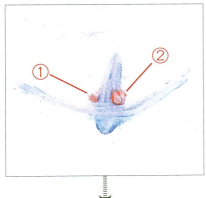

Fig 111a 一次咬合高径設定時の顎位は①であったが，ゴシックアーチ描記練習後，タッピングポイントが②の位置となった．このゴシックアーチの可能性として，
・下顎前方偏位
・下顎後退運動
・イミディエイトサイドシフト
が考えられるが，継続して顎運動とタッピングを繰り返した．

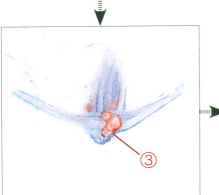

Fig 111b ゴシックアーチ描記練習の開始から15分経過後，タッピングポイントが③のように後退してきている．

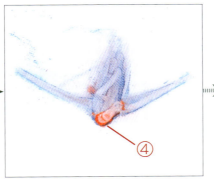

Fig 111c 練習開始から30分経過後，タッピングがアペックス直前に収束したため，顎位を④の位置に設定した．この時点で前方偏位であったことが示唆された．

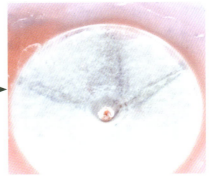

Fig 111d 顎位の設定．

術者の指示が理解できない（了解障害）or 指示通りに動かせない（観念運動失行）描記

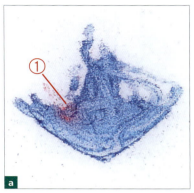
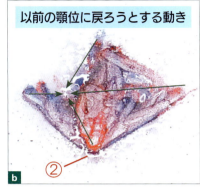

Fig 112a, b ①は一次咬合採得時の顎位．②はゴシックアーチ描記設定時の顎位．前方運動や側方限界運動のきれいな描記はできていないが，タッピングの収束がアペックスの直前に安定したため，顎位として設定した．口腔周囲筋の影響で①付近に何度も戻ろうとしているのが観察される（**b** の緑矢印）．

総義歯患者の多くは高齢者である．術者の指示が理解できないか，理解できていてもそのように動かせないことも少なくない．そのような場合は来院回数を数度に分けて行うこともある．また，高齢者の精神的・肉体的許容を考え，ある程度のところで診断する場合もある．

左右の差が大きい描記（上顎描記板の場合）

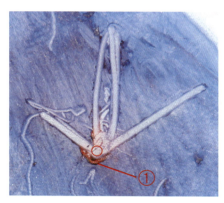

Fig 113 左右側方限界運動の差は，顎位の設定には直接関係しないものの，短い描記のほうに何らかの障害がある，もしくは動きづらくなっている可能性が示唆されるため，自覚症状がない場合も経時的に診断する必要がある．

多くの場合，短いほうが作業側（習慣性咀嚼側・右側）で長いほうが平衡側（左側）であると考えられるが，臨床上，一概に短いほうが常に習慣性咀嚼側であるとはいえない．

本症例では，タッピングの収束点がアペックスに近いため，顎位は①の位置で設定した．

作業側顆頭の後退運動を示す描記（上顎描記板の場合）

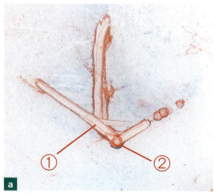
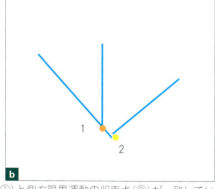
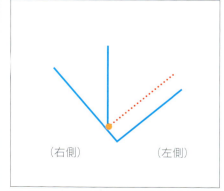

Fig 114a, b このように，前方運動の後方点（①）と側方限界運動の収束点（②）が一致していない描記が観察されることがある．本症例の場合，顎位は①に設定をした．ゴシックアーチで一番重要視しなければならない描記は，直線的な前後運動であるといえる．

Fig 114c 描記板が上顎に付着された本症例では，左側側方限界運動時に，作業側の左側顆頭が後退運動を起こした後に左側側方運動をする動きを見せている．顎関節機能が正常な場合であれば左側側方運動は赤点線上に描記されるはずである．

二態咬合（有歯顎の場合）の描記

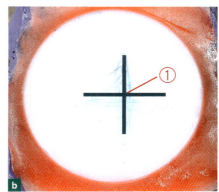

Fig 115a, b Angle Ⅱ級1類有歯顎患者のゴシックアーチ描記．楽な位置での描記を指示すると十字に描記する．

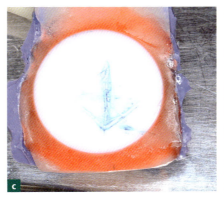
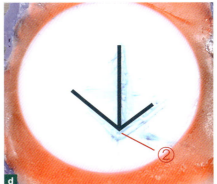

Fig 115c, d 下顎の前後運動を指示し，後退位を意識させた言葉で誘導して下顎の後退を促した描記．

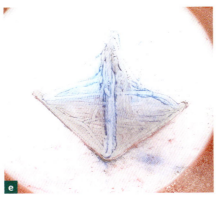
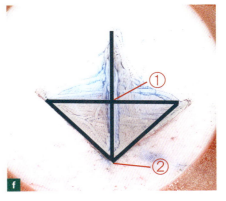

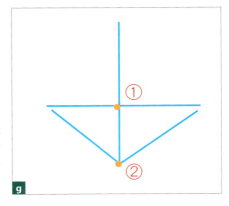

Fig 115e～g ゴシックアーチ描記終了時．Angle Ⅱ級1類の患者の場合，②の位置では咬合接触がほぼ大臼歯のみであることが多く，力を入れて臼歯で潰す時のみ使用することが多い．あとの咀嚼運動，会話などには，無意識に①の顎位を使用している．

咬合採得

199

二態咬合（無歯顎の場合）の描記（上顎描記板の場合）

　二態咬合（デュアルバイト）とは，習慣性の閉開口位と中心咬合位が一致せず，咬み合う部位が複数存在する状態をいう．二態咬合の多くはAngle Ⅱ級1類患者にみられるが，総義歯患者では，少数歯残存状態により時に下顎偏位を起こし発現する場合もあると考える．このような総義歯患者は難症例となる．顎位を一態とするのか二態とするのかは，治療用義歯を用いて臼歯の咬合支配をなくした状態で経時的にゴシックアーチを観察し，決定することが重要である．
　旧義歯の咬合干渉の影響のない下顎運動描記が必要なため，半年間下顎臼歯部の人工歯を並べずフラットテーブルを治療用義歯に装着している．ここに示すものは，その後におけるゴシックアーチ描記の記録である．

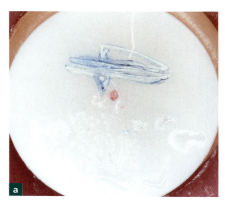
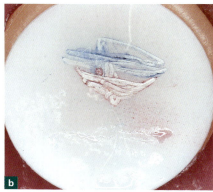

Fig 116a　一次咬合採得時の顎位．無意識の楽な位置でのゴシックアーチ描記である．前方運動は短く，左右側方運動は直線的となっている．
Fig 116b　後退位を意識させた言葉で誘導し，下顎の後退を促した描記．

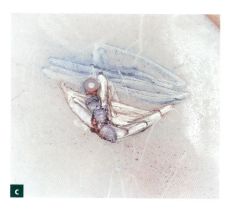
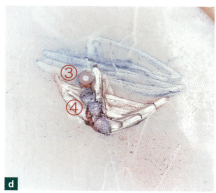

Fig 116c, d　ゴシックアーチ描記終了時．

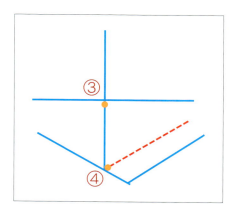

Fig 116e　③と④に二態咬合ができるような人工歯排列とする．④の咬合時には，前歯部に大きな水平的被蓋が必要となる．二態咬合の人工歯排列の診断を行う場合，治療用義歯を用いて最低でも2ヵ月程度，咬合支配のない環境下で顎位の安定を図る．このような患者の多くは二態咬合の自覚はない．長期に顎位のリハビリテーションをしても前方咀嚼位をなくすことが難しい場合は，そこでも咬合を与えなければならない．
　④の位置はアペックスより1mm程度前方ではあるが，左側限界運動時に作業側顆頭の後退の描記が観察される．この描記では，有歯顎時の二態咬合のゴシックアーチ描記と異なり，前方運動時の収束点が左右限界運動のアペックス上にないことがわかる．このような描記が続く場合，前方運動時の描記を優先に診断を行う．

収束しなかったタッピングが治療用義歯により収束した症例の描記

　タッピングが収束しないゴシックアーチ描記で顎位を設定することは困難である．治療開始時にはタッピングの収束が見られないが，旧義歯の咬合高径の修正や，下顎臼歯部をモノプレーンの臼歯またはフラットテーブルにした治療用義歯を用いて顎位のリハビリテーションを行うことで，経時的にタッピングが収束した場合，その部位を顎位と定めて人工歯排列を行う．

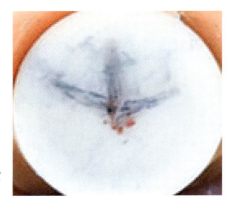

Fig 117a　咬合高径が低位の症例における義歯新製時のゴシックアーチ描記である．タッピングが収束していない．

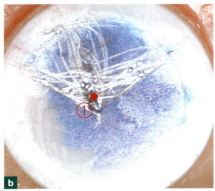 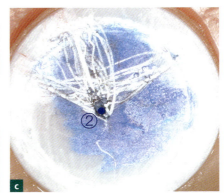

Fig 117b　咬合高径と顎位を修正した義歯を装着後約2年経過時のゴシックアーチ描記である．①の赤点は一次咬合採得時の顎位である．

Fig 117c　②の青点は，ゴシックアーチ描記後の最終タッピングポイントである．タッピングはほぼ収束し，①の位置とほぼ同様であることが確認できる．

治療用義歯装着で経時的に顎運動描記が大きくなった症例（下顎描記板の場合）

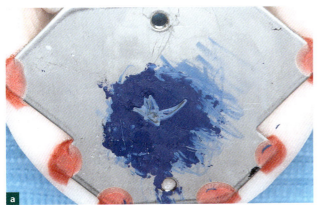 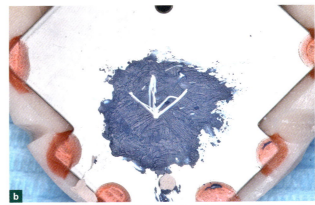

Fig 118a, b　治療用義歯装着当初のゴシックアーチ描記（**a**）は小さいが，2ヵ月治療用義歯を装着し，顎機能のリハビリテーションを行った．2ヵ月後にはゴシックアーチの描記が大きくなっているのが観察できる（**b**）．

二態咬合で人工歯排列を依頼する場合

　幼少期からの下顎の劣成長が原因である Angle II 級の場合，無意識での二態咬合を呈していることがある．そのような症例で，治療用義歯を長期に装着しても顎位が1つに設定できないときは，二態咬合が可能な咬合関係を作る．以下にその術式を示す．

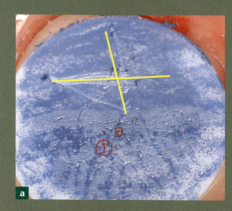
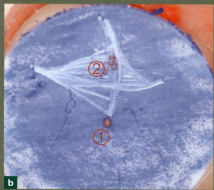

Fig 119a　①は一次咬合採得で設定した顎位．
Fig 119b　②は前方タッピングポイント．無意識で一番楽な位置でのタッピング．

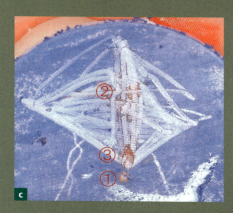
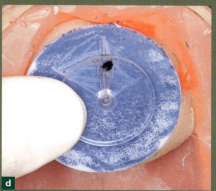

Fig 119c　③は後方タッピングポイント．①の一次咬合採得での顎位は，最後退位で採得を行っているため中心位の基準とはしない．②を前方顎位とし，③を後方の中心位とする．
Fig 119d　②に透明ディスクを合わせて前方顎位の印をつける．

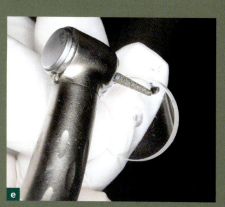
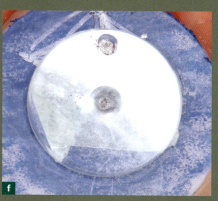

Fig 119e, f　二態咬合を記録する場合は，両方のチェックバイトを記録する必要がある．
e：透明ディスクの前方顎位の位置に穴を開ける．
f：印からずれないように透明ディスクを貼り付ける．

202

咬合採得

前方顎位

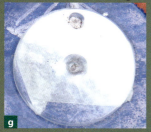 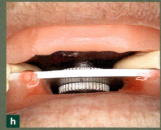 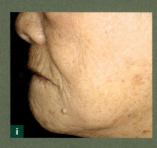 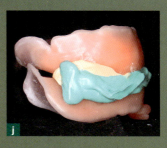

Fig 119g～j 前方顎位.

完成義歯：前方顎位における咬合

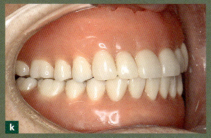 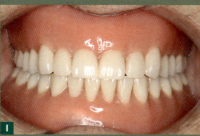 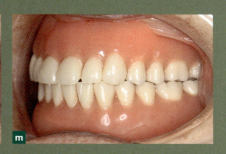

Fig 119k～m 完成義歯装着時の前方顎位における咬合.

後方中心位

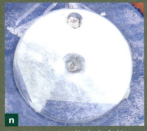 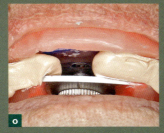 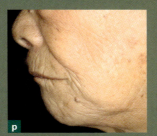 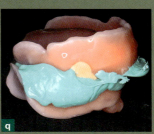

Fig 119n～q 後方中心位.

完成義歯：後方中心位における咬合

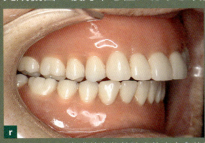 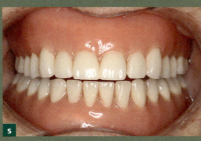 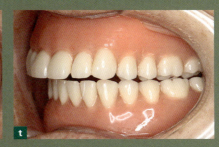

Fig 119r～t 完成義歯装着時の後方中心位における咬合.

　このような二態咬合で，治療期間に制約があり治療用義歯を装着できない場合は，下顎臼歯部人工歯にオクルーザルテーブルのやや大きなモノプレーンを選択し，バランシングランプを付与し，咀嚼運動時にどのような場所に上顎機能咬頭が来ても対応できるようにすることが重要となる．治療期間に余裕がある場合には，治療用義歯を一定期間装着し，習慣性咀嚼運動を診査する．

参考文献

1. 諏訪兼治, 堤嵩詞(編著). 科学的根拠に基づく総義歯治療 クリアトレーによる選択的加圧印象とV.H.D. プレートによる咬合採得の実際. 東京：医歯薬出版, 2012：31-44.
2. 末次恒夫. リンガライズド・オクルージョン その考え方と与え方. デンタルダイヤモンド 1980；10：300-311.
3. 坪根政治, 豊田静夫. 総義歯臨床形態学. 東京：医歯薬出版, 1978：128-176.
4. 津留宏道, 小林義典, 他(編). 床義歯学. 東京：クインテッセンス出版, 1987.
5. 堤嵩詞, 平岡秀樹. 総義歯づくり すいすいマスター 総義歯患者の「何ともない」を求めて～時代は患者満足度～. 東京：医歯薬出版, 2014：62-69.
6. 細井紀雄, 平井敏博, 他(編). 無歯顎補綴治療学 第2版. 東京：医歯薬出版, 2009.
7. 脇田稔, 山下靖雄(監修), 井出吉信, 前田健康, 天野修(編). 口腔解剖学. 東京：医歯薬出版, 2009：84-87.
8. Tony Johnson (Editor), Duncan J. Wood. Techniques in Complete Denture Technology. Hoboken：John Wiley & Sons, 2012：37-40.
9. Peter E.Dawson(著), 小出馨(監訳). Dawson Functional Occlusion ファンクショナル・オクルージョン. 東京：医歯薬出版, 2010：48-72.
10. Fayz F, Eslami A. Determination of occlusal vertical dimension: a literature review. J Prosthet Dent 1988；59(3)：321-323.
11. Khare A, Nandeeshwar DB, Sangur R, Makkar S, Khare P, Chitumalla R, Prasad R. A Clinical Study to Examine the Effect of Complete Denture on Head Posture/Craniovertical Angle. J Clin Diagn Res 2016；10(4)：ZC05-8.
12. 隈倉慎介. 人工歯排列位置および研磨面形態の改善により下顎顎義歯の安定を獲得した症例. 補綴誌 2014；6(4)：427-430.
13. 山中威典. 顎堤の高度吸収にフレンジテクニックを応用した総義歯症例. 補綴誌 2013；5(1)：72-75.
14. 笠井みか, 市川理子, 岩片信吾, 河野正司. 患者の満足度からみた全部床義歯の臨床的評価. 補綴誌 1995；39(4)：621-630.
15. 岡根秀明, 石嶋誠司, 山科透, 長沢亨, 津留宏道. 咬合平面の決定法に関する生理学的研究 第2報 咬合平面の側方傾斜が咀嚼筋活動に及ぼす影響について. 補綴誌 1982；26(3)：560-562.
16. 坪根政治. カンペル氏平面(所謂補綴学平面)と咬合床上の想定, 咬合平面との相対関係設定に関する一考案. 日本之歯界 1935；186：477-480.
17. 岡根秀明, 山科透, 長沢亨, 津留宏道. 咬合平面の決定法に関する生理学的研究. 第1報 咬合平面の矢状傾斜が咀嚼筋活動と咬合力に及ぼす影響について. 補綴誌 1978；22(4)：801-807.
18. 松本勝利. GDS総義歯の真髄. 東京：クインテッセンス出版, 2014.
19. 上濱正, 阿部伸一, 土田将広. 今後の難症例を解決する総義歯補綴臨床のナビゲーション. 東京：クインテッセンス出版, 2012.
20. 河邊清治, 松本直之, 他. 総義歯の真髄. 東京：クインテッセンス出版, 2001.
21. 椎名順朗, 鈴木清貴, 石川千恵子, 鈴木理恵, 作間靖信, 岡島努, 大貫昌理, 小野寺進二, 三輪悦子, 森戸光彦, 細井紀雄. 全部床義歯患者の予後に関する臨床的研究―装着後5～10年の観察―第4報 咀嚼効率. 補綴誌 1989；33(6)：1342-1349.
22. 細井紀雄, 森戸光彦, 椎名順朗, 吉川建美, 三輪悦子, 松本亀治, 山崎伸夫, 小泉孝, 大熊邦之, 沖倉喜彰, 黒田尚文, 中舘憲治. 全部床義歯患者の予後に関する臨床的研究―装着5～10年の観察―第1報 アンケートとリコール調査. 補綴誌 1986；30(4)：840-847.
23. 細井紀雄, 森戸光彦, 椎名順朗, 佐藤寿美子, 村田憲信, 尾花甚一. 予後からみた全部床義歯. 日本歯科評論 1981；468：67-79.
24. 溝上隆男. 無歯顎症例におけるタッピングポイント記録併用ゴシックアーチ描記法とその利点. デンタルダイヤモンド 1985；10：246-257.
25. 齋藤善広. 総義歯咬合採得におけるゴシックアーチとタッピングポイント記録についての統計分析―描記図の定量的評価とゴシックアーチスコアによる形態的評価との関連について―. 顎咬合誌 2009；29(4)：252-265.
26. 西村政仁. ニシムラメソッド―咬合圧平面法を用いた総義歯作製―. 東京：デンタルダイヤモンド社, 2015：8.
27. 保母須弥也(編), 高山寿夫, 波多野泰夫. 新編 咬合学事典. 東京：クインテッセンス出版, 1998：176.
28. 村岡秀明, 松本勝利, 櫻井薫, 他. 総義歯の謎を解き明かす. 京都：永末書店, 2010：64.
29. 堤嵩詞. いま再考するGerber理論・テクニックの有効性―顎運動の緻密な観察, 分析に基づく総義歯製作システムの理解と応用 Part.4 Gerber Methodを特徴付けるエッセンス. 歯科技工 2011；39(4)：425-437.
30. Max Bosshart. Complete Denture Stability During Chewing. Spectrum Dialogue 2010；9(1).
31. Lundeen HC, Wirth CG. Condylar movement patterns engraved in plastic blocks. J Prosthet Dent 1973；30(6)：866-875.
32. 保母須弥也, 望月貞成. 自動電子計測システムによるヒトの下顎運動の研究 第2報 水平側方顆路における共通媒介変数(I. P. B. 値)の存在について. 補綴誌 1982；26(3)：635-653.
33. Max Bosshart. Funktion & Ästhetik: Rehabilitation des Unbezahnten nach der Original-Gerber-Methode. Berlin：Quintessenz Verlags, 2014：173.
34. 保母須弥也(編), 高山寿夫, 波多野泰夫. 新編 咬合学事典. 東京：クインテッセンス出版, 1998：24.

CHAPTER 8
人工歯排列

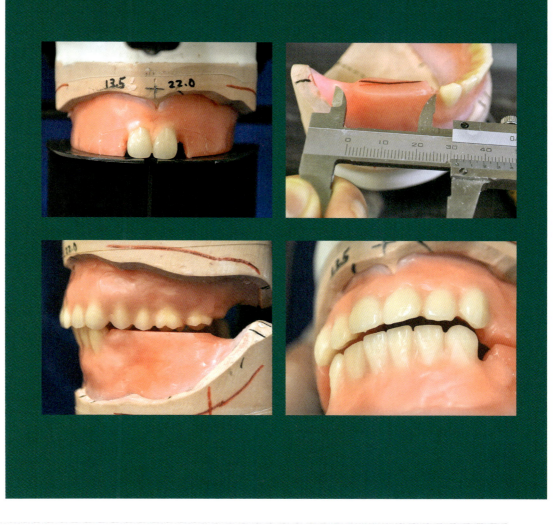

Chapter 8 のポイント

人工歯排列

上顎中切歯の排列

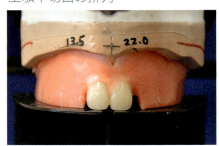

Fig 1 1|1 コンタクトを咬合平面板の正中ラインに合わせ，咬合平面板の上に切縁を当接させ，咬合平面に合わせる．前後的位置は咬合平面板の中切歯切縁のラインに合わせる．

上顎側切歯の排列

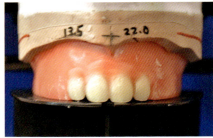

Fig 2 咬合平面板を使用し，中切歯とは切縁の長さに差をつけ0.5mm程度浮かせる．

上顎犬歯の排列

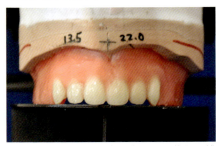

Fig 3 尖頭の位置を中切歯と同じ位置に排列し，咬合平面と一致させる．小臼歯部の排列位置を推測しながら微調整を行い，前方から唇側歯面の近心面が見えるようにする．

下顎中切歯の排列

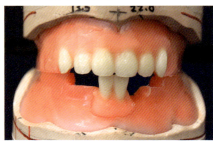

Fig 4 偏位などがない時は設定された正中線に合わせ排列を行う．食べ物を剪断する時の力の方向を歯槽堤に向け，口輪筋やオトガイ筋を阻害しないように歯頸部をやや舌側に排列する．力のベクトルは，下顎骨に向かうように排列する．

下顎側切歯の排列

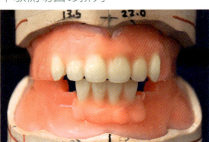

Fig 5 下顎中切歯と同じ量のオーバージェットとオーバーバイトを与える．中切歯に比べ歯軸を歯槽突起のやや唇側に向けて立たせ，排列を行う．

下顎犬歯の排列

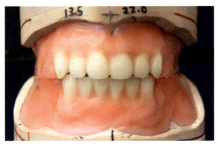

Fig 6 オーバーバイトは中切歯同様に与え，中心咬合位では均一な隙間を与える．偏心位での削合分を考慮して尖頭を中切歯・側切歯の切縁の高さよりもやや高い位置に排列する．

下顎臼歯部の排列位置の確定

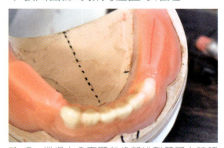

Fig 7 蝋堤上の下顎臼歯部排列範囲を確認する．排列は上顎臼歯部を先に行うが，咬合平面の高さと頬舌的な位置は下顎臼歯の位置を基準とする．

上顎第一小臼歯の排列

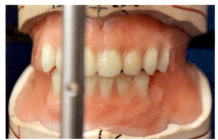

Fig 8 頬側咬頭を咬合平面と一致させ，舌側咬頭はわずかに浮かせアンチモンソンカーブ様咬合湾曲を与える（バッカライズド）．下顎歯槽頂のラインから0.5〜1.0mm程度，頬側に機能咬頭を位置させることが多い．

上顎第二小臼歯の排列

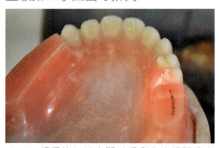

Fig 9 頬舌的には上顎は舌側歯肉縁残渣を目安に排列するが，機能咬頭の下顎に対する位置は徐々に歯槽頂に近くなっていく．咬頭の高さは頬舌とも咬合平面上に設定する．もしくは，頬側咬頭をわずかに離開させる．

人工歯排列

| 上顎第一大臼歯の排列 | 上顎第二大臼歯の排列 | 下顎臼歯部の排列 |

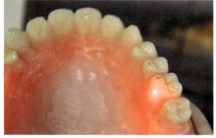 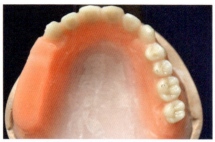 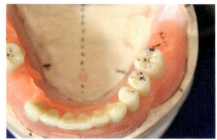

Fig 10 下顎歯槽頂線上に上顎機能咬頭を位置させ，下顎人工歯の中心溝が歯槽頂上に位置するように排列し，咬合平面上に接触させる．側方面観では後方の臼歯ほど頰側咬頭を咬合平面から離開させる．

Fig 11 上顎第一大臼歯より遠心をやや口蓋側に振って頰側に飛び出さないように排列すると，頰筋の走行を阻害しない．

Fig 12 上顎臼歯部に合わせて第一大臼歯から排列していく．パウンドライン（2，3のコンタクトとレトロモラーパッドの内側を結んだライン）よりも内側に入らないか確認をし，舌房を確保する．中心窩に3点接触するようにし，頰舌的な咬頭の高さは同じ高さか頰側咬頭が若干高く排列する．同様に，第二小臼歯・第一小臼歯の順に排列する．

歯齦形成（歯肉形成）

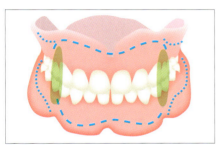 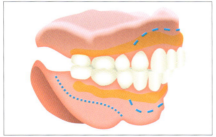 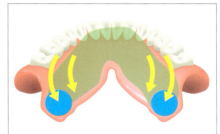

Fig 13 上下顎ともに頰側粘膜面は頰筋，口輪筋によって阻害されない形態を作り，これらの筋肉で総義歯を周りから抱き込むような形態にする．

Fig 14 口輪筋の走行の凹みを形成するが，上図のオレンジ色のエリアに適切に豊隆を与えることによって，辺縁封鎖が得られる．前歯部は，人工歯の歯軸から歯根の方向を意識し，部位ごとに豊隆の差を作る．

Fig 15 下顎の舌側面は，舌の位置をイメージし，凹面にして舌の運動を阻害しない形態とし，前歯部舌側面に舌の前方が乗るように形成する．舌根部付近は異物感のないように極力薄くする．

207

Model analysis（模型分析）とその目的

人工歯排列を行う前に，基準平面で付着された上下の模型で分析を行い，顎堤の傾斜と吸収量を観察し，排列位置と角度のおおよその目星をつける．

規格模型製作時の観察は，解剖学的指標からみたAngle Ⅰ級関係を基準とした平均値での分析であるため，顎位が決まった時点で人工歯排列を想定した観察が必要である．

上顎は咬合採得時の基準平面で付着され下顎位は咬合高径を決めた後ゴシックアーチ描記により設定されたものである．対向関係を前頭面観・側方面観・後方面観などあらゆる方向から観察する．

併せて，一次咬合採得された下顎位とゴシックアーチ描記後の下顎位の位置関係の違いと，ゴシックアーチで描記された軌跡とタッピングポイントを照らし合わせ，咬合付与の難易度を想定する（**Fig 16**）．

Model analysis（模型分析）

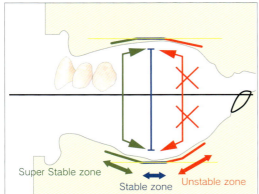

Fig 16a Model analysis の模式図．

分析すべき事項

・上顎に対する下顎の三次元的位置

・顎堤の咬合圧支持領域（Stable zone）と咬合支持不安定領域（Unstable zone）の位置

・人工歯の歯軸の設定

Fig 16b Model analysis で分析すべき事項．

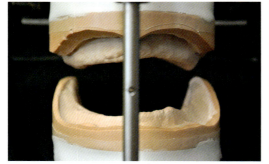

Fig 16c Model analysis 正面観．

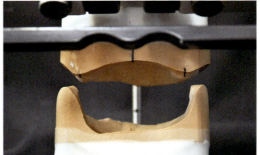

Fig 16d Model analysis 後方面観．

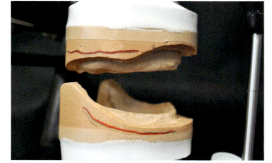

Fig 16e Model analysis 右側方面観．

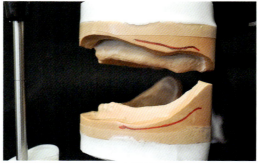

Fig 16f Model analysis 左側方面観．

模型分析をすべき事項

チェアサイドからの情報（年齢・性別・性格・全身疾患・自立度・顎堤条件・下顎偏位・咀嚼運動時の癖・旧義歯の使用期間等）と模型分析による口腔内のさまざまな情報の収集・分析を行い人工歯排列に入ることが重要である．規格模型（作業用模型）は表面が粘膜の形でしかなく推測の域を出ないこともあるが，粘膜の厚み・生えていた歯の位置・歯槽骨の形態・旧義歯で受けた機械的な刺激等の観察を続けることで現在の口腔の状態の予測がつく．そのような口腔内の事象の原因は，上下の人工歯を置いてみて初めて気がつくこともあり，常に規格模型を観察しながら作業を進めることが重要になる．

最も重要なのは，「設定された下顎位と口腔粘膜に対して総義歯を安定させることができる咬合を付与する」ことである．

作業模型に歯槽頂形態を記入

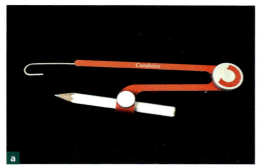 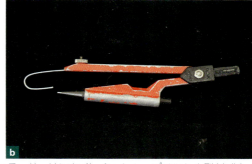

Fig 17a, b プロフィールコンパス．**a**：鉛筆型（カンデュラー社，リンカイ），**b**：シャープペンシル型（自作）．

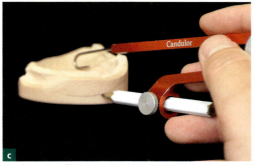 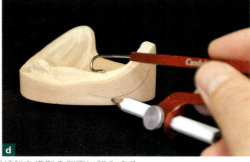

Fig 17c, d プロフィールコンパスを平行に動かし，顎堤傾斜を模型の側面に記入する．

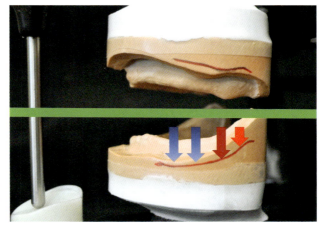

Fig 17e 顎堤矢状面の傾斜から咀嚼圧が咬合平面に対して安定する力の方向を考える．

上顎に対する下顎の三次元的位置

1．準備

Model analysis（模型分析）に先立ち咬合採得で得られた情報は，今後の作業の途中で設定された位置が常にわかるように記録する必要がある．

顔面正中から記入した審美的正中線を模型前面に記入し，消えないようにデザインナイフやエバンスなどで模型側面に刻みを入れ，鉛筆や細いペンなどで墨入れを行う．

次に模型前面に任意の水平線を引き墨入れし，その線から蝋堤の中切歯の切縁・笑った時の上唇線（スマイルライン）までの距離をそれぞれ模型側面に記入をする（**Fig 18a**）．

正中線や必要な情報の記入

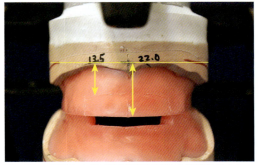

Fig 18a 指標として模型側面に任意の横線を入れる．その横線から切縁相当部までと笑った時の上唇線までの距離．

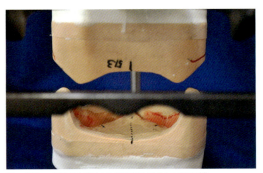

Fig 18b 切歯乳頭から模型後端までの距離．

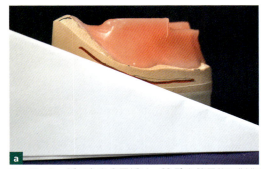

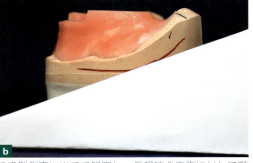

Fig 19a, b 紙の角を2回折り，22.5°を簡易的に製作して模型側面に当てて観察し，仮想咬合平面に対して顎堤の傾斜が22.5°を超える部位を記入し，義歯の咬合が不安定な Unstable zone とする．ただし，これには上顎の顎堤条件や頰舌径歯槽頂の位置等も影響する．

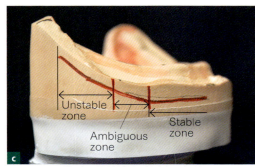

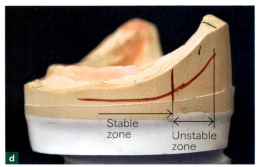

Fig 19c, d 模型の傾斜が22.5°以上の部位を記入し人工歯排列のイメージを考える．「Ambiguous zone」とは人工歯排列の経過により咬合させるかどうか判断するゾーン（著者高橋の造語）．

2．観察

正面より上顎審美的正中線と下顎仮想正中線の位置関係，裏面から上下顎仮想正中線の左右的位置関係（**Fig 18b**）・左右上顎翼突下顎ヒダと左右レトロモラーパッドの上縁との連続性や左右的な位置関係・距離等から下顎の偏位・左右の高さの違いを観察する（**Fig 20**）．

また，咬合器を上から観察することで上下作業用模型の後面の平行性から下顎が左右どちらかが前に出ているかも観察する．

次に上顎翼突下顎ヒダとレトロモラーパッドの前後的位置関係と上下顎歯槽堤の前後的位置関係，上下第一大臼歯のあった位置の観察から Angle の分類のどれに該当するのか分析する．

顎堤の咬合圧支持領域（Stable zone）と咬合圧支持不安定領域（Unstable zone）の位置

1．顎堤傾斜の記入

矢状面から見た顎堤傾斜をプロフィールコンパス（**Fig 17a, b**）を使用し歯槽頂をなぞり模型側面に転写し，咬合床を外さずとも模型側面から顎堤傾斜が視認できるようにする（**Fig 17c〜e**）．

2．咬合平面に対して咬合圧支持不安定領域（Unstable zone）の設定

咬合器上で上下顎歯槽骨の吸収状態と顎堤傾斜を観察し，Stable zone と Unstable zone を設定する（**Fig 16a**）．角が90°の紙の角度を2回折り22.5°の角を作り，模型側面にあてがい模型側面に記入した顎堤傾斜のラインに22.5°の位置を印記する．模型を付着する際に咬合平面板を使用しているため，咬合平面板と咬合平面は一致しており，咬合器上水平に設定されているので角が22.5°の紙を机の上に置くことにより咬合圧支持不安定領域（Unstable zone）の印記が可能となる（**Fig 19a, b**）．

ただし22.5°はあくまで基準であり，対向関係やその他の診断要素等と照らし合わせ，22.5°以下でも咬合圧支持不安定領域（Unstable zone）となる場合もある．筆者は，症例ごとのさまざまな条件を鑑みたうえ，20°前後より咬合圧支持不安定領域（Unstable zone）とする場合が多い．

Fig 19c, d で示すように，模型側面縦線より前方の緩やかな顎堤傾斜を咬合支持領域（Stable zone），後方を咬合支持不安定領域（Unstable zone）の目安とする．

上顎総義歯は口蓋を覆うことが可能であり，支持面積が大きく確保され粘膜も厚く，多くの場合不安定になり難いが，下顎総義歯は顎堤が馬蹄形であるため支持面積が小さく，加えて粘膜も薄いため不安定になりやすい．顎堤吸収が進行すると矢状面から見た前後的な顎堤の傾斜角度が急峻となり，咬合支持不安定領域（Unstable zone）での強い垂直的な咀嚼圧は総義歯を傾斜方向へ滑らせてしまい転覆へ繋がりやすい．特に部位により顎堤吸収に差がある下顎の症例は，総義歯が滑ると顎堤の一部に咀嚼圧が集中し，発赤・腫脹・褥瘡性潰瘍の原因になる．そのようなことを避けるため，模型上で咬合支持不安定領域（Unstable zone）を設定することが重要となる．

人工歯の歯軸（咬合支持領域〔Stable zone〕への咀嚼力のベクトル）の設定（Fig 21）

上顎は舌側歯肉縁残遺，下顎は歯槽頂と歯槽堤の形態から歯の生えていた部位を推測する．以前歯が生えていたと思われる部位は，舌と頬の筋肉のバランスが良い筋圧中立帯（ニュートラルゾーン）〔**Fig 22**〕にあると考えられるため，総義歯を口腔で安定させるためには重要な情報となる．人工歯の排列を想定した位置と上下の顎堤の三次元的な位置関係を観察し，咀嚼時に義歯床下粘膜に対して人工歯から受ける最適な力の方向（ベクトル）を考える．

粘膜に乗っている状態の総義歯は粘膜に対しての側方圧には不安定になりやすく転覆を引き起こす可能性があり，その力で総義歯が動くことにより痛みや褥瘡性潰瘍の原因となる．

つまり総義歯の安定を図るために，歯の生えていたと思われる部位（ニュートラルゾーンを想定した位置）より義歯床下粘膜の咬合支持領域（Stable zone）に対して垂直に近い力の方向で咀嚼圧が加わるような歯軸（人工歯排列角度）を設定しなければならない（咀嚼力のベクトルの設定）．

以上を細かく分析することで，総義歯の安定が得られ

さまざまな角度からの Model analysis

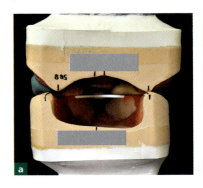
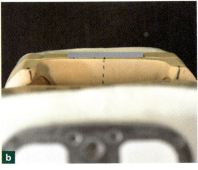

Fig 20a,b さまざまな角度から Model analysis を行う．解剖学的指標からの距離を等距離にして模型に規格性を与えて製作してあるので，模型後縁の平行性（**a**）やレトロモラーパッドの上縁と翼突下顎ヒダの位置関係を観察し（**b**），顎関節の異常や習慣性下顎位などによる左右のずれや高さの違いがないか観察する．

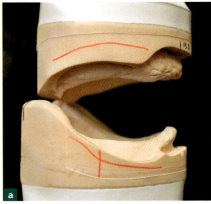
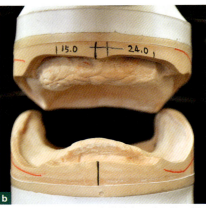
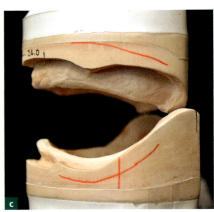

Fig 21a～c 上下の顎堤の対向関係を左右前方から観察し，顎堤の吸収状態を三次元的に観察する．

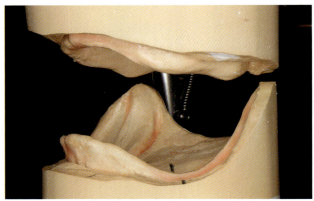

Fig 21d 歯槽頂が大きく湾曲し，Stable zone（安定した部位）の少ない顎堤．顎堤吸収の程度と傾斜によって咀嚼時の総義歯の安定度が変わるが，顎堤吸収が少ない症例でも咀嚼時に水平的に不安定な圧力が加わる場合があるので，三次元的に診断する．

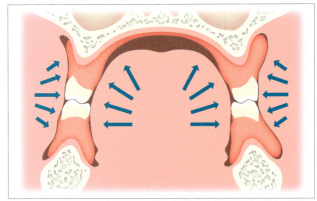

Fig 22 ニュートラルゾーン（頬粘膜と舌の筋圧中立帯）を確認する．天然歯の元あった位置はニュートラルゾーンであると考えられ，そこに人工歯を排列し，顎堤吸収した歯槽堤を義歯床で補うことによって，違和感が少なく咀嚼嚥下運動が円滑に行えるようになるという考え方である．舌側歯肉縁残遺，下顎は歯槽頂と顎堤の形状を観察する．舌側歯肉縁残遺は後天的に歯の移動や傾斜などの変化をともなっていることが多く，わかる範囲で観察しておくことが必要である．

る．しかし，実際に排列を行うと想定外な不安定要素がわかりその都度，再分析・再排列を行わなければ真実が見えてこないことがある．そのため，患者の総義歯に至る経過や現在の咀嚼習慣や咀嚼時の問題点などを十分に理解しておくと人工歯排列の手助けとなる．

人工歯排列

歯科用模型診断用レーザーマーカー（Model analyzer Divineguide・モデルアナライザー・ディバインガイド）

「模型を正確に観察できる能力」（視覚で認識できる顎堤吸収状態のみならず，以前歯の生えていた位置・歯が欠損に至った順番・顎堤の機械的刺激を受けた力の大きさや力の方向・偏位や変形の原因などが，どのようにしてどのくらいの期間をかけて現在の口腔の状態に至ったかという口腔歴を正確に推測できる力）と，そこから「模型分析を行い，総義歯の製作計画を立案できる能力」を養うことは歯科技工士にとって非常に重要なことである．<u>おおよその目分量による主観は，思い込みとしての個人の見解でしかない</u>と考えている．

模型を正確に観察するため，必ず作業模型を規格模型にしておく．そうすることで仮想咬合平面と平行な基底面がある模型を観察することができ，かつ上下顎の模型の三次元的位置関係を観察できる．次に模型分析を行う．そこで正確な分析を行うために，ディバインガイド（Fig 23）を用いる．ディバインガイドは，主観からの思い込みや曖昧な判断基準からの誤差やミスを防ぐために必要なツールである．

従来の手法では立体的な模型に直線を引く場合，定規をあてがい片目で真上からその部を直視して引いていた．しかし，視点がわずかにずれてしまうことや，立体的な模型に引いた線がずれてしまうことがあった．ディバインガイドはレーザー光線を模型に照射するため，従来の方法より正確に線を引くことが可能となった．

義歯製作のうえで小さく限られた支持域の模型に正確な線を引くことは重要である．ディバインガイドを使用することで特に模型の解剖学的正中線や咬合平面などを正確に分析できるため，義歯製作上の判断基準となる．

また，排列時に人工歯の位置をラインやドットを適宜使用し，蝋堤に反映することで解剖学的指標から三次元的な位置を的確にマーキングすることができるため，技工作業の効率化と正確化が図れる．

Model analyzer Divineguide（モデルアナライザー・ディバインガイド）

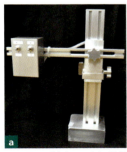
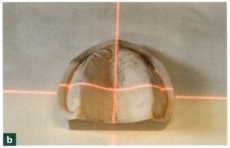
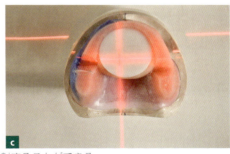

Fig 23a Divineguide 外観．直線，十字，点のレーザー光を真上から模型に照射することができる．
Fig 23b 直線のレーザー光により正中口蓋縫線を指標とした解剖学的仮想正中線の模型への正確な記入をすることができ，十字のレーザー光により歯の位置の左右の対称性を観察することができる．
Fig 23c ゴシックアーチトレーサー取り付け時，十字のレーザー光により下顎の安定を考慮した上顎描記板に対する描記針の水平的位置を正確に設定することができる．

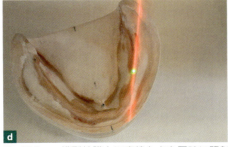
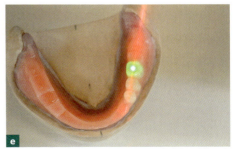

Fig 23d, e 模型粘膜上に直線と点を同時に照射し，人工歯を排列するべき位置を基礎床の蝋堤上に正確に写し取ることができる．

CHAPTER 8

1．使用法

　この Model analyzer Divineguide（モデルアナライザー・ディバインガイド）は，約1mm径のレーザーの点（ドット）とレーザーの線（ライン）と十字（クロス）の3種類のレーザーが模型に垂直に照射される．さらに点（ドット）と線（ライン）を同時に併せて使用することができる．事前に模型を規格模型にする（咬合採得後に咬合平面の修正を行う場合は，規格模型の咬合平面と平行な規格模型基底面に修正をしておく）．もしくは，咬合平面と平行な基底面を製作した作業模型を使用する．模型をサベイヤー用の雲台に乗せた時も，咬合平面と机が平行に保たれるようにする．

　点は，解剖学的なランドマークや抜歯痕（抜歯後のわずかな窪み）・人工歯の排列基準を示す．

　線は，解剖学的正中線・咬合平面・歯槽頂等などをまっすぐ正確に捉えることで判断基準をもたらすことになる．

　十字は模型の真ん中に置き，顎堤のシンメトリーを観察でき，ゴシックアーチ装置の装着位置の設定時や直角を利用したい場合にも役立つ．

　模型上で示した点・線・十字を蝋堤に正確に反映することができる．

　規格模型の製作から Model analysis，人工歯排列と総義歯を製作するさまざまな工程で使用できる．総義歯のみならず咬合再構成やセラミックスへの咬合付与等で使用可能となる．歯科医師も自分の形成した支台歯の評価を行ううえでも非常に有効に活用できる．

人工歯排列

　総義歯の咬合様式では，安定を目的としたリンガライズドオクルージョンと咀嚼効率を重視したフルバランスドオクルージョンという2種の咬合様式から選択することが一般的である．

　しかし，患者の要望（審美や違和感）・顎位・顎堤条件等により，安定の得られる人工歯の位置や歯軸，咬合関係などが異なるため，一律の法則に従うことはできない．個々の症例に対し最善の方法を選択することが必要である．

　例えば咀嚼圧の強い症例に陶歯を排列する場合には，上顎機能咬頭と下顎咬合面に対して少数の点で接する純粋なリンガライズドオクルージョンでは人工歯破折のリスクや機能咬頭の摩耗の進行が危惧される．

　このように，個々の症例に対し個人の特性に合わせることで，機能的で安定が期待できる咬合関係が完成する．

1．両側性平衡咬合：フルバランスドオクルージョン

　Gysi の咬合小面学説に基づき別名両側性平衡咬合といい，咬頭嵌合位と偏心咬合時においてすべての歯の咬合小面が接触滑走することで咬合平衡が保たれる咬合様式であり，総義歯のための理想咬合とされている．咀嚼運動時に連続的にかかる水平圧は，義歯の不安定要素に繋がっている．つまりすべての人工歯の咬合小面が滑走時に同時に接触することにより水平圧を人工歯全体で均等に分担するという考え方である（**Fig 24a, b**）．

　ただし，咬合器上でフルバランスドオクルージョンの咬合関係を作るには調整箇所が多く時間がかかる．顎関節の動きに調和した咬合関係を作ることにより優れた咀嚼効率を与えることができると考えられるが，斜面による接触で咀嚼圧を床下粘膜に対して適切な方向に与えることが困難な場合が多い．そして，咬合器は生体の咀嚼運動を完全に再現できるものではないので，生体の動きに対してバランスよく均等にすべての歯に咬合接触を与えることにおいても難しい．

2．両側性平衡咬合：リンガライズドオクルージョン

　別名舌側化咬合といい，咬頭嵌合位および偏心咬合時に，上顎臼歯の舌側咬頭頂のみが下顎臼歯の作業側，平衡側に咬合接触する咬合様式で，総義歯に与える優れた咬合とされている．

　両側性平衡咬合のリンガライズドオクルージョンの特徴として，上顎臼歯の舌側機能咬頭頂のみが下顎臼歯の中心窩に嵌合し，各小臼歯で1点，第一大臼歯で2点，第二大臼歯の近心舌側咬頭で1点，片側について計5点の咬合接触をさせる（**Fig 24c**）〔人工歯によるが，第一大臼歯に1点の場合もある．その場合は，片側が計4点となる．また，第二大臼歯が Unstable zone にかかる症例では，咬合接触を与えない場合もあるため，症例ごとに接触点が変わる〕．

　下顎臼歯の頬側咬頭と上顎臼歯とは接触させないため，

人工歯排列

フルバランスドオクルージョンとリンガライズドオクルージョン

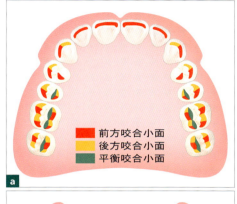

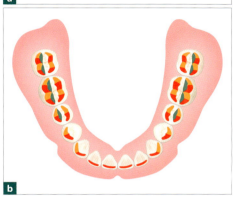

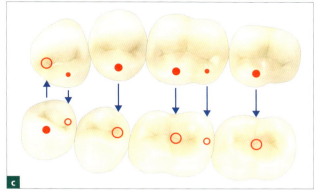

Fig 24a〜c フルバランスドオクルージョン（**a, b**）〔参考文献75より引用・改変〕とリンガライズドオクルージョン（**c**）〔参考文献39より引用・改変〕．リンガライズドオクルージョンとは，上顎臼歯の舌側咬頭が下顎臼歯の中心窩に嵌合し，各小臼歯で1点，第一大臼歯で2点，第二大臼歯の近心咬頭で1点，片側について計5点の咬合接触をもつ咬合様式．

咀嚼運動時の側方圧を避けることができる．人工歯はパウンドラインを目安に排列することで，咬合圧が舌側化されるため総義歯は安定する．そのためフルバランスドオクルージョンに比べ臼歯部人工歯を頰側寄りに排列しても咬合平衡を保つことができ，口腔を広く感じられる．加えて肉や繊維質の食べ物を引き裂くこと（咬断・粉砕）に適している．

現在，筆者は両側性平衡咬合のリンガライズドオクルージョンでバランシング・コンタクトの機能的な付与を行っている．これは，Model analysisを基に排列を行う際，Stable zoneに排列された隣在歯や平衡側咬合面に，偏心運動時大きな側方圧が加えられない程度の咬合接触を付与していくことである．バランシング・コンタクトを付与することは義歯の転覆の予防を目的としている．

通常平衡側の第一・第二大臼歯遠心咬頭内斜面も意識してバランシング・コンタクトを付与することが多い（**Fig 25b**）．しかし，重度顎堤吸収である難症例の場合はStable zoneが狭く，バランシング・コンタクトを求める部位に限りがあることがある．Model analysisに加え咬合器上で偏心運動や疑似的咀嚼運動等を行いながらバランシング・コンタクトを機能的に付与していく．加えてリンガライズドオクルージョンでは咬合接触点が少ないため，舌側機能咬頭頂の早期摩耗が危惧され，磨り潰すこと（臼磨）が困難な場合もある．その欠点を補うために筆者は作業側の上顎第一・第二小臼歯部頰側咬頭近心内斜面に作業側ガイドを与えている．これは，舌側機能咬頭頂の保護と咀嚼運動時の作業側の接触面積を増やし咀嚼能率の向上を図るためである．偏心位での前歯部の接触はポステリアガイダンスを優先に行い，臼歯部が接触している状態で与える（**Fig 25a**）．

総義歯の装着後，顎関節機能との不調和や義歯床下粘膜の被圧変位量の影響などで，付与したバランシング・コンタクトや作業側ガイドが強く接触し総義歯に不安定となるような力が加わるようであれば，接触がなくならない程度に弱める必要がある．

3．解剖学的観察と生体に調和した人工歯排列

まずは，Model analysisを踏まえ人工歯の排列位置を決定する．人工歯の位置や高さの基準は，作業模型，顎

CHAPTER 8

口腔内での咬合接触

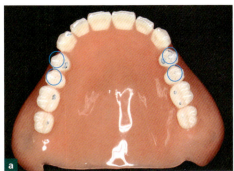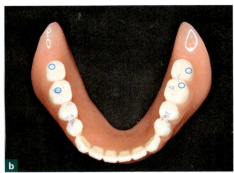

Fig 25a, b 総義歯装着当日の咬合面観．咬合調整は行っていない．本症例は咬合器上で左側大臼歯にもバランシング・コンタクトを与えていたが口腔内では接触点が確認できなかった．咬合器上と口腔内での接触点が一致していない部分である．粘膜の被圧変位量等も考慮し，経過を観察する．
a：上顎咬合面観．第一・第二小臼歯頬側咬頭内斜面に作業側ガイドを与えている．
b：下顎咬合面観．平衡側第一・第二大臼歯遠心咬頭内斜面にバランシング・コンタクトを与えている．

位，ゴシックアーチ描記やレジストレーション描記など下顎運動の描記で得られた各患者の情報が機能的設計情報として盛り込まれている．加えて術者からの情報を精査し，患者の主訴と旧義歯の問題点，口腔歴などを照らし合わせながら排列を進めていく．

　人工歯の位置決めは感覚だけに頼らず，その咬合床に盛り込まれた情報を数値化できるものは必ず記録することが重要である．解剖学的指標で製作された規格咬合床の口腔内での寸法の適合度，規格咬合床からの変更量を，イメージだけではなく数値として認識することによって，最終的な工程まで記録や数値化した情報で想定された形態を見失うことなく技工操作を進めることができる．

4．前歯部の審美

　前歯部の排列においては，機能だけでなく審美回復も重要となる．フレンジテクニックで得られた豊隆と患者の要望・リップサポート・前歯部の見え方・現在の顔貌写真と有歯顎時の写真の比較などを参考に，人工歯の色（シェード）・形態（モールド）の選択を行い，前歯部の排列位置や歯軸を調整する．

5．臼歯部の位置と歯軸

　食べ物を噛み切る・砕く・磨り潰すという咀嚼運動を想定し，食塊の乗せやすい高さで生理的な維持が期待できる天然歯のあったと思われる位置（ニュートラルゾー

ン）で人工歯の排列を行う．そのように排列された上顎臼歯部人工歯の位置は，顎堤吸収により支持域から離れている場合も多い．総義歯は粘膜の上に乗っているだけであるため，支持域より離れた位置に排列された人工歯にかかる咀嚼圧による水平方向への力により，総義歯の転覆・回転や不均等な機械的刺激を義歯床下組織に与える可能性がある．それを防ぐため，咀嚼運動の中で食塊を挟み込み，接触しながら中心咬合位へ滑り込んでいく時に，義歯床が動かず，均等な咀嚼圧を支持域に伝えることを想定した歯軸の設定を行うことが重要である．

6．研磨面形態

　歯齦形成による義歯研磨面の適切な形成は，生理的維持と装着違和感の軽減のために重要である．形態を適切に形成することで，審美面の回復のみならずリップサポートにて生理的維持が向上し，ニュートラルゾーンを阻害せず義歯が舌と頬の均等で生理的な圧に挟まれ維持が期待できる．また，人工歯排列位置と歯軸の設定後，咀嚼・嚥下運動に支障が出ない程度に，いかに口腔内を広く作るかが違和感軽減において重要となる．総義歯は器質欠損からの回復を目的としているが，人工的な異物であるため違和感が生じやすい．顎堤吸収の影響を受けにくい口蓋水平板と顎舌骨筋線等の固有骨付近はできる限り薄く形成することで大きく違和感が軽減する．

　以上を踏まえ，基本的な排列方法について述べる．

前歯部排列

1．上顎前歯部

上顎前歯部は患者の見た目を大きく左右する．

総義歯においては人工歯の排列位置と歯軸によって付近の歯肉の豊隆度合いも変化するので，顔貌のふくらみに影響する．美しいのか，逞しいのか，上品なのか，性格や個性に合っているのかというものは感性の部分が大きく，歯科技工士（人工歯排列を行う者）のセンスによる．患者の理想とする歯並びと歯冠形態を歯科医師（チェアサイド）とともに擦り合わせる必要がある．

また，審美的な要素を大切にしつつ機能面も兼ね備えなければならない．日常生活を送るうえで総義歯の役割は審美性・構音・咀嚼・嚥下機能が必要で，奥の深い部分である．歯科技工士のセンスというのは，審美と機能の両面から成り立っているものだといえる．

上顎前歯部排列は，平均値咬合器の基準に則り付着されている患者固有に調整された咬合床の水平的な位置関係を咬合平面板上で逐一確認しながら行っていく．

上顎前歯部の排列について**Fig 26～28**に示す．

上顎中切歯の排列

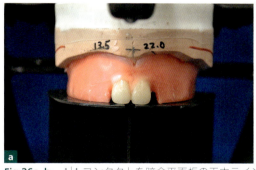
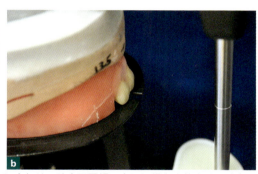

Fig 26a, b 1│1 コンタクトを咬合平面板の正中ラインに合わせ，咬合平面板の上に切縁を当接させ，咬合平面に合わせる．前後的位置は咬合平面板の中切歯切縁のラインに合わせる．前後的・垂直的な切縁の位置を決定した後，左右シンメトリーに排列する．

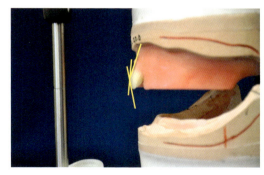

Fig 26c 前後的な傾斜度は口唇をイメージし，歯槽突起の豊隆と傾斜を考慮し，人工歯の中切歯唇側面の3面形態もしくは4面形態を意識して，その切縁側の唇側歯面を下顎歯肉歯槽粘膜境のやや外側に向ける．これによって，リップサポートが上顎歯肉歯槽粘膜境から下顎歯肉歯槽粘膜境にかけて弧を描くように決定される．

Angleの分類のⅠ・Ⅱ・Ⅲ級のいずれも同様にする．これにより，患者固有の前後的な顎位による適切なリップサポートの目安となる．

咬合に関しては，食べ物を捕食する役割があるので，上下で安定する力の方向を考える必要がある．

上顎側切歯の排列

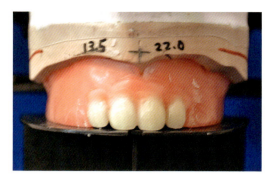

Fig 27a 側切歯は，基本的には咬合に積極的には参加せず，審美的アクセントの効果がある．前後的・垂直的に中切歯と差をつけることによって，中切歯が強調され，立体的なイメージに見える．咬合平面板を使用し，切縁を中切歯より0.5mm程度浮かせる．

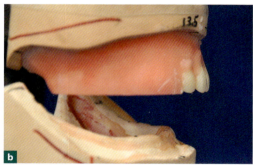 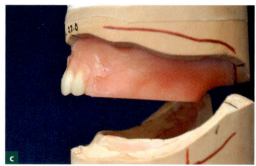

Fig 27b, c 歯頚部が中切歯よりも口蓋側に入れば前方傾斜が強くなる．逆に差を小さくすると直線的に平坦に見える．顔の骨格が立体的か平坦かに，性別や性格によるイメージによっても変わってくる．また，顎堤の形状を観察して，天然歯の歯列弓の位置関係も考慮する．犬歯の位置を決定し，後から排列することもある．

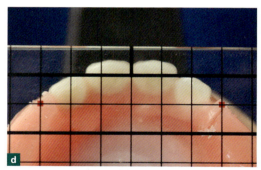 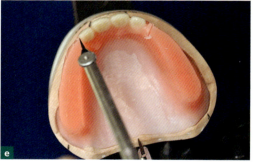

Fig 27d 5mm方眼の定規を使い，近遠心の隅角が左右対称の位置になっているか確認する．基本的には近心隅角は中切歯遠心隅角よりも1mm程度舌側に入れるが，患者の個性に合わせて増減させる．
Fig 27e デバイダー（製図用コンパス）を使用し，正中線後方を軸として左右対称の確認をする．

2．下顎前歯部

下顎前歯部は審美性よりも下顎の義歯安定を優先し，食べ物を剪断する際に転覆を防止するよう顎堤に向かう力の方向と，口輪筋やオトガイ筋に安定を阻害されない位置と歯軸に注意して排列を行う．

下顎前歯のバランスの取れたオーバーバイト・オーバージェットは，上下の対向関係や顎運動の範囲や偏心運動時の臼歯部の咬合面の展開角が決まってから前歯部と臼歯部で咀嚼運動のバランスを取るので，最終的に被蓋関係を調整するか，上顎前歯・上下顎臼歯部を排列し，最後に下顎前歯部を排列するのも有効である．

下顎中切歯・側切歯

基本的には咬頭嵌合位では前歯部に咬合接触を与えず，偏心位で軽く咬合接触を与えるようにする．天然歯のオーバーバイトとオーバージェットの平均値は2.5mmであるが，天然歯のように骨に固定されていない総義歯は安定のために強い咬合接触を与えず，咀嚼による側方

上顎犬歯の排列

Fig 28a　上顎犬歯は尖頭の位置（垂直的な高さ）を中切歯と同じ位置に排列し，咬合平面と一致させる．顎堤のアーチの形状により位置が決まり，上顎中切歯と同様にリップサポートとして働く．目安としては第一横口蓋ヒダの先端から延長線上7～9mmに尖頭が位置する．

犬歯尖頭の位置は鼻翼から真下に記入した口角線を目安に決める．歯軸は中切歯よりもやや立て，歯頚部を張り出す．

咬合面観から見て犬歯の切縁の遠心部分のラインが正中線と比べて10～20°程度遠心開きにすることを目安にして，小臼歯部の排列位置を推測しながら微調整し，臼歯部へと滑らかに移行させ，前方から見ると唇側歯面の近心面が見えるようにする．それによって側方運動時，下顎犬歯の遠心切縁がスムーズに抜けていく方向とも一致しやすい．

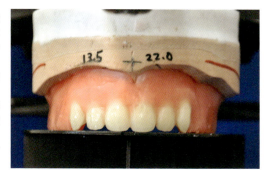

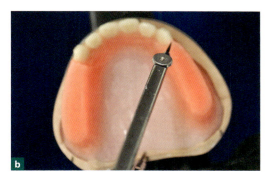

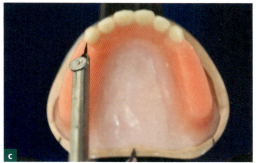

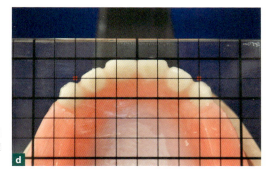

Fig 28b～d　側切歯と同様に，デバイダー（製図用コンパス）や5mm方眼の定規を使い，左右対称性を確認する．

下顎中切歯の排列

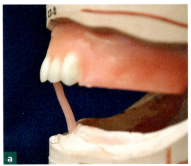

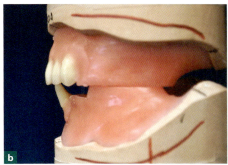

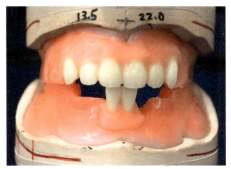

Fig 29a, b　食べ物を剪断する時の力の方向を歯槽堤に向け，口輪筋やオトガイ筋を阻害しないように歯頚部をやや舌側に傾斜させる．

Fig 29c　オーバーバイトは天然歯よりも少なめにする．オーバーバイトとオーバージェットは臼歯部の展開角と顆路角に調和させるため，臼歯排列後に微調整する．

下顎側切歯の排列

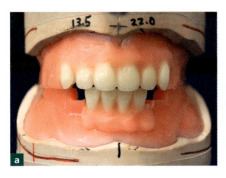
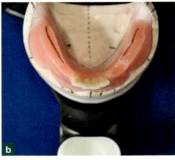

Fig 30a, b 下顎側切歯は下顎中切歯と同じ量のオーバージェットを与える．上顎側切歯が上顎中切歯よりやや舌側に位置するので，歯軸を歯槽突起のやや唇側に向けて，力を下顎骨の方向に向かわせるよう，やや舌側に位置させる．

下顎犬歯の排列

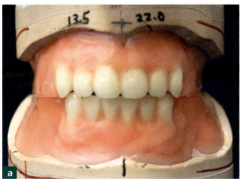
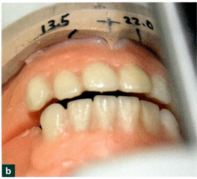
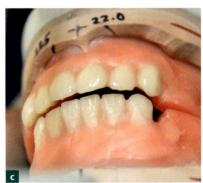

Fig 31a〜c オーバーバイトは中切歯同様に与え，偏心位を考えた位置に排列を行い，咬頭嵌合位では均一な隙間を与える．尖頭の垂直的な高さは，偏心位での削合分を考慮して中切歯・側切歯の切縁の高さよりもやや高い位置にしておくとよい．同様に中心咬合位時には接触は避け，間隙を空けるようにする．

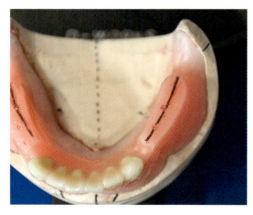

Fig 31d 下顎犬歯遠心切縁をレトロモラーパッドの付け根と歯槽頂の交わる方向に向け，臼歯部へとスムーズに移行させる．

圧を与えないようにする．

咬合接触，オーバーバイト・オーバージェットは，症例ごとの被圧変位量や顎運動，顎関節機能を考慮した離開が必要となる．下顎中切歯は上顎前歯とのオーバーバイトとオーバージェットの位置関係を設定するため，先に排列する場合は仮排列とし，臼歯部排列を行い，側方運動時の顆路角と臼歯部の咬頭傾斜角とバランシングが決定した後，適切なアンテリアガイダンスによって決定する．そのため，上下臼歯部の排列を行った後，下顎前歯部を最後に排列することもある．AngleのⅠ級様顎間関係において，オーバージェットは1mmに，オーバーバイトは1〜2mm前後に設定し，上顎中切歯との間にやや間隙を与える．

オーバーバイトとオーバージェットは下顎の運動量および粘膜の被圧変位量に大きく影響を受ける．そのため，模型のみで設定するには困難な症例がある．チェアサイ

下顎臼歯部の排列位置の確定

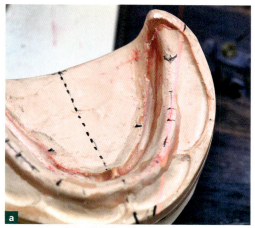
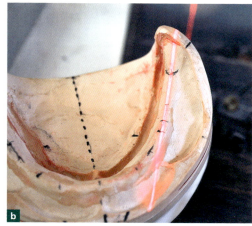

Fig 32a, b 臼歯部排列の前に，レーザーマーカー（Divineguide，雀宮産業）を使用して第一大臼歯（**a**），第二大臼歯（**b**）の頬舌的な位置を歯槽頂に記入する．ライン付近に上顎機能咬頭を位置させる．

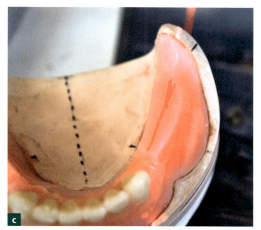
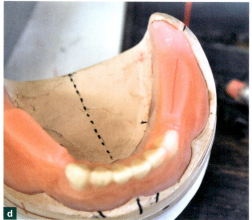

Fig 32c, d 蝋堤上の下顎臼歯部排列範囲を確認する．排列は上顎臼歯部を先にするが，咬合平面と頬舌的な位置は下顎臼歯の位置を基準にする．

ドとラボサイドで相談しながら適宜決めていく．

加齢とともに口唇の位置が下がり，下顎の歯が見えやすくなるため，中切歯・側切歯で位置と歯軸をやや変化させることもある．

下顎中切歯・側切歯の排列について **Fig 29, 30**に示す．

下顎犬歯

上顎犬歯と同様に，下顎犬歯の位置関係がリップサポートに影響し，舌側は臼歯部への移行に関与して前方の舌房を決定する．

位置と歯軸の決定は，上顎犬歯の近心の切縁と下顎犬歯の遠心切縁が側方位にバランスよく抜けていくことを考慮して微調整する．よって，上顎同様に下顎側切歯より先に犬歯を排列することもある．歯軸は中切歯・側切歯と同様に義歯の安定を考慮して，歯槽堤の形態で決定する．

下顎犬歯の排列について **Fig 31**に示す．

臼歯部排列

臼歯部人工歯は設定された咬合平面に合わせるように排列を行い，咬合面から伝達される力を義歯床下粘膜の支持面に，安定する力の方向で加えることを重視する．そして，天然歯の元あった位置を観察し，咀嚼嚥下運動を阻害せず，安静時に快適な人工歯の位置と歯肉の豊隆

臼歯部人工歯選択

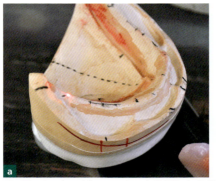 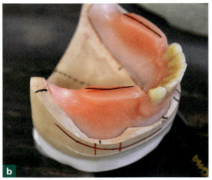 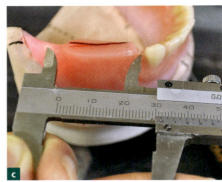

Fig 33a, b レーザーマーカーを使用した臼歯部人工歯の選択．臼歯部人工歯の大きさを決めるには，下顎犬歯遠心面からレトロモラーパッドの付け根までの距離を計測する．
Fig 33c メーカーにより表記は異なるが，一般的に日本製の人工歯は番号が人工歯の第一小臼歯近心から第二大臼歯遠心までの距離であることが多い．

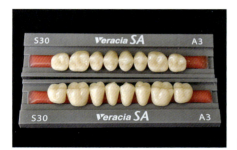

Fig 33d 選択された人工歯（ベラシア SA ポステリア，松風）．

下顎臼歯部 Model analysis

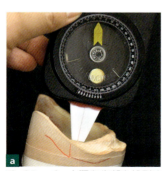 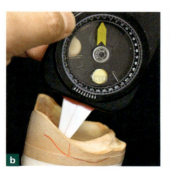 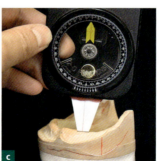 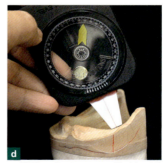

Fig 34a～d 上顎臼歯部を排列する前に，マルチレベル（シンワ測定，Amazon）を改造したデバイスを使い，顎堤の Stable zone（傾斜の緩やかな安定したゾーン）と Unstable zone（前方に向かって急峻で不安定なゾーン）を計測して，咬合の中心である第二小臼歯と第一大臼歯をどこに排列すればよいかを見ておく．部位や顎堤条件により違いはあるが，基底面より約20°以上の角度の部位は Unstable zone としている．
　多くの症例においては，上顎に比べ下顎総義歯が咀嚼圧によって不安定になりやすいので，まずは下顎の安定を考える．上顎の顎堤吸収が大きい場合は，上下の対向関係で安定を考える必要がある．

形態を製作する．
　排列順序によって上顎法と下顎法があり，さまざまなケースがあり，方法もいろいろあるが，あらかじめ適切な咬合平面の高さと下顎人工歯の頬舌的な位置が設定されている場合は（Model analysis で下顎の人工歯排列位置が分析・設定されているため），上顎法で排列する．
　排列様式は，両側性平衡咬合のリンガライズドオクルージョンを行い，機能的にバランシング・コンタクトと作業側ガイドを付与する．側方運動時に左右の均等な接触を付与し，作業側小臼歯部の頬側咬頭近心内斜面に

人工歯排列

上顎臼歯部の排列

上顎第一小臼歯の排列

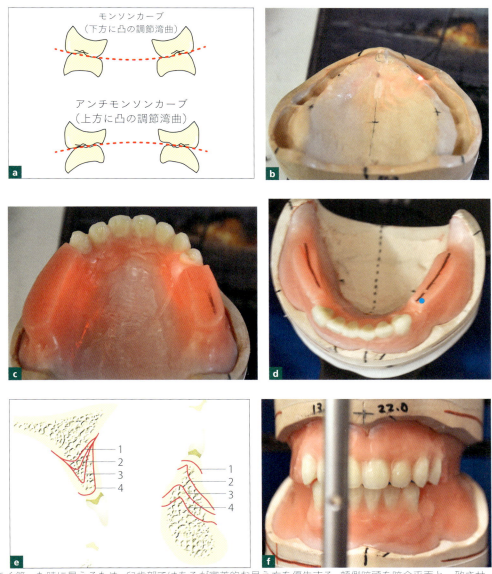

Fig 35a〜f 上顎第一小臼歯は大きく笑った時に見えるため，臼歯部ではあるが審美的な見え方を優先する．頬側咬頭を咬合平面と一致させ，舌側咬頭はわずかに浮かせアンチモンソンカーブ様咬合様式（**a**）を与える．舌側歯肉縁残遺にレーザーマーカーの点を照射し（**b**），その位置と第一小臼歯舌側面を一致させるように人工歯を置き（**c**），下顎の歯槽頂に対して人工歯の機能咬頭の頬舌的な位置を確認する（**d**）．

　基本的には臼歯部排列は上顎機能咬頭を下顎の天然歯の頬舌的に真ん中である歯槽頂に位置させるが，第一小臼歯は歯槽頂のラインから0.5〜1.0mm程度，頬側に機能咬頭を位置させることが多い．これは下顎骨・下顎体は前歯部に近くなるほど唇側に傾斜しているため，上顎と同様に唇側の顎堤が大きく吸収し，歯槽頂が内側に移動するためである（**e**の数字は吸収の4段階）．よって，自然な歯列を作ろうとすると，吸収度合いにもよるが前歯部に近い第一小臼歯相当部までは歯槽頂からわずかに人工歯を頬側に排列することが多い（**f**）．

　舌側歯肉縁残遺は有歯顎時の経時的・後天的なさまざまな要因により変化しているので注意が必要である．例えば頬側に傾斜や移動している場合には，舌側歯肉縁残遺も実際より頬側に位置するようである．Angle II級，または下顎よりも上顎の顎堤が大きな症例や顎堤吸収が著しい症例は，安定を優先して，天然歯があったであろう位置よりも舌側に入れることもある．

ガイドを，平衡側臼歯部でバランシングコンタクトを与え，義歯の転覆を防ぐ．

　下顎臼歯部の排列位置・人工歯選択・Model analysisについては **Fig 32〜34**，上顎臼歯部の排列については **Fig 35〜38**，また，下顎臼歯部の排列については **Fig 39** に示す．

上顎第二小臼歯の排列

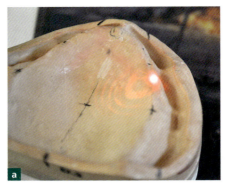
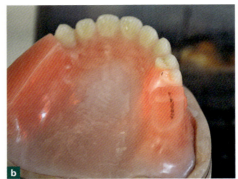
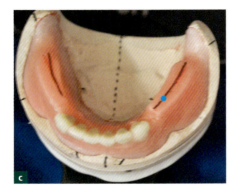
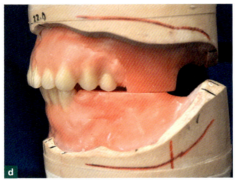

Fig 36a〜d 第二小臼歯も同様にレーザーマーカーを照射し，頬舌的には上顎は舌側歯肉縁残遺を目安に排列するが，機能咬頭の下顎に対する位置は徐々に歯槽頂に近くなっていく．咬頭の高さは頬舌とも咬合平面上にするか，頬側咬頭をわずかに離開させる．
a：上顎第二小臼歯の舌側歯肉縁残遺の位置にレーザーマーカーを照射．
b：人工歯の舌側面をレーザーマーカーに一致させる．
c：下顎歯槽頂線と上顎機能咬頭を頬舌的に一致させる．
d：頬側咬頭を咬合平面に一致させるかわずかに離開させる．

上顎第一大臼歯の排列

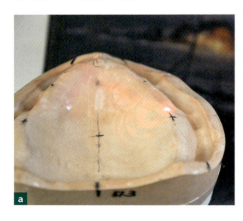
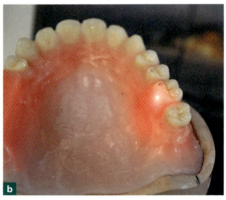
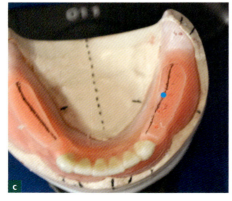

Fig 37a〜c 上顎第一大臼歯は歯槽骨の吸収方向が垂直方向であるため，下顎歯槽頂線上に上顎機能咬頭を位置させ，咬合平面上に接触させる．側方面観では後方の臼歯ほど頬側咬頭を咬合平面から離開させる．それは前方から後方へ顎関節に近くなればなるほど顆路角の影響を受けやすく，側方運動時のディスクルージョン（離開量）が大きくなることから，頬側咬頭内斜面への下顎頬側咬頭の干渉を防ぐためである．
a：上顎第一大臼歯の舌側歯肉縁残遺の位置にレーザーマーカーを照射する．
b：人工歯の舌側面をレーザーマーカーの位置に一致させる．
c：頬側咬頭を咬合平面から第二大臼歯よりも多く離開させる．

上顎第二大臼歯の排列

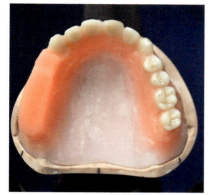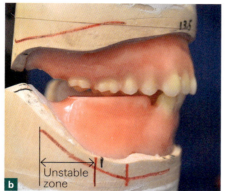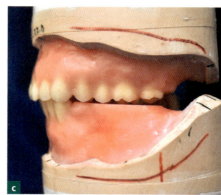

Fig 38a 上顎第二大臼歯は第一大臼歯より遠心をやや口蓋側に入れて頬側に飛び出さないようにすることで，頬筋の走行を阻害しない．

Fig 38b, c 下顎の顎堤の前方への急峻な傾斜角である Unstable zone を見て，咬合面からは機能咬頭は離開させる．

下顎臼歯部の排列

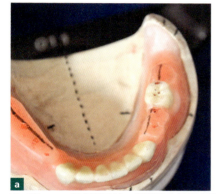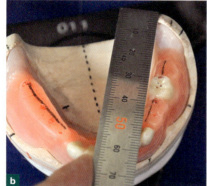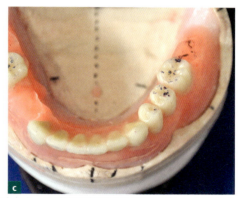

Fig 39a～c 有歯顎では，顎関節の負担を軽減するために咀嚼運動の中で作業側にガイドを与え，臼歯部は離開させるほうがよいと考えることが多いが，総義歯では義歯を転覆させる力が働きやすいため，両側性の平衡咬合を与え，臼歯部は離開させないほうがよい．

　作業側の頬側の接触滑走面は，小臼歯の近心頬側咬頭内斜面に与えるようにする．有歯顎の場合は顎関節から遠く関節に負担の少ない前歯部に滑走面を与えることが有利であるが，総義歯の場合は顎堤吸収の度合いによって前歯部の過干渉に対する支持力が保てず，顎堤に対する負担が大きく，顎堤吸収が進み，臼歯部摩耗により前方の咬合干渉へと繋がり不安定になりやすいため好ましくない．また，作業側における大臼歯の側方運動での頬側咬頭のガイドはさせない．作用点である顎関節に支点となる滑走面が近づくほど，義歯後方への咀嚼圧が強くなり不安定になりやすい．

a, b: 下顎の人工歯の位置を基準に上顎臼歯部の人工歯排列を行ったので，それに合わせて下顎の臼歯部を最も咬合面の面積が広く，咬合に重要になってくる第一大臼歯から排列していく．2，3のコンタクトとレトロモラーパッドの内側を結んだライン（パウンドライン）よりも内側に入らないか確認をし，頬舌的な位置を決定することにより舌房を確保する．この時，中心窩に3点接触するようにし，頬舌的な咬頭の高さは同じ高さか頬側咬頭が若干高いぐらいに排列することにより両側性平衡咬合のリンガライズドオクルージョンを目指す．

c: 同様に，第二小臼歯，第一小臼歯の順に排列していく．

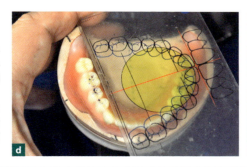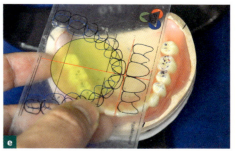

Fig 39d, e すべての人工歯について，パウンドラインを越えていないか確認する．上顎第二大臼歯の舌側面は若干口蓋側に向いているため，下顎第二大臼歯をそれに合わせるとパウンドラインからはやや出る場合がある．その時にはわずかに舌側面を削合し，対処する．

下顎臼歯部の排列（続き）

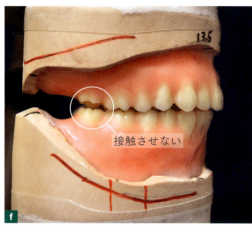
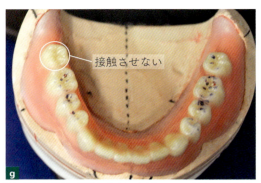

Fig 39f, g　右側第二大臼歯は，顎堤が急峻で義歯の前方へ押し出す力が加わるUnstable zoneに位置するため，咬合接触をさせず，食べ物が介在しても強い咀嚼圧が加わらないように最低2 mm以上空ける．

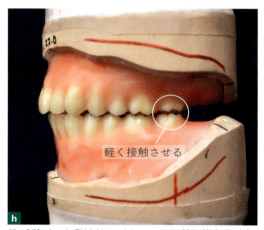
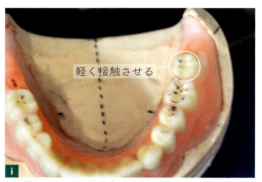

Fig 39h, i　左側はUnstable zoneに差し掛かるぐらいの位置なので，迷う場合は排列の段階では咬合接触させておいて，口腔内での判断で後に咬合接触を取り除く方法をとることもできる．

歯齦形成（歯肉形成）

　正しく印象採得・咬合採得され，リップサポートが適切であれば，歯肉が見えることはほとんどない．よって，造形的に細かく作り込まれた研磨面形態よりも，機能を優先させた，義歯の安定を阻害しない，もしくは口腔周囲筋によって安定させ，適切に辺縁封鎖をする形態と，嚥下時に食物を咽頭に送りやすく，舌房を阻害しない広く快適な空間などを機能的に形成し，適切なリップサポートによる口唇と頬の豊隆での顔貌の審美面の回復を最優先に意識することが重要だと考える（**Fig 40**）．

　義歯の安定の要因として表情筋・咀嚼筋・舌筋などの口腔周囲筋を意識し，総義歯の安定を阻害しない形態を形成する必要がある．ダイナミック印象で機能的に筋肉の位置と動きが印記されている印象体であれば，最大限形態を残し，阻害すると思われる余剰な部分のみ微調整を行う．

歯齦形成（歯肉形成）

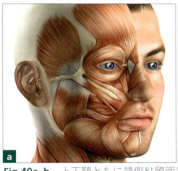
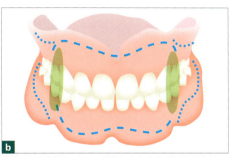
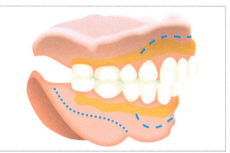

Fig 40a, b　上下顎ともに頬側粘膜面は頬筋，口輪筋によって阻害されない形態を作り，これらの筋肉で総義歯を周りから抱き込むような安定に利用する形態にする．
　口角下制筋・口角挙筋・大頬骨筋・小頬骨筋・上唇挙筋・下唇下制筋・上唇鼻翼挙筋などの口角付近に交差する結節上のモダイオラスは，過剰に凸面にすると義歯を後ろに引き上げ転覆のおそれがあるので，過剰にしない．逆に豊隆が足りないと食べ物が溜まりやすい．

Fig 40c　口輪筋の走行の凹みを形成するが，上図オレンジのエリアに適切に豊隆を与えることによって，辺縁封鎖が得られる．前歯部は，人工歯の歯軸から歯根の方向を意識し，部位ごとに豊隆の差を作る．

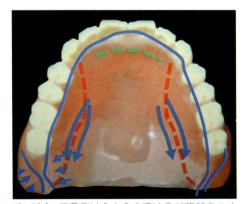
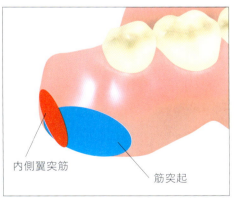

Fig 40d　口蓋側は 2|2 まではS状隆起をつくり構音機能も考える．嚥下時に食べ物が舌によってスムーズに咽頭へと送られるような形態にし，なるべく口腔内が広くなるようにする．口蓋皺襞から後方の第一大臼歯付近から後方で大口蓋孔から内側の口蓋骨水平板の床は吸収する部位ではないため，異物感のないように極力薄く仕上げる．

Fig 40e　バッカルスペース後方の床縁付近は偏心運動時に筋突起が干渉しないように過度な豊隆は取り除く．しかし，どの程度の干渉になるかは個人差があるので口腔内で調整する部位である．内側翼突筋についても阻害しない形態とする．

CHAPTER 8

歯肉形成（歯肉形成）〔続き〕

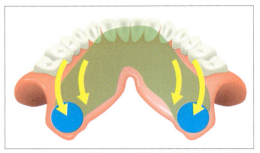

Fig 40f 下顎の舌側面は，舌の位置をイメージし，凹面にして舌の運動を阻害しない形態とし，前歯部舌側面に舌の前方が乗るように形成する．舌根部付近は異物感のないように極力薄くする．

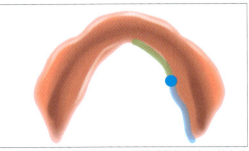

Fig 40g 下顎舌側床縁は，前顎舌骨筋窩より前方の舌下ヒダに乗る部分は辺縁封鎖をして，下顎義歯の安定に重要な部分であるので，適切に印象採得された厚みを残す．一方，後方の顎舌骨筋線上の床は吸収が少ない固有歯槽骨上に乗るので，異物感のないように薄くする．しかし，この部位は口腔内でリリーフ調整する部位であるので，調整分の厚みは残しておく．

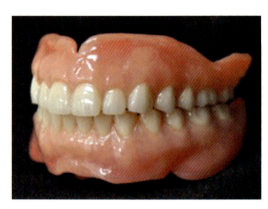

Fig 40h 口腔周囲筋を考慮した義歯研磨面．

参考文献

1. Sutton AF, McCord JF. A randomized clinical trial comparing anatomic, lingualized, and zero-degree posterior occlusal forms for complete dentures. J Prosthet Dent 2007；97（5）：292-298.
2. Mankani N, Chowdhary R, Mahoorkar S. Comparison of Stress Dissipation Pattern Underneath Complete Denture with Various Posterior Teeth form: An In Vitro Study. J Indian Prosthodont Soc 2013；13（3）：212-219.
3. Khare A, Nandeeshwar DB, Sangur R, Makkar S, Khare P, Chitumalla R, Prasad R. A Clinical Study to Examine the Effect of Complete Denture on Head Posture/Craniovertical Angle. J Clin Diagn Res 2016；10（4）：ZC05-8.
4. 小林義典.「フルバランスドオクルージョンかリンガライズドオクルージョンか」論文に対する論評. 補綴誌 2005；49（1）：22-25.
5. Nishigawa G, Matsunaga T, Maruo Y, Okamoto M, Natsuaki N, Minagi S. Finite element analysis of the effect of the bucco-lingual position of artificial posterior teeth under occlusal force on the denture supporting bone of the edentulous patient. J Oral Rehabil 2003；30（6）：646-652.
6. Mankani N, Chowdhary R, Mahoorkar S. Comparison of Stress Dissipation Pattern Underneath Complete Denture with Various Posterior Teeth form: An In Vitro Study. J Indian Prosthodont Soc 2013；13（3）：212-219.
7. Prombonas AE, Vlissidis DS. Comparison of the midline stress fields in maxillary and mandibular complete dentures: a pilot study. J Prosthet Dent 2006；95（1）：63-70.
8. 脇田稔, 山下靖雄（監修）, 井出吉信, 前田健康, 天野修（編）. 口腔解剖学. 東京：医歯薬出版, 2009：84-87.
9. 深水皓三（編著）, 堤嵩詞, 阿部伸一, 岡田尚士（著）. 治療用義歯を用いた総義歯臨床. 京都：永末書店, 2014：68-79.
10. Albert Gerber. Dental Occlusion and the Temporomandibular Joint. Chicago：Quintessence Publishing, 1990.
11. 深水皓三. 総義歯の第1大臼歯部における咀嚼力および咬合力に関する研究. 補綴誌 1973；17（4）：491-516.
12. 五味渕泰造, 小出馨, 旗手敏. リンガライズド・オクルージョンとフルバランスド・オクルージョンの咀嚼機能について. 補綴誌 2000；44（2）：339-347.
13. 須藤哲也. 総義歯の形態・色彩・機能③ 排列. In：鍜治田忠彦, 石川功和, 中込敏夫（編）.「歯科技工」別冊 総義歯部分床義歯の審美形態・色彩・機能が調和する技工操作の進め方. 東京：医歯薬出版, 2011：38-55.
14. 北村清一郎（編著）. 歯科技工別冊 機能的な補綴装置製作のためのアトラス口腔顎顔面解剖. 東京：医歯薬出版, 2015：80-98.
15. 櫻井薫. 咬合様式. In：佐々木啓一, 三浦宏之（編）.「歯科技工」別冊 生体本位の実践・咬合技工 ラボサイドで活かす咬合理論と咬合器操作. 東京：医歯薬出版, 2007：68-82.
16. 末次恒夫. リンガライズド オクルージョン その考え方と与え方. デンタルダイヤモンド 1980；10：300-311.
17. 堤嵩詞, 平岡秀樹. 総義歯づくり すいすいマスター 総義歯患者の「何ともない」を求めて～時代は患者満足度～. 東京：医歯薬出版, 2014：126-149.
18. 坪根政治, 豊田静夫. 総義歯臨床形態学. 東京：医歯薬出版, 1978：308-370.
19. Tony Johnson（Eds）, Duncan J. Wood. Techniques in Complete Denture Technology. Hoboken：Wiley-Blackwell, 2012：65-81.
20. Max Bosshart. Funktion & Ästhetic：Rehabilitation des Unbezahnten nach der Original-Gerber-Methode. Berlin：Quintessenz Verlag, 2014：120-121.
21. Fahmy FM, Kharat DU. A study of the importance of the neutral zone in complete dentures. J Prosthet Dent 1990；64（4）：459-462.
22. Earl Pound（著）, 坂本勲（訳）, 櫻井薫（監訳）. 患者との信頼関係を築く総義歯製作法―ティッシュコンディショナーを活用して― 歯科医師マニュアル. 東京：わかば出版, 2009：27-28.
23. 相宮秀俊, 福田聖一, 堤嵩詞. いま再考するGerber理論・テクニックの有効性―顎運動の緻密な観察, 分析に基づく総義歯製作システムの理解と応用― Extra issue スイスにおけるGerber Method研修会に参加して. 歯科技工 2011；39（12）：1361-1382.
24. 近藤弘, 堤嵩詞（編）. 補綴臨床別冊 検査・診断・治療計画にもとづく基本 総義歯治療. 東京：医歯薬出版, 2003.
25. 大野淳一, 加藤武彦, 堤嵩詞（編）. 歯科技工別冊 目で見るコンプリートデンチャー 模型から口腔内をよむ. 東京：医歯薬出版, 1994.
26. 細井紀雄, 平井敏博, 他（編）. 無歯顎補綴治療学 第2版. 東京：医歯薬出版, 2009：21, 47.
27. Takayama Y, Yamada T, Araki O, Seki T, Kawasaki T. The dynamic behaviour of a lower complete denture during unilateral loads: analysis using the finite element method. J Oral Rehabil 2001；28(11)：1064-1074.
28. SHARRY JJ, ASKEW HC, HOYER H. Influence of artificial tooth forms on bone deformation beneath complete dentures. J Dent Res 1960；39：253-266.
29. Prombonas A, Vlissidis D. Effects of the position of artificial teeth and load levels on stress in the complete maxillary denture. J Prosthet Dent 2002；88（4）：415-422.
30. 大貫昌理. 顎堤条件からみたリンガライズドオクルージョンの選択. 補綴誌 2004；48（5）：691-702.
31. 田村隆英, 佐藤利英, 小出馨. リンガライズド・オクルージョンにおける滑走間隙量の変化が食品破砕に及ぼす影響. 補綴誌 2001；45（1）：67-79.
32. 松本直之, 永尾寛, 河野文昭. 全部床義歯床下組織の負担圧分布に関する基礎的研究 第4報 咬合様式の差が義歯床下組織の負担圧分布に及ぼす影響. 補綴誌 1997；41（1）：44-51.
33. 小出馨, 佐藤利英, 五味渕泰造, 他. リンガライズド・オクルージョンの有効性と臨床応用基準. 歯学 2000；88：433-440.
34. 菅原佳広, 小出馨, 佐藤利英. リンガライズド・オクルージョンにおける滑走間隙量が咀嚼機能に及ぼす影響. 補綴誌 2002；46（3）：357-366.
35. 河邊清治, 松本直之, 他. 総義歯の真髄. 東京：クインテッセンス出版, 2001.
36. 加藤武彦（監修, 編集委員）, 三木逸郎, 田中五郎（編集委員）. 総義歯難症例への対応 その理論と実際―ニュートラルゾーン理論によるデンチャースペース義歯―. 東京：デンタルダイヤモンド社, 2009.
37. 小林義典, 荻原彰, 山崎勉, 大島雅樹, 石原裕之. ゴシックアーチ描記法に関する臨床研究 第5報 ゴシックアーチ描記路・タッピングポイントと咀嚼系機能との関係. 歯学 1984；72：714.
38. 津留宏道, 小林義典, 他（編）. 床義歯学. 東京：クインテッセンス出版, 1987.
39. 中尾勝彦.「補綴臨床」MOOK 無痛デンチャーの臨床. 東京：医歯薬出版, 2002.
40. 高橋一也, 小野圭昭, 権田悦通, 他. 総義歯装着者の咬合力に影響を与える顎堤形態について. 歯科医学 1999；62（2）：111-118.
41. 川口隆彦. 諸種の下顎位における咬合位と顎頭位との関係, およびHinge axis points, Hinge axisについて. 補綴誌 1972；16（1）：28-45.
42. 藍稔, 川口武美. ゴシックアーチ描記の意義とその方法. 日歯医師会誌 1985；38（8）：786-795.
43. 永田省蔵. 臨床における顎位の設定の疑問から―ゴシックアーチの臨床統計―. 補綴臨床 1995；28（2）：155-162.
44. 日本補綴歯科学会（編）. 歯科補綴学専門用語集 第2版. 東京：医歯薬出版, 2004：84.
45. 西村敏朗. 練習用義歯による水平的咬合位の変化に関する研究. 補綴誌 1972；16（2）：420-442.
46. 市川淳. 口腔内で安定させるための総義歯臨床. デンタルダイヤモンド 2017；42（4）：51-64.
47. Sidney Kina, August Bruguera（著）, 新谷明一（訳編）. 歯科技工別冊 invisible 先端審美補綴フォトガイド―天然歯と調和するセラミックス補綴の臨床と技工―. 東京：医歯薬出版, 2010.
48. 上濱正, 阿部伸一, 土田将広. 今後の難症例を解決する総義歯補綴臨床のナビゲーション. 東京：クインテッセンス出版, 2012：204-212.
49. 上條雍彦. 図解口腔解剖学 2 筋学（臨床編）. 東京：アナトーム社, 1998：379-383.
50. 上條雍彦. 図解口腔解剖学 2 筋学（基礎編）. 東京：アナトーム社, 1998：223-249.
51. Jan Hajto（著）, 大畠一成（編）. 歯科技工別冊 審美歯科治療のための 天然歯フォトギャラリー. 東京：医歯薬出版, 2009.
52. 阿部二郎（監修）, 生田龍平, 小久保京子, 小林靖典, 蜂山譲氏, 戸田篤, 松丸悠一. QDT Art & Practice 別冊 阿部二郎と5人のスーパー歯科技工士が同一難症例で示す ひとつではない, 噛める総義歯の姿. 東京：クインテッセンス出版, 2013.

53. 阿部二郎，小久保京子，佐藤幸司．4-STEPで完成　下顎吸着義歯とBPSパーフェクトマニュアル─全無歯顎症例に対応─．東京：クインテッセンス出版，2011：166-169，174-180，192-199．

54. 堀江鉦一．堀江式総義歯調整法．東京：森村歯科商会，1973：197-207．

55. Max Bosshart．咬合面形態と咬合の安定．QDT 2014；39（8）：134-141．

56. 山崎史晃．チェアサイド/ラボサイド共通の基準に基づいた規格性のある総義歯製作法─VASデンチャーシステムを用いて─．QDT 2013；38（11）：46-63．

57. 佐々木啓一，三浦宏之（編）．歯科技工別冊　生体本位の実践・咬合技工─ラボサイドで活かす咬合理論と咬合器操作─．東京：医歯薬出版，2007：24-38，68-94．

58. 小出馨（編著）．デザイニング・コンプリートデンチャー．東京：医歯薬出版，2008：137-145，150．

59. Peter E. Dawson（著），小出馨（監訳）．Dawson Functional Occlusion　ファンクショナル・オクルージョン．東京：医歯薬出版，2010：118-202．

60. 阿部伸一．基本のきほん　摂食嚥下の機能解剖．東京：医歯薬出版，2014：37．

61. 古谷野潔，矢谷博文（編）．歯科技工別冊　目で見る咬合の基礎知識．東京：医歯薬出版，2002：67-71，86-89，100-103，104-107，116-117，176-177，182-183，186-187，214-215，218-219．

62. 新歯科技工士教本　歯の解剖学．東京：医歯薬出版，2007：117-128．

63. 遠藤憲史，堤嵩詞．Gerber理論を応用したチェアサイド・ラボサイドワークの実際─咀嚼時の義歯の安定を目指した総義歯製作の要点─．歯科技工 2012；40（8）：878-890．

64. 佐藤幸司．力学的・生理学的観点に基づく人工歯排列のガイドライン─咬合槽中と対顎関係を踏まえた，排列位置と方向の客観的な決定法　前編　患者固有の人工歯排列方法に関わる口腔内外の諸要件．歯科技工 2014；42（4）：372-379．

65. 須藤哲也．明確な基準を根拠として行う的確で効率的な人工歯排列の実践─「レーザーマーカースタンド」の考案と多彩な活用法について　第7回　インプラントオーバーデンチャーの予後を見据えた義歯づくり．歯科技工 2015；43（4）：474-485．

66. 松田謙一，前田芳信．全部床義歯臨床のビブリオグラフィー─成書の改訂各版記述の比較にみる，無歯顎補綴治療の本質と臨床知見70余年の蓄積　第12回　臼歯の排列について．歯科技工 2016；44（1）：102-110．

67. 堤嵩詞．歯軸方向と調節彎曲を考慮した人工歯排列の実践─多様な生体に対して行う，自作機器を活用した力学的アプローチ─　前編　咬合彎曲・調節彎曲の重要性と測定器具の変遷．歯科技工 2016；44（5）：556-568．

68. 佐藤幸司．人工歯排列に必要な力学・生理学・解剖学の基礎知識─第7回　口腔周囲筋及び粘膜組織との調和を求めた歯肉形成の考察．歯科技工 2016；44（4）：519-525．

69. 松田謙一，前田芳信．全部床義歯臨床のビブリオグラフィー─成書の改訂各版記述の比較にみる，無歯顎補綴治療の本質と臨床知見70余年の蓄積　第11回　臼歯人工歯の選択について．歯科技工 2015；43（12）：1524-1531．

70. 佐藤幸司．人工歯排列に必要な力学・生理学・解剖学の基礎知識─第5回　臼歯部人工歯排列の臨床的ガイドライン．歯科技工 2015；43（12）：1556-1261．

71. 堤嵩詞．いま考察するGerber理論・テクニックの有効性─顎運動の緻密な観察，分析に基づく総義歯製作システムの理解と応用Part.4　Gerber Methodを特徴付けるエッセンス．歯科技工 2011；39（4）：425-437．

72. 中林誠．明確な基準を根拠として行う的確で効率的な人工歯排列の実践─「レーザーマーカースタンド」の考案と多彩な活用法について　第8回　排列基準線を基に製作した総義歯の症例．歯科技工 2015；43（5）：614-621．

73. 堤嵩詞．歯科技工士のための口腔の歯のなしの話　第11回　変化する組織を推測し人工歯排列を行うポイント．歯科技工 2015；43（11）：1400-1409．

74. 小田垣享．患者満足を得るために必要な基本的知識と技術　第3回　人工歯の適切な排列位置の模索．歯科技工 2016；44（11）：1384-1391．

75. 細井紀雄，平井敏博，長岡英一，赤川安正，鈴木哲也，大川周治（編）．コンプリートデンチャーテクニック　第6版．東京：医歯薬出版，2013：89-123．

76. 小田垣享．患者満足を得るために必要な基本的知識と技術　第4回　Angle I級，II級，III級の臨床例における人工歯排列の違い．歯科技工 2017；45（1）：116-129．

77. 松田謙一，前田芳信．全部床義歯臨床のビブリオグラフィー─成書の改訂各版記述の比較にみる，無歯顎補綴治療の本質と臨床知見70余年の蓄積　第17回　リマウント，再削合について．歯科技工 2016；44（7）：842-851．

78. 堤嵩詞．長期臨床応用に耐えうる人工歯の材質を考える─生体で用いる義歯としての耐用年数を，咀嚼メカニズムの考察と患者の使用感から捉え直す─　中編　人工歯の排列と咬合調整における要点．歯科技工 2013；41（5）：539-546．

79. 堤嵩詞．チェアサイドからの情報提供の理解・応用に基づく前歯部人工歯排列の品質向上へのアプローチ　後）前歯部人工歯の具体的イメージを患者─チェアサイド─ラボサイドで共有する『シェルプレート』を活用した個性的前歯部人工歯排列．歯科技工 2005；33（6）：681-699．

80. 堤嵩詞．いま考察するGerber理論・テクニックの有効性─顎運動の緻密な観察，分析に基づく総義歯製作システムの理解と応用Part.1　序説／Gerber理論の考え方とその具現たる器材について．歯科技工 2011；39（1）：17-29．

81. 山本為之．良く噛める総義歯．東京：永末書店，1993：67-73．

82. 佐藤利英，三宅正基，西野和之．リンガライズド・オクルージョンの理論と症例による使い分け．In:「歯科技工」別冊　クリニカル・コンプリートデンチャー，2000：106-128．

83. 細井紀雄，平井敏博，他（編）．無歯顎補綴治療学　第2版．東京：医歯薬出版，2009：188-219．

84. アルディス・ザリンス，サンディス・コンドラッツ．スカルプターのための美術解剖学．東京：ボーンデジタル，2016：111．

85. 内藤正裕．内藤正裕の補綴臨床　オーバーロードと向き合う．東京：医歯薬出版，2015．

86. 古屋純一，鈴木哲也．チェアサイドでの実践的咬合調整法．In：村岡秀明，松本勝利，櫻井薫，他．総義歯の謎を解き明かす．京都：松風，2010：93-130．

87. Tony Johnson (Editor), Duncan J. Wood. Techniques in Complete Denture Technology. Hoboken：John Wiley & Sons，2012．

88. 堤嵩詞，深水皓三（編）．「歯科技工」別冊　目でみる人工歯排列＆歯肉形成　実力アップのためのTraining with Basics. 東京：医歯薬出版，2005．

89. 松本直之，市川哲雄（監著）．リンガライズドオクルージョン─義歯の咬合・インプラントの咬合─．東京：医歯薬出版，2010：22-25，36-43，46-69．

Chapter 9
レジン成型・総義歯完成・調整

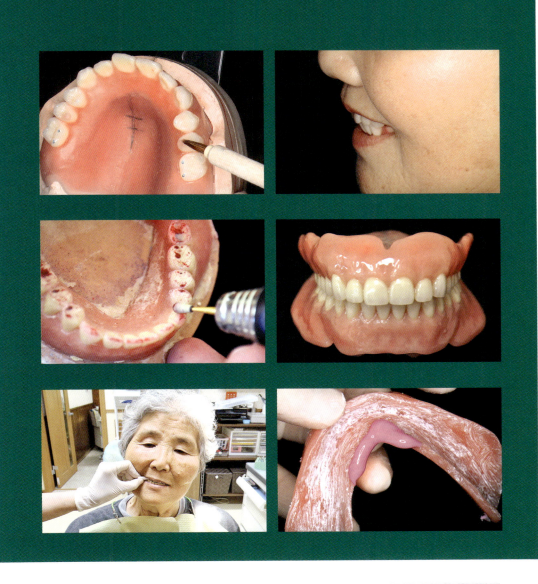

Chapter 9 のポイント

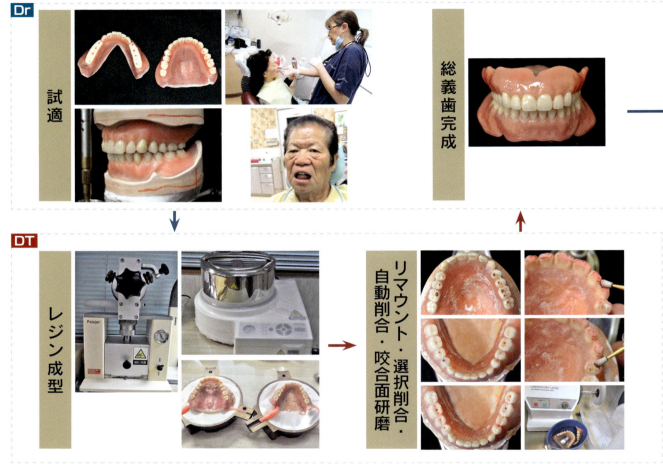

Fig 1 試適・総義歯完成・調整のフローチャートを示す．

試適

　総義歯の試適では，人工歯排列された仮床総義歯の咬合高径・顎位・審美回復がなされているか，咬合器上と口腔内での咬合点が一致するかなどを確かめる必要がある．術者の印象採得からの手技が不適切であった場合，そのまま進めることなく立ち返らなければならない．

床用レジンの重合と成型精度

　患者が満足する適合の良い総義歯を製作するには，各工程での材料の管理や操作手順を正確に行い，誤差や歪みを最小限に留める必要がある．さまざまな工程を経て精密かつ機能的に製作したワックスデンチャーを，最終的に最小限の歪みでレジン床義歯に置き換えることが重要である．

　床用レジンの選択基準として，材料の価格の妥当性，操作の簡便さ，化学重合か加熱重合か，レジン材の適合性，色調，物性，経年的な変化などが挙げられる．それらを歯科技工士や術者の判断と責任で総合的に選択する．

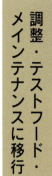
調整・テストフード・メインテナンスに移行

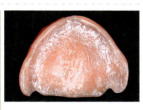 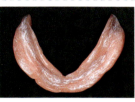 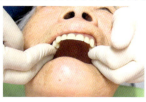 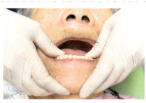
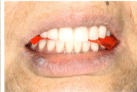 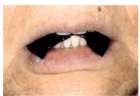 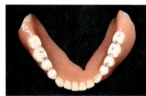 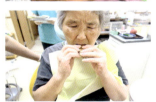

コンディレーター咬合器を使用した咬合調整

　総義歯患者は歯が失われて無歯顎へと移行する間に顎関節がルーズになっていることが多く，イミディエイトサイドシフトや後退運動という動きが生じる．これが咬頭干渉を引き起こす原因になるので，中心咬合位付近に三次元的なセントリックスライドを付与する．

総義歯調整

　総義歯完成時には，製作過程で生じた大きな歪みをまずは取り除き，その後，咬合調整・粘膜面調整を行う．粘膜適合試験材にはさまざまなものがあり，それぞれの用途に応じて使用する必要がある（**Fig 2**）．

粘膜適合試験材の種類

義歯床粘膜面

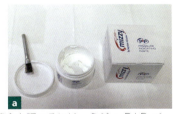 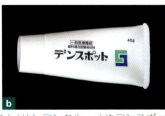 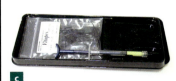

Fig 2a〜c　義歯床粘膜面の適合を調べるには，ミジィ P.I.P. ペースト（サンデンタル，**a**）やデンスポット（昭和薬品化工，**b**）を使用する．粘膜面全体に薄く敷き，色の抜けで加圧部を調べる．2回目以降の義歯調整で発赤や褥瘡性などはっきりと痛みの原因がわかる部位がある場合には，これらやビタペックス（ネオ製薬工業，**c**）を少量使用し，痛みの原因部位に付けて義歯粘膜面部に転写し，調整を行う．

義歯床辺縁

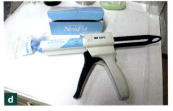 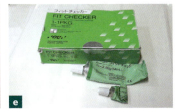

Fig 2d, e　義歯床辺縁の適合を調べるには，主にネオフィット（ネオ製薬工業，**d**）やフィットチェッカー（ジーシー，**e**）を使用する．硬化までに数分かかるため，口腔周囲の機能的な運動を行い，辺縁部の適合度を調べる．

試適

　総義歯の試適では，咬合器上と口腔内での咬合の一致を確認するために，下顎臼歯の排列を行わず下顎臼歯をフラットなオクルーザルテーブルにして試適を行うことが多い（**Fig 3**）．それは，術者の設定したゴシックアーチ描記による顎位にほんの少しのずれが生じた場合，下顎臼歯が排列されていないフラットなオクルーザルテーブルであれば咬合器上と口腔内での咬合のずれを認識しやすく，簡単に補正を行うことができるからである．

　口腔内に仮床試適を行った際，想定以上に維持がない場合がある．維持が得られない原因として，

①印象採得時の問題
②模型上にアンダーカットが多く確認され，ブロックアウトの部位が多い
③ベースプレートの経時的に起こる歪み

が考えられる．

　①の場合，再印象採得からやり直さなければならないが，仮床試適時に咬座印象で対応することも考えられる．しかし基礎維持が得られなくなるため，高維持力機能総義歯では行わない．印象の問題と範囲により対応が異なる．

　②の場合は，完成時には維持が得られるため，危惧する必要はなく厚みの出づらい粉末タイプの義歯安定剤新ファストン（ライオン）を使用し対応する．

　③のように咬合採得時に，維持が高いにもかかわらず仮床試適時に維持が低い場合は，アクリルレジンのベースプレートの歪みが考えられる．

　これはベースレジンの未重合レジンとパラフィンワッ

仮床試適時の臼歯人工歯排列の盲点

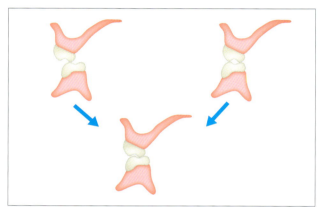

Fig 3　下顎臼歯部に人工歯が並べてある場合，顎位がほんの少しずれていても，無意識に咬もうとして患者が許容するため，このまま完成させてしまう．

咬合接触点の確認

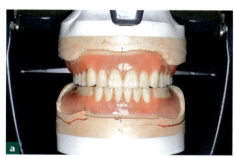
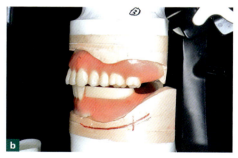
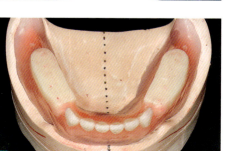
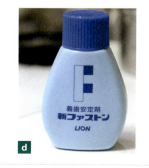

Fig 4a〜d　技工物が到着したら患者口腔内で試適を行う前に，人工歯排列された仮床の咬合接触点を咬合器上で確かめておくことが大切である．これは，パラフィンワックスの温度変化により試適時には人工歯の位置が僅かに変位することが多いためである．
a〜c：技工所から到着した仮床．
d：仮床の維持が弱いときに使用する義歯安定剤である新ファストン（ライオン）．

レジン成型・総義歯完成・調整

クスの熱による歪みが原因と考えられるため，チェアサイドでの咬合と口腔内での試適時には，差があることも考えられる．新ファストンを使用し対応する．ベースプレートの材質の選択は，咬合器上で精密に与える咬合に大きく影響するため，十分に考慮する必要がある．

以下，**Fig 4**に咬合接触点の確認，**Fig 5**に咬合接触点の修正，**Fig 6**に審美性の確認，**Fig 7, 8**，**Table 1**に咬合の確認について示す．

Fig 4e, f 良好な咬合接触点が確認された．
e：咬合器上で咬合紙を咬ませ，接触点を確認する．
f：左右に均等な咬合接触点が確認できる．

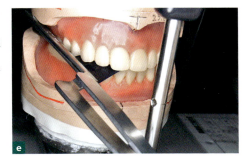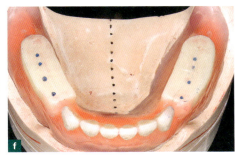

咬合接触点の修正

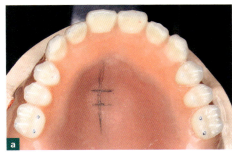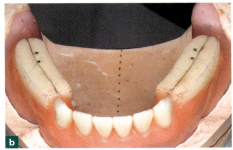

Fig 5a, b 咬合接触点が認められなかった例．人工歯排列作業時のパラフィンワックスの温度や技工操作後の保存温度，経過時間の影響によりワックスが収縮を起こし，口腔内試適時に接触点を得られない場合がある．そのようなときは，口腔内に試適をする前に咬合器上で補正をする必要があるが，パラフィンワックスを加熱し人工歯の再排列を行うと作業に時間がかかり，試適後に再度ワックスの収縮を起こすため歪みを確認した場合，人工歯に少量のレジンを盛ることで対応する．レジンで補正した収縮分は試適後，技工作業で修正を行う．
a：6̲，6̲にしか咬合接触が認められない．
b：フラットテーブルでも2点の接触点しか認められない．

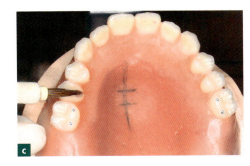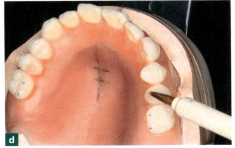

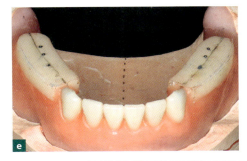

Fig 5c, d 咬合接触点の修正．
c：接触していない機能咬頭に常温重合レジン（ユニファストⅢ，ジーシー）を盛る．
d：フラットテーブルに接触点ができたことを確認する．
Fig 5e 咬合器上で接触点を得たことを確認する．

審美性の確認

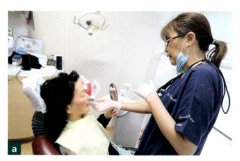

Fig 6a〜c　口腔内の試適時に痛みがないことを確かめた後，患者に鏡を渡し，審美性を確かめてもらう．
a：新製義歯での審美の改善部位について説明．
b, c：正中や口唇のふくらみの確認．

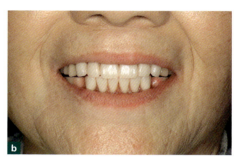

ゴシックアーチ描記法で設定した顎位と試適時のタッピングポイントが同一の場合

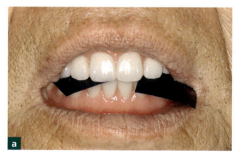
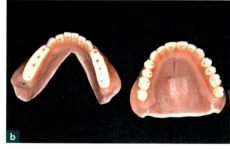

Fig 7a　咬合紙でライトタッピングを行う．
Fig 7b　ゴシックアーチ描記法で設定した中心位と試適時のタッピングポイントが同一の場合．妥当な顎位と判断し，試適を終了する．

ゴシックアーチ描記法で設定した顎位と試適時のタッピングポイントが同一でない場合

サイドタッピングを誘導すると，ゴシックアーチ描記法で設定した顎位と一致する場合	ゴシックアーチ描記法で設定した顎位が妥当であり，旧義歯の顎位の影響で試適時のタッピングポイントがずれているときは，仮床装着後5〜10分程度待機させた後タッピングを行うことで，ゴシックアーチで設定した顎位と一致するはずである．
タッピングを繰り返してもゴシックアーチ描記法で設定した顎位と一致しない場合（Fig 8）	ゴシックアーチ描記法で術者が診断した顎位は，時として中心位でないことがある．この場合時間をおいてタッピングを繰り返してもゴシックアーチ描記法で設定した顎位と一致することはない．そのようなときは下顎位の再設定が必要なため，チェックバイトを採得し，リマウントを行い再排列する．必要に応じ再度ゴシックアーチ描記法や試適を行う．
フラットテーブル上のタッピングポイントが安定しない場合	タッピングポイントが安定しないときは，顎関節機能に問題がある場合が多い．時間がなくそのまま完成義歯を製作しなければならないのであれば，下顎臼歯はモノプレーン（咬頭展開角が0°）に近い臼歯の選択が必要である．顎関節機能のリハビリテーションを行える時間があれば，治療用義歯に移行すべきである．ただし，咬合高径の低位や適切でない術者の手技などでの不適切な顎位の設定がされた場合も，同様の事象がみられる．

Table 1　ゴシックアーチ描記とタッピングに差が出たときは，どちらを優先すべきかを症例に応じて診断する必要がある．

Fig 8a　タッピングを続けても咬合器の咬合点と一致しない場合.

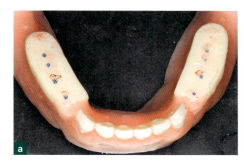

Fig 8b, c　収束したタッピングポイントでチェックバイトを採得.

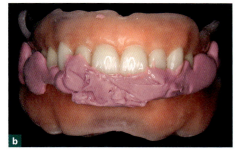
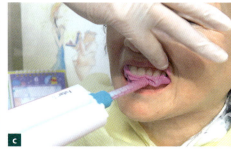

Fig 8d, e　チェックバイト採得．右側（e）のフラットテーブルの顎位と咬合器上の顎位のずれが舌側から確認できる．

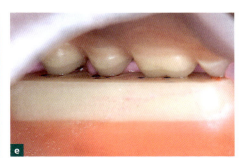

Fig 8f, g　下顎臼歯に人工歯を排列した場合の試適．左右にタッピングのバラつきを認めるが，この程度であれば完成時の咬合調整で調整できる程度であると判断し，そのまま完成へ移行する．

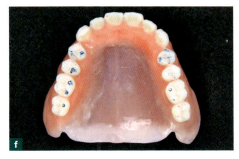
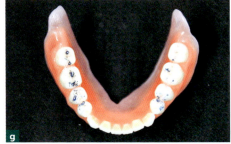

床用レジンの重合と成型精度

　適合の良い総義歯を製作するには，各工程での材料の管理や操作手順を正確に行い，誤差や歪みを最小限に留める必要がある．

　床用レジンの選択基準として，材料の価格の妥当性，操作の簡便さ，重合方法や適合性および歪み量と補償，色，物性，経年的な変化などが挙げられる．それらを術者の判断と責任で総合的に選択する．

　床用レジンの重合歪みは，義歯床の適合や人工歯の位置の変化に大きく影響を及ぼす．レジンの熱収縮や重合収縮を適切に補償できなければそれまでの工程が無意味になってしまう．

義歯床用アクリル系レジン材料

加熱重合レジン	重合開始剤である過酸化ベンゾイルを加熱することによって活性化させ，重合反応を開始するレジンであり，60℃以上になると分子鎖の成長反応が開始される．
化学重合レジン	過酸化ベンゾイルを重合促進剤(第三級アミン等)で化学的に活性化させ，常温で重合反応させるレジンである．日本では一般的に常温重合レジンと呼ばれている．

Table 2　現行の義歯床用アクリル系レジン材料は，加熱重合レジン，化学重合レジン(常温重合レジン)に大別される．

硬化収縮の補償

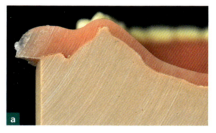

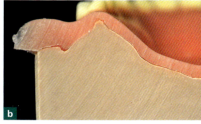

Fig 9a　レジン成型後，埋没石膏から割り出した状態では石膏模型に対して適合状態は良好．
Fig 9b　石膏模型から一度取り外し，義歯内面の気泡や細かい突起等を取り除いて模型に再び戻すと僅かに浮いている．石膏から外した時に応力によるレジンの収縮(0.28%程度)が認められる．その収縮を補うことを目的とした膨張率の石膏を選択することにより口腔粘膜に対し精密な適合が得られる．

物理性能

項目		測定値
混水比(W/P)		0.24
凝結時間※(min)		10
凝結膨張※(%)		0.32
圧縮強さ(MPa)	1時間後※	37.7
	乾燥後	104.9

※試験方法：JIST6605

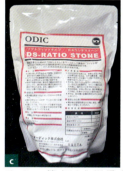

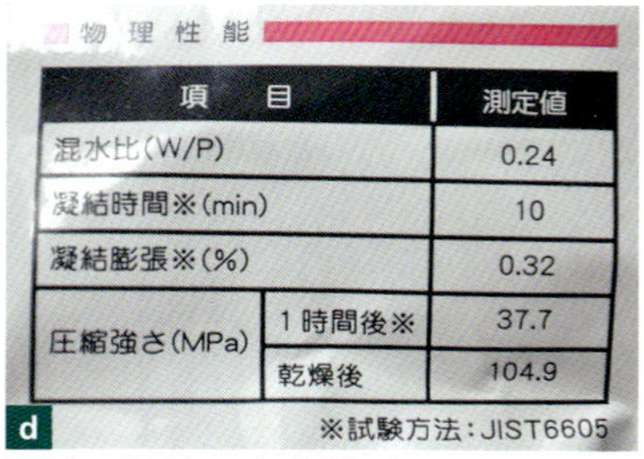

Fig 9c　筆者は化学重合レジンは適切な膨張率のDS-RATIO STONE(オーディック)を使用している．
Fig 9d　DS-RATIO STONEの物理性能表．理論上の化学重合レジンの収縮率0.28%に対して石膏の凝結膨張率0.32%のものを使用している．加熱重合レジンの場合はレジンの収縮率に対して適切な膨張率の石膏を選ぶとよい．

1．義歯床用アクリル系レジン

現行の義歯床用アクリル系レジンは，加熱重合レジン，化学重合レジン(常温重合レジン)に大別される(**Table 2**)．

アクリル系レジンの寸法変化の要因と対処

アクリル系レジンの硬化収縮は，重合反応の密度の変化による重合収縮と，物質の温度変化によって体積が変化する熱収縮とに分けられる．重合収縮の成型精度への影響は少なく，熱収縮の影響が大きいと考えられている．加熱重合か化学重合かはアクリル系レジンの重合開始促進剤である過酸化ベンゾイルの重合の反応を熱か化学物質で行うかで分かれている．どちらを使用するにしても熱収縮を少なくする重合操作法を選択する必要がある．

①重合収縮

アクリル系レジンのメタクリル酸モノマーを重合すると密度が0.94g/cm^{3}から1.19g/cm^{3}に変化する重合収縮が起こる．レジンは，通常粉(ポリマー)：液(モノマー)＝2：1なので，理論上は7％の体積収縮を起こす．しかし，重合開始よりガラス転移点直前(結晶化する温度)のレジンは軟らかく，その寸法変化は埋没材の型により大部分は補償されているため少ないと考えられる．

②熱収縮

重合反応状態で温度の高い軟化状態のレジンがガラス転移点以下になると，温度下降にともなって型とは独立して熱収縮を起こす．

アクリル系レジンの硬化収縮のほとんどは，ガラス転移点温度から常温までの熱収縮によるものと考えられる．

アクリル系レジンの熱膨張係数は81×10^{-6}で計算でき，

加熱重合レジンの場合は，

(75－20℃) 81×10^{-6}＝0.0044＝0.44％

化学重合レジンの場合は，

(55－20℃) 81×10^{-6}＝0.0028＝0.28％

の収縮率となる．

上記より，化学重合レジンの熱収縮率のほうが小さい

ことがわかる．模型に使う石膏は使用するレジンの収縮量に合わせて適切な膨張率のものを選択し，硬化収縮を補うことが重要である(**Fig 9**)．

なお，化学重合レジンの場合，メーカーにもよるが化学物質により反応が開始される．重合時の温度変化が明確ではないことが多いためガラス転移点は不明確である．熱収縮は，化学反応により結晶化したときから常温に戻るまでの収縮となる．今回数式に入れた55℃とは，化学重合レジンを使用する場合でも，未重合レジンを防ぐために55℃までレジンを加熱したと仮定した温度である．

以上より，高維持力機能総義歯においては，熱収縮を少なくすることのできる化学重合レジンを選択する．ただし，加熱重合レジンを使用する場合でも，低温で長時間重合する場合は収縮を小さくすることが可能なため，いずれの方法でも収縮を少なくする工夫をすべきである．

また，模型に使用する石膏でもレジンの収縮を補うため，膨張率の合った材料を選択する．

2．化学重合レジン重合時の温度変化

義歯床用レジン材の選択基準はさまざまであるが，特に高維持力機能総義歯では，できるだけ単純な技工操作で，精密に印象体を反映できることを目指している．

化学重合レジンはメーカーにより組成が異なることに着目し，重合時の温度変化を調べることとした．現行(2018年現在)発売されている主な5種類の化学重合レジンの重合時の温度変化を調べた(**Table 3, Fig10**)．

実験は以下に示す．その結果より，今回は義歯床用レジンを化学重合レジンのパラプレス(クルツァージャパン)を使用し，パラジェットシステム(クルツァージャパン)で重合する．いずれのシステムも利点と限界があるため，それを理解した上で正確に使用することが重要である．決して現行に満足しているわけではなく，より精密で操作性に優れ，簡便で歪みが出ず安価なものなどを適宜使用することで患者利益につながると考えている．

3．化学重合レジンの吸水性への配慮

現行の化学重合レジンの吸水性は，加熱重合レジンより高い．レジンが含有する水の量は飽和状態でも非常に少ないが，重量で1％の水分が吸収されるごとに0.23％の線膨張をすると報告されている．湿式重合の場合は吸水をして熱収縮を補償している．

逆にレジン内部の水が拡散すると収縮して寸法変化を起こし，変形の原因となるので，一般的な湿式重合法を行った場合は重合から患者の口の中に装着されるまでは，研磨から納品までのすべての工程(輸送中であっても)において水に浸しておき，義歯装着後に患者が義歯を外して保管する場合も乾燥を防ぐため義歯を水に浸けるように指導する．

化学重合レジンにおける重合時の温度変化の実験

実験に用いた材料とその組成

材料	粉	液
ベイシスフローⅡ（山八歯材工業）	ポリメタクリル酸メチル，その他	メタクリル酸メチル，エチレングリコールジメタクリレート，その他
ジーシープロキャストDSP（ジーシー）	メタクリル酸エステル重合体	メタクリル酸メチル
フィットレジン（松風）	メタクリル酸メチルとアクリル酸2-エチルヘキシルの共重合体，反応開始材，着色材，その他	メタクリル酸メチル，エチレングリコールジメタクリレート，反応開始材，その他
パラエクスプレス（クルツァージャパン）	ポリメチルメタクリレート	メチルメタクリレート，その他
パラエクスプレスウルトラ（クルツァージャパン）	ポリメチルメタクリレート	メチルメタクリレート，その他

Table 3 今回実験に用いた化学重合レジンおよび各メーカーが表示している組成．

方法

室温23℃（22.0〜23.2℃）の実験室環境下で，中央に直径30mmの円柱の空室がある石膏の器を製作した．その空室に練和した化学重合レジンを填入し，重合開始より各レジンの温度変化を30分間測定した．各5回ずつ同様の実験を行い，平均値をグラフにした．

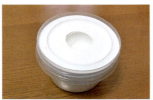
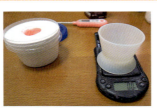
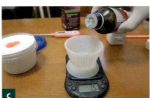

Fig 10a 実験用石膏容器．　　**Fig 10b** 実験用容器に分離材を塗布．デジタル秤の用意．　　**Fig 10c, d** デジタル秤で正確に計量する．

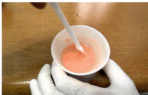
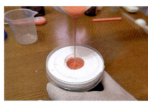
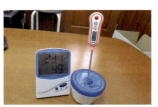

Fig 10e 各メーカーの説明書通りの練和法にて練和．　　**Fig 10f** 練和したレジンを充填．　　**Fig 10g** 温度変化を計測．

結果

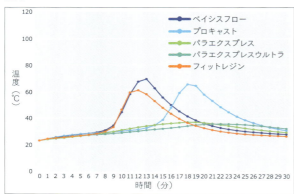

すべてのレジン材を使用して石膏の中央に空室を製作することで，より臨床に近いレジンの温度変化を観察することができた．パラエクスプレス，パラエクスプレスウルトラは温度変化が20℃程度であり，最高温度は40℃以下でグラフは緩やかな曲線を描いた．他の3つのレジン材は重合が活性化した時間帯の温度変化が40〜45℃で急激な温度上昇がみられ，最高温度は60℃以上に達した．

Fig 10h 化学重合レジンの温度変化の実験．

考察

化学重合レジンは重合開始剤によって過酸化ベンゾイルを化学的に活性化させるので，温度を高温にすることなく重合反応を開始するが，製品ごとに重合反応の温度変化と温度上昇率と温度上昇が起こる時間帯が異なった．

この結果から，反応時と反応後の温度変化が大きいレジン材は熱収縮率が大きくなり，温度変化の少ないパラエクスプレスとパラエクスプレスウルトラは，熱収縮率は小さいと考えられる．しかし，温度変化が緩やかであることから反応速度が緩やかであることが推測されるため，短時間で重合作業を終了させると残留モノマーが多くなり，物性が下がり，経時的な寸法変化を生じる可能性がある．そのため，埋没重合したまま45〜55℃の低温で時間をかけて重合反応を促進させ，重合深度を高める必要があると考えている．

臨床での義歯の重合においては，温度を高温にして重合を開始させる加熱重合レジンと違い，化学重合レジンでは厚い部分は温度が高く反応が速く，薄い部分は温度が低く反応速度が遅くなり，重合深度にばらつきが出るため，重合と徐冷は十分な時間をかける必要があると考えている．

今回の実験は，あくまでも石膏の容器に直径30mmの空室を作り，その中の化学重合レジンの重合温度を計測したものであり，レジン単体で計測した場合やレジンの厚み・量・石膏容器の石膏の量や45℃の温水に浸水させた条件で計測した場合では結果が異なることが予測される．そのため，この結果を一概に商品の良し悪しにつなげるものではない．今回の実験は，あくまでも同条件下での重合温度変化の比較である．

レジン成型・総義歯完成・調整

4．化学重合レジンの成型（埋没・填入・重合）操作

現在（2018年），高維持力機能総義歯では，硬化収縮や歪みが少なく，かつ操作性の優れた化学重合レジンのパラエクスプレス（**Fig 11**）を使用している．

Kulzer社のパラデンチャーシステムのレジンであるパラエクスプレスは，過酸化ベンゾイルを化学的に活性化する重合開始剤である第三級アミンの代わりにバルビツール酸を使用し，重合後の残留モノマーを減らし重合度を上げている．残留モノマーは可塑剤として働き，レジンの機械的性質を低下させるので，できるだけ少なくする．

第三級アミンは重合反応が完結しても酸化し，光に対する安定性が劣り変色しやすいが，バルビツール酸を使用することによって変色を少なくしている．

パラエクスプレスを用いたレジン成型（埋没・填入・重合）の操作手順について **Fig 11～16** に示す．

化学重合レジンの成型（埋没・填入・重合）操作手順

レジン材

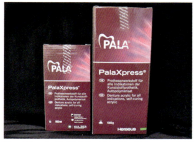

Fig 11 化学重合レジンのパラエクスプレス（クルツァージャパン）．

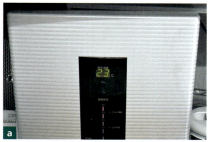
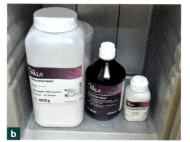

Fig 12a, b 歯科材料の多くは23℃を基準に設計されているため，レジンの粉と液の保管庫は湿度を低くし，温度は23℃に設定する．練和・填入操作をする技工室も同温とする．加熱重合レジン，化学重合レジンとも，埋没方法・重合時間・放冷時間・混水比・重合温度などを遵守することでエラーを防止し，精度を発揮できる．

一次埋没

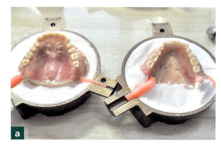
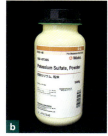

Fig 13a, b 一次埋没では普通石膏を2％硫酸カリウム水溶液で練る．二次埋没時の吸水膨張を防止するために1時間以上時間をおく．
a：一次埋没．
b：硫酸カリウム．水1リットルに対して20gの2％硫酸カリウム水溶液で普通石膏を練ることにより，膨張率を硬石膏以下に抑え，硬化反応を早く完了させることができる．

二次埋没・三次埋没

Fig 13c 一次埋没の完全硬化後，スプルーイングをし，水に10分間浸しておき，一次埋没の石膏が二次埋没の石膏を吸水し，部分的な混水比のムラを防ぐ．一次埋没の石膏面に石膏分離剤を塗布し，二次埋没は超硬石膏で行い，人工歯の周りと研磨面に気泡が入らないように注意する．混水比を必ず守り，いつでも同じ操作ができるようにする．

Fig 13d 二次埋没の石膏が完全硬化後，普通石膏をバイブレーターで隅々まで流し込み，三次埋没をする．この時も石膏の膨張によって上と下が浮き上がらないように硫酸カリウム水溶液にて練和する．

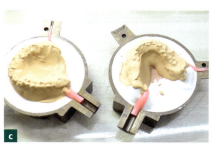
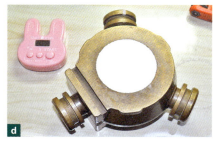

241

レジンの計量

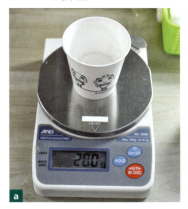
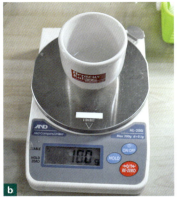

Fig 14a, b 粉，液ともに計量器にて重さを計測し，混液比を必ず守る．メタクリル酸メチルは比重が0.945g/cm^{3}と水よりも比重が若干軽いが，総義歯の重さのレジンの量ならば問題ではない．
a：粉計量．
b：液計量．

レジンの練和

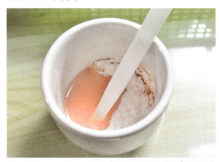
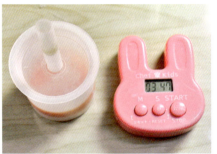
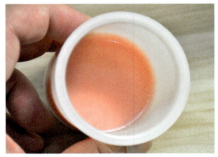

Fig 15a レジンを練和する時は必ず先に液を入れ，後から粉を入れるという順にして，浸透しやすくする．

Fig 15b 練和後シリンジに入れて，室温23℃にて約4分間タイマーで時間を計り，重合待機する．

Fig 15c いったんふたを開け，レジン表面の艶が全体的に薄くなり，流動性がごくわずかになったことを確認して填入作業に入る．

レジンの填入・重合

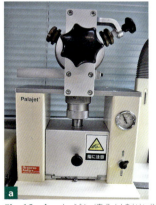
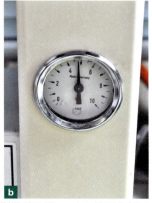
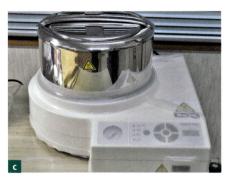

Fig 16a, b レジン填入は射出成型機パラジェットシステム（クルツァージャパン）で行う（**a**）．23℃にて4～5気圧で6分間保持する（**b**）．ゴム状になるまで圧力を加えることで，初期の重合収縮分を補うことができる．
Fig 16c レジン填入後，重合槽パラマート エリート（クルツァージャパン）でフラスコを45℃の温水中に入れ，2気圧で30分間重合する（重合反応熱を45℃で冷却しながら行うことにより，熱収縮を抑えることができる．化学重合レジンは常温で重合するため熱収縮が小さいが，厚みのある部位は重合時に化学反応熱が出るため温度が上昇し，薄い部位は熱が抑えられるため，重合反応のムラができる）．

その後，重合を促進させるため温度を55℃に上げて，室温になるまでそのまま徐冷する．徐冷はできるだけ長い時間放置し（筆者は12時間），内部応力をできるだけ緩和し，残留モノマーを減少させ，装着後の変形・変色を防止する．

流し込みにて化学重合レジンの填入・重合操作を行うと，填入時の持続的な圧力がないため圧力によって重合収縮の補償が行われず，適合精度が著しく落ちるので注意が必要である．メーカーの推奨するレジン填入法を使用する．重合が完了したらリマウントを行い，選択削合・自動削合へ移行する．

咬合器上での咬合調整

　咬合調整とは，咀嚼運動時に口腔内で人工歯が咬頭干渉を起こさないように咬合器上で咀嚼運動時の顎関節部の動きを再現し，調和のとれた咬合面形態を作るため人工歯の咬合面の削合を行い形成する工程である．

　咬合器上で咀嚼運動時に起こる早期接触を予測し，その部位を削除することで，機能的で均等な咬合接触を形成し，義歯床下組織に咀嚼力を均等に分散させることを目的としている．

　ただし，どのような咬合器を使用しても，咬合器上の動きと実際の生体の咀嚼運動とは異なるので，最終的には口腔内での調整が必須である．そのため，咬合器上での咬合調整を過度に行わないことが原則である．総義歯を安定させるためには，側方運動時に作業側と平衡側の両側臼歯でバランシングをとるような両側性の平衡咬合（Bilateral balanced occlusion）に調整を行うことが必要である．どちらか片方の咬合面間に食べ物が介在したときには，平衡側の義歯は外れようとする力が加わるが，それを外れない程度に人工歯を接触させて転覆を抑える．

　平均値咬合器での削合調整は，顎関節に対する顎の三次元的位置関係と顆路角などが平均値で設定されているため，実際の患者の咀嚼運動の再現性が低い．特にトップウォール（天蓋）が平坦な咬合器に関しては側方運動時の削合において臼歯部展開角を過度に広げ削りすぎてしまう可能性がある．それを防ぐため中心咬合位での早期接触は念入りに調整するが，削りすぎを防止するために偏心運動は大きな咬頭干渉を取り除く程度に，ごく控えめにしたほうがよいと考える．

　イミディエイトサイドシフトの調節ができない咬合器であっても，中心咬合位付近に遊びを作るような調整をすると，咬頭干渉を起こしにくく，噛んだ時の窮屈感を減らすことができる．

コンディレーターバリオ半調節性咬合器を使用した咬合調整

　コンディレーターバリオ半調節性咬合器の顆頭の動きは生体の下顎頭の形態と機能に近似しているため，咀嚼運動を模倣した運動が三次元的に再現できる．

1．中心咬合位の調整

　中心咬合位での早期接触を選択削合により除去し，人工歯排列時に付与した均等接触関係を再現する（Fig 19）．

2．前方運動（Protrusive movement）の調整

　切歯指導釘の接触を外して前方運動を行う．切歯指導ピンを外すことで，顎関節機能を再現している．前歯部は上顎前歯部口蓋側を中心に削り，形態が変わらない程度に留める．残りを下顎前歯切縁で調整し，臼歯部の上顎機能咬頭と下顎近心舌側咬頭の斜面で滑走させ，前後でバランスをとる（Fig 21～24）．

3．Gysiベネット角（Gysi Bennette angle）の調整

　切歯指導釘の接触を外し，Gysiのベネット角を含む側方運動の調整を行う．切歯指導ピンを外すことで，咬合器上でのフィッシャー角を含む顎関節機能を再現し，咀嚼運動（チューイングサイクル）を意識し，早期接触や咬頭干渉を選択削合により取り除き，スムーズに中心咬合位に入り込むように再現する．その時，平衡側の顎堤条件の妥当な部位にバランシングコンタクトを求めていく（Fig 25～27）．

4．イミディエイトサイドシフト（Immediate side shift）の調整

　切歯指導釘を切歯指導板に接触させ（中心咬合位の過度な調整を避けるため），イミディエイトサイドシフトの調整を行う．中心咬合位付近にセントリックスライドを与え，顎関節部の左右の緩みを調整する．最大4mmのイミディエイトサイドシフトの調整が可能であるが，調整量は顎関節機能を個々に判断して行う（Fig 28）．

5．後退運動（Retrusive movement）の調整

　切歯指導釘を切歯指導板に接触させ，（中心咬合位の過度な調整を避けるため）ロック板を外し，0.2～0.4mm顆頭が最上方に動いたのちに，滑らかに天然頭蓋骨の下顎窩形状に沿って最大1.5mm程度顆頭が後方運動に動く．下顎窩後壁を守りながらスムーズに後退運動が行えるように削合調整を行う（Fig 29, 30）．

6．仮想咀嚼運動での調整（自動削合）

　最終的に生体の咀嚼運動を模倣した動きで最終調整を行う．切歯指導板上の指導釘の接触を外し，咀嚼運動を模倣した動きを行うためそれに準じたさまざまな方向に動かし咀嚼運動を行いながらカーボランダムペーストで自動削合を行い，全体的な微調整をしてバランスをとる（**Fig 31〜35**）．

選択削合における使用材料

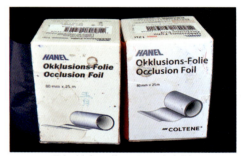

Fig 17　選択削合で使用する咬合紙．厚さ12μmで，陶歯にも印記しやすいOcclusion Foil（HANEL，茂久田商会）を使用する．

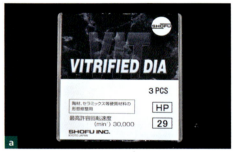
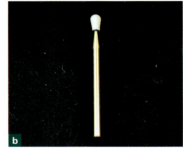

Fig 18a, b　選択削合用のポイント VITRIFIED DIA HP29（松風）．削合に使うポイントは咬頭の大きさに近いものを使用する．ダイヤモンド含有で陶歯やメタルでもスムーズで細かな切削が可能である．

中心咬合位の調整

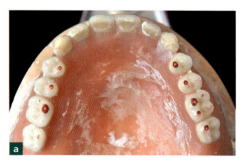

Fig 19a〜c　コンディレーターバリオ半調節性咬合器の中心咬合位は，矢状顆路角30°（平均値）で調整する．
a： 上顎の機能咬頭である舌側咬頭は削らないのが原則である．
b： 重合後削合調整前の咬合接触関係．床用レジンの収縮により不均等接触となっている．
c： 選択削合により早期接触を除去し，均等接触の関係を作り上げる（本症例は Unstable zone につき咬合接触はさせていない）．

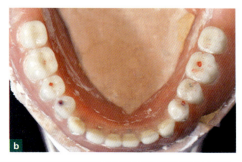
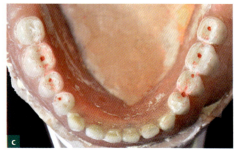

レジン成型・総義歯完成・調整

矢状顆路角の設定

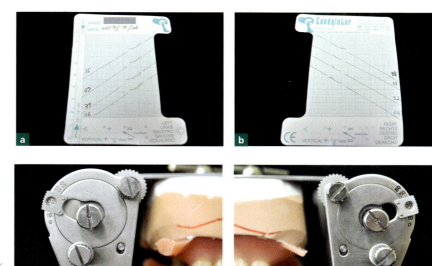

Fig 20a〜d　ダイナミックフェイスボウでレジストレーション（下顎運動の記録．a, b）を行い矢状顆路角を設定する（c, d）．

偏心運動（前方・側方運動）時の調整部位

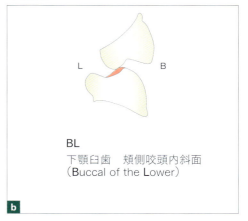

Fig 21a,b　臼歯部の削合の原則は作業側ではBULLの法則，平衡側ではBLで行う．
a：作業側ではBULLの法則に従い上顎舌側咬頭（機能咬頭）は削らずに，上顎頬側咬頭内斜面と下顎舌側咬頭内斜面の早期接触を取り除くように調整する．
b：平衡側は下顎頬側咬頭内斜面を調整する（BL）．

前歯部の削合

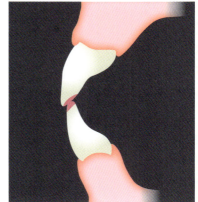

Fig 22　偏心運動時の前歯部の調整．偏心運動時に干渉がみられた場合，切縁の干渉を取り除く．まずは上顎前歯部口蓋側を削合するが，切縁が薄くなる，もしくは前歯部の審美形態に影響する場合は，下顎の切縁を微量調節する．削合量が多くなるときは排列位置の再検討が必要である．
　前歯部のガイドの有無とガイド付与は，顎堤条件や咬合関係等に大きく影響するため，症例により個々に判断する．それによりガイド量や角度を決定する．

245

CHAPTER 9

前方運動・側方運動の準備

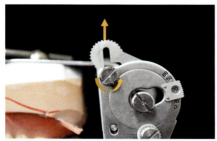

Fig 23a 前方運動と側方運動の準備．顆頭球のロックを持ち上げ顆頭球の前方運動を可能にする．

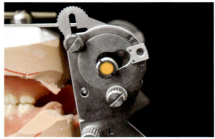

Fig 23b 中心咬合位の位置．

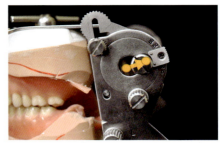

Fig 23c 下弓が前方にスライドすると上弓に付いている顆頭球はアパチャー下縁の形状に沿って後方に移動する．

前方運動の調整

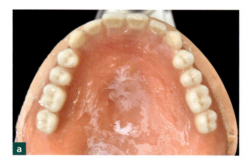

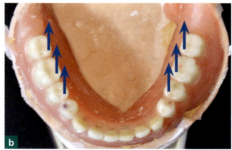

Fig 24a, b 顎関節部の機能を優先に咬合面形態を形成することを目的とするため，切歯指導釘を上げてインサイザルテーブルとの接触を外し，前方運動時に前歯部・臼歯部に強く干渉する部位を調整する．上顎機能咬頭は削らずに下顎舌側咬頭頂の干渉と前歯部の切縁を調整し，前歯部・臼歯部で過干渉を取り除く．咬合紙の色を変え，中心咬合位を削らないようにする．

Gysi ベネット角（Gysi Bennett angle）の調整

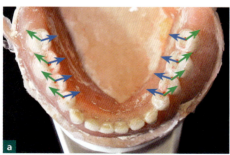

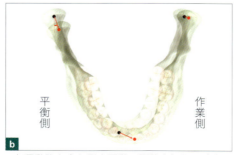

Fig 25a, b 切歯指導釘の接触を外し，Gysi のベネット運動路を含む側方運動の調整を行う．咬合器上でフィッシャー角が組み込まれた顎関節機能を再現し，咀嚼運動（チューイングサイクル）を意識し，早期接触や咬頭干渉を選択削合により取り除き，どこからでもスムーズに機能咬頭が中心咬合位に入り込むように再現する．この独特な三次元的な動きがコンディレーター咬合器の特徴であり，生体の顎関節機能に調和した顆路調節機構が備わっている．その時のバランシングコンタクトには平衡側の大臼歯遠心頬側咬頭内斜面に，わずかにガイドがつくようにする．
a：作業側と平衡側の調整．
b：下顎頭の位置移動と歯列の移動の関係．

レジン成型・総義歯完成・調整

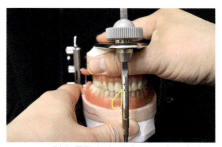
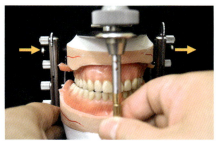

Fig 25c 側方運動およびGysiベネット角の調整時，咬合器のハンドリングはしっかりと咬合器がブレないように押さえ，上弓を全体的に持ち，安定的にスライドさせる．その時チューイングサイクルを意識し上顎機能咬頭が下顎臼歯頬側咬頭内斜面を滑走し中心咬合位へとスムーズに入り込んでいく動きを再現させる．

Fig 25d 平衡側の顆路のロックを持ち上げ側方運動をさせるとスイベル型の下顎頭が自動的に矢印の方向に僅かにスライドしイミディエイトサイドシフトが発生する機構になっている．

偏心運動時の切縁調整の注意点

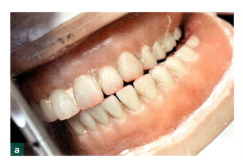
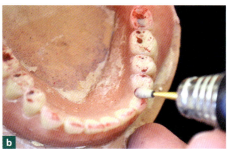

Fig 26a, b 側方運動は上下切縁同士が反対にすれ違うところまで削合する．下顎前歯の切縁の舌側隅角の角を滑らかに削り，スムーズに戻れるようにする．

削合時の注意点（前歯部）

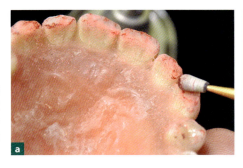
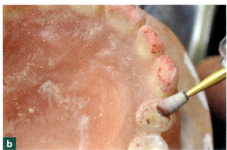

Fig 27a, b 頬側咬頭内斜面と前歯部は上顎を中心に斜面を形成するように削る．上顎前歯部は形態が変化しない程度にとどめ，足りない分は下顎前歯部で調整する．

247

イミディエイトサイドシフトの調整

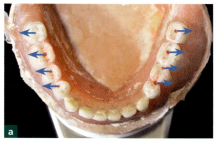
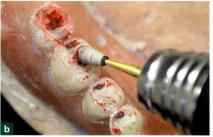
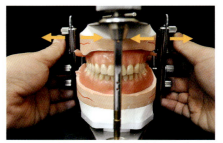

Fig 28a, b 切歯指導釘を切歯指導板に接触させ，偏心運動時の作業側・平衡側の早期接触や咬頭干渉を除去し，イミディエイトサイドシフトを調整する．その場合，BULLの法則に従い，総義歯の不安定の原因となり得る臼歯部頬側咬頭内斜面と前歯部切縁の干渉を取り除くように滑走面を作り，調整する．下顎臼歯部の咬合面の中心咬合位は削らず，その周辺の調整をする．
a：イミディエイトサイドシフトの調整．
b：中心咬合位の周りの調整．

Fig 28c イミディエイトサイドシフトの調整時のハンドリング．切歯指導釘は切歯指導板に当接させイミディエイトサイドシフト顆頭球の左右のロックを上に持ち上げ中心咬合位から僅かに左右にスライドさせ，中心咬合位付近に緩みを付与する．

後退運動（Retrusive movement）の調整

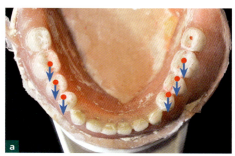
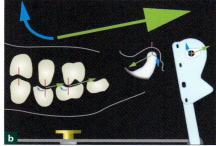

Fig 29a, b 総義歯の顎位は，中心位を中心咬合位に設定するため下顎最後退位に設定しない場合も多い．下顎を下顎窩後方に強く押し込むような早期接触があると，耳介側頭神経や鼓索神経の圧迫を起こし，コステン症候群等の原因となり，顎関節部の痛みや難聴等，さまざまな問題を引き起こす．コンディレーターバリオ半調節性咬合器は，下顎頭が下顎窩に沿うように動くための調節機構が備わり，上顎機能咬頭が入り込む位置の下顎臼歯部咬合面の近心を緩やかな斜面にて調節することができる．後退運動のできない咬合器であっても目視でその部分に緩やかな遊びを形成することで，同じ効果を得ることが期待できる．

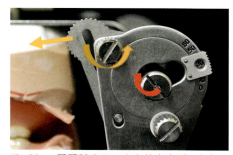
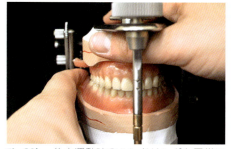

Fig 30a 顆頭球のロックを持ち上げ，さらに前方に倒して下弓を後方運動可能にする．アパチャーの前壁の曲線部分に沿って後方運動する．

Fig 30b 後方運動時のハンドリングも同様に咬合器をしっかりと押さえ，上弓を全体的に持ち安定的にスライドさせる．この時，後方だけでなく斜め後方へも広範囲に運動させて削合し，スムーズに後退運動が可能になるような咬合面形態を作る．

レジン成型・総義歯完成・調整

自動削合

Fig 31～35 コンディレーターバリオ半調節性咬合器を使用した咬合調整を行った後，自動削合・研磨を経て完成となる．

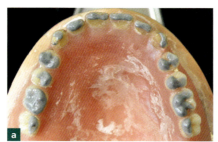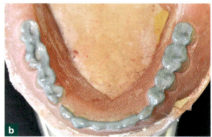

Fig 31a, b 指導釘を挙上して切歯指導板との接触を解放し，カーボランダムペーストを使用して自動削合を行う．チューイングサイクルを意識し，あらゆる方向からスムーズに中心咬合位へ入り込むように調整する．選択削合のムラを取り除き，摩擦がなく滑らかに滑走するように最終的なバランスを調整する．

仮想咀嚼運動での調整

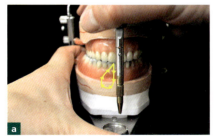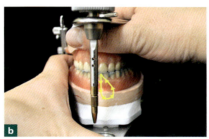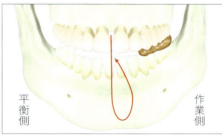

Fig 32a, b 自動削合時の咬合器のハンドリング．チューイングサイクルを意識し，あらゆる方向から上顎機能咬頭が下顎頬側咬頭内斜面を滑走し中心咬合位へと入り込んでいく滑走をさせるように上弓を動かす．

Fig 32c ゴシックアーチで描かれる下顎の限界運動だけでなくチューイングサイクルを意識し，全方向から滑走して中心咬合位に入り込むことを意識した調整をし，どの部位や方向からでも食物をすり潰せるような三次元的な動きを再現する．

最終仕上げ（面取り）

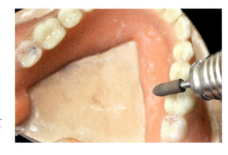

Fig 33 削合によって滑走面を調整してできた鋭利な隅角は，シリコーンポイントを用いて面取りをして丸める．

研磨

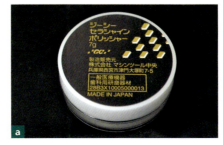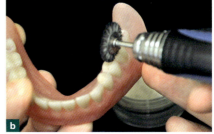

Fig 34a, b 最後にセラシャインポリッシャー（ジーシー，**a**）を用い，削合した切縁や咬合面を滑沢に仕上げ，研磨をする（**b**）．摩擦のない接触関係を作り人工歯の摩耗を防ぐ効果が期待できる．

249

完成総義歯

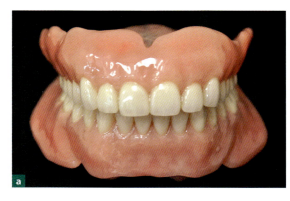

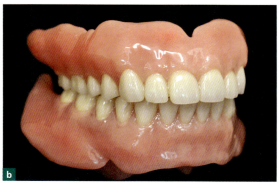
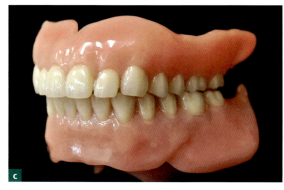

Fig 35a〜c　完成総義歯.

もっと詳しく㉓　アクリルレジンの切削・研磨・保管における注意点

アクリルレジンの重合後は通法どおり研磨する．その際に重要となる事項を次に挙げる．

①熱を避ける

アクリルレジンは熱に弱く，変形の原因となる．切削時や艶出し研磨時は，熱を発生させないようにハンドピースやレーズ研磨では低速回転で行い，常に水に濡れた状態で冷やしながら行う．
研磨後の洗浄は高温の水蒸気が出るスチーマーを使用しない．中性洗剤を混ぜた40℃程度のお湯で超音波洗浄機にかけ，研磨剤の汚れの落ちにくいところは歯ブラシで落とす．

②乾燥を避ける

アクリルレジンは重合収縮や熱収縮により割り出し後に寸法変化を起こす．さらにアクリルレジンは乾燥すると寸法変化を起こし変形するので，必ず水に浸しながら乾燥させることなく研磨を行い（Fig 36a），納品の輸送時も口腔内に装着されるまで水中保存する（Fig 36b）．完成義歯装着後も義歯を外すときは水中保存するように患者に指導をする．水中保存することによって，割り出し後に起きた寸法変化が経時的に徐々に回復していく[31]．

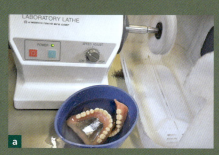
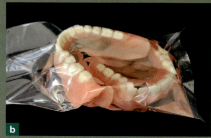

Fig 36a　研磨作業も水に浸しながら行い，乾燥させない．
Fig 36b　納品の輸送中も水中保存する．

総義歯調整

1．1回目の調整①：製作過程での歪みの調整

総義歯完成時には，製作過程で生じた大きな歪みをまずは取り除き，その後咬合調整，粘膜面調整を行う．その場合は上下顎を別々にし，咀嚼や咬合をさせずに試適して調べる（**Fig 37**）．

製作過程での歪みの調整

上顎

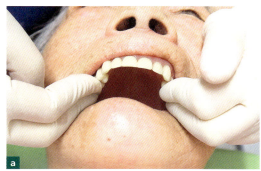

下顎

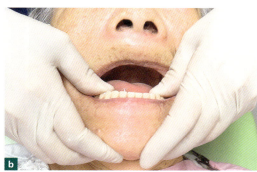

Fig 37a, b　ミジィ P.I.P. ペースト（サンデンタル）を義歯床粘膜面に薄く塗布し，術者が両側第二小臼歯・第一大臼歯部を加圧し，痛みや違和感を確認する．

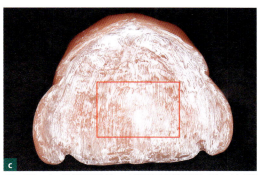

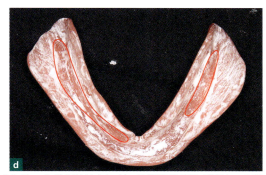

Fig 37c, d　粘膜調整前，上顎前歯相当部に当たりがみられる．自覚症状はないが，粘膜面の接触が不均一の部分を均等になるように調整した．

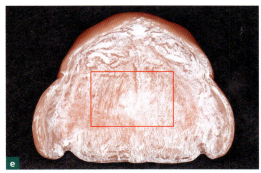

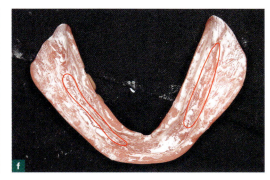

Fig 37e, f　義歯床粘膜面調整後．

2．1回目の調整②：辺縁の調整

　患者が装着していた旧義歯が咀嚼能率の劣った総義歯であった場合，咀嚼に優れた新製総義歯の辺縁が筋圧形成など術者主導の機能的印象採得で設定した辺縁では，新製義歯を使用して口腔周囲筋が機能したときに，辺縁に当たりとして出てくることがある．このような場合は，辺縁の長さを調べる粘膜適合試験用材料を使用し，検査し調整する（**Fig 38**）．

辺縁の調整

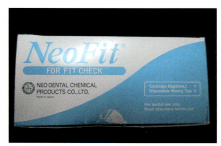

Fig 38a ネオフィット（ネオ製薬工業）．

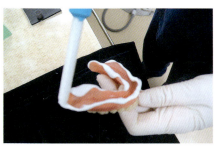

Fig 38b 辺縁に均一に乗せる．

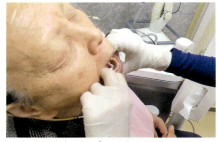

Fig 38c 咬合させずに硬化を待機する．

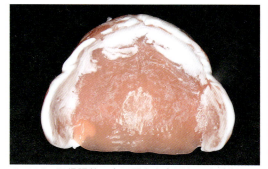

Fig 38d 辺縁調整．上下顎とも必要ないと診断して経過をみる．

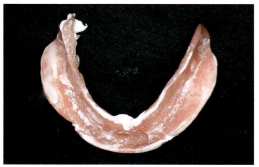

Fig 38e 辺縁調整．

もっと詳しく㉔ 「ふだんは痛くないが，食べ物を噛むときに痛む」場合の調整法

　患者が「噛まないと痛くない」が「食事中に噛むと痛い」という場合には，2つの原因が考えられる．それは，「咬合調整不足」と「機能時の粘膜面の被圧変位の調整不足」である．

　そのような調整を行う場合，常に咬合調整（253ページ）を先にし，次に粘膜面の被圧変位の調整（254～256ページ）を行う．粘膜面を優先して調整を行う時は，咬合させない．

3．1回目の調整③：咬合調整

　咀嚼運動時に機能すると想定した人工歯排列で，咬合器上と口腔内で機能させたときの咬合接触に差がある場合，咬合調整を必要とする．口腔内でのタッピングや下顎偏心運動等を行い，選択削合をしていく（**Fig 39**）．

　Model analysis 時の Unstable zone に強い接触が認められる場合には，速やかに咬合接触を取り除く．逆に，Stable zone に咬合接触が認められない場合はリマウントを行い，咬合器上で再診査と咬合調整をしなければならない．咬合紙における接触点が咬合器上と口腔内である程度同一であれば，咬合高径を維持する目的で調整は行わず，経過を観察する．

咬合調整

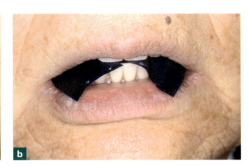

Fig 39a, b　タッピングで均等な咬合接触が確認できた後，左右側方運動を行う．

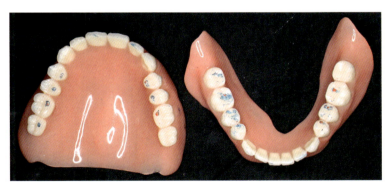

Fig 39c　咬合調整前．

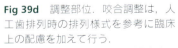

Fig 39d　調整部位．咬合調整は，人工歯排列時の排列様式を参考に臨床上の配慮を加えて行う．
Fig 39e　調整の様子．上顎機能咬頭は削合調整を行わず，下顎咬合面と上顎頬側咬頭内斜面を調整する．

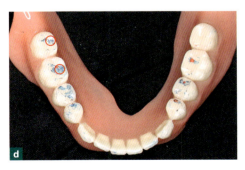
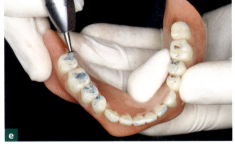

Fig 39f, g　総義歯装着時の咬合調整は，粘膜の今後の沈下量を鑑み，ある程度に留めて経過を診る．

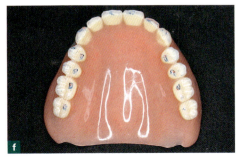
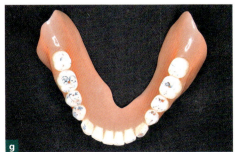

4．1回目の調整④：仮想咀嚼運動時の被圧変位の調整

ロールワッテを片側・両側のいろいろな部位で咬ませて，仮想咀嚼運動時における粘膜面の局所被圧変位の調整を行う（Fig 40）．

仮想咀嚼運動時の被圧変位の調整

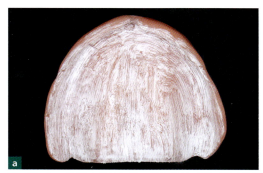
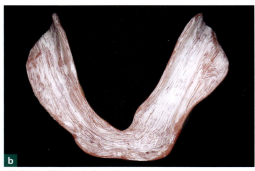

Fig 40a, b ミジィ P.I.P. ペースト（サンデンタル）を義歯粘膜面に塗布したところ．

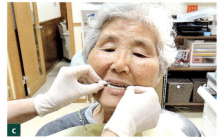
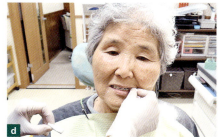
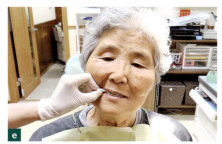

Fig 40c〜e ロールワッテを咬ませ，さまざまな方向から咀嚼圧をかける．

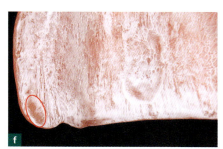
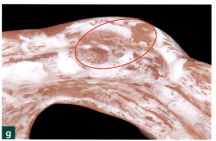
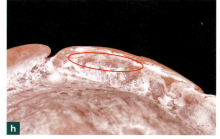

Fig 40f〜h 義歯床粘膜面にみられる局所被圧変位（赤丸）．

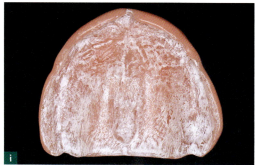
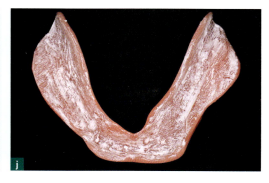

Fig 40i, j 局所被圧変位の調整後．

5．2回目以降の調整の手順

総義歯調整2回目以降も同様の手順で行う．総義歯を日常生活で使用し，痛みが出た部位をまず優先に調整する．

患者への傾聴は非常に重要であり，術者の技術を向上させる重要な情報源となる．痛みの原因は，診査・診断不足や術者の力量，治療計画，使用材料など，さまざまな原因があり，それを教えていただける機会ととらえ，次回以降の義歯製作の参考にすべきである．

6．2回目の調整①：痛み・発赤・褥瘡性潰瘍部位と辺縁の調整

痛みの出現は，患者に大きな精神的負担をともなうため，まず痛みを除去することが大切である．

印象採得にて術者主導で設定した義歯床辺縁は，日常生活の動作との間に差が生じる場合がある．義歯床辺縁が長い場合，発赤・腫脹して褥瘡性潰瘍形成を起こし，維持が減弱する．どのような動きで痛みが生じたか再現することで，辺縁の長さの調整を行う（**Fig 41**）．

痛み・発赤・褥瘡性潰瘍部位と辺縁の調整

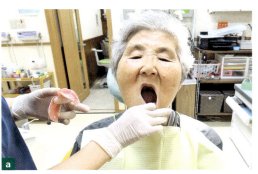
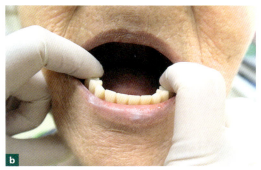

Fig 41a 手指にて痛みの部位を確認．舌を動かすと痛いとのことであった．
Fig 41b ミジィ P.I.P. ペーストで義歯床粘膜面の発赤部を確認．

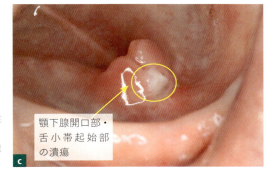
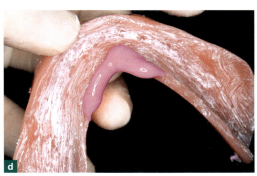

Fig 41c 舌根部に褥瘡性潰瘍がみられる．
Fig 41d シリコーン印象材で辺縁の長さを調べる．

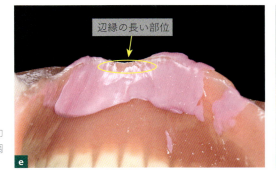
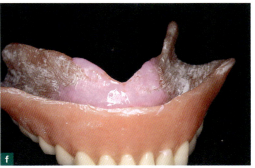

Fig 41e, f シリコーン印象材が突き抜けた部位を調整する．

7．2回目の調整②：咬合の調整

咬合の調整を Fig 42 に示す．

8．2回目の調整③：義歯床粘膜面・被圧変位・局所被圧変位の調整

義歯床粘膜面・被圧変位・局所被圧変位の調整を Fig 43 に示す．

咬合調整

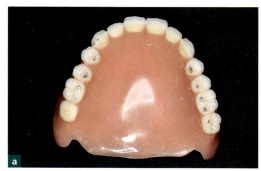
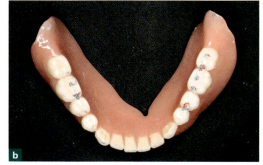

Fig 42a, b　咬合調整．

義歯床粘膜面・被圧変位・局所被圧変位の調整

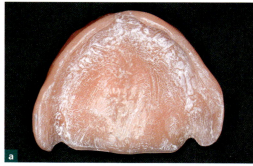
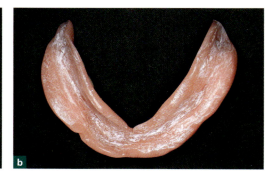

Fig 43a, b　粘膜面・被圧変位・局所被圧変位の調整．

レジン成型・総義歯完成・調整

9．テストフードの使用

以上のような工程で義歯調整を行うが，適宜テストフードを用い，総義歯が咀嚼運動に調和をしているかを確かめる．テストフードは，患者の食生活を考え，せんべい，クラッカーや漬物などを選択する(**Fig 44**)．

テストフード

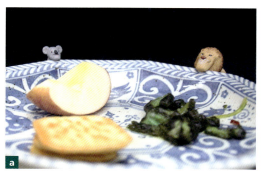
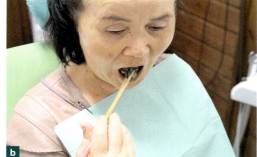

Fig 44a テストフードはリンゴ，クラッカー，漬物などを選択する．
Fig 44b 漬物を食べてみる．

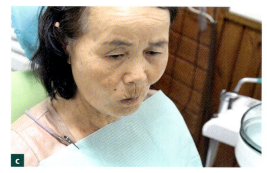
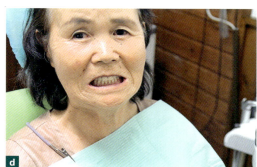

Fig 44c 咀嚼運動の観察．
Fig 44d 嚥下運動後．

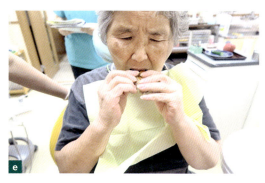
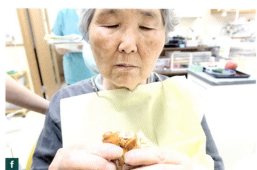

Fig 44e 前歯部での剪断．
Fig 44f 剪断後．

Fig 44g 男性は硬いものを前歯で噛む傾向があるため，大きめのせんべいや乾燥したスルメイカなどをテストフードに用意する．
Fig 44h 初診時の医療面接でリンゴや柿を丸ごと食べたいなどの希望があればテストフードに用意し，食べることができるか確かめる．食べられるようになることが人としての自信の回復につながると感想を述べられることが多い．

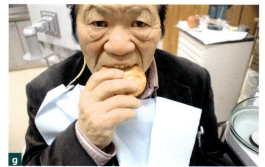
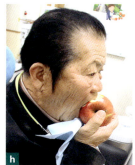

257

10. 義歯調整後の経時的観察

旧義歯の顎位や咀嚼習慣の大きな修正があった場合は，新製義歯がなじむまで時間がかかるため，患者に説明し，経時的に観察する．

また，義歯調整が終了しても，定期的に咬合調整，ゴシックアーチ描記の変化について観察する必要がある．

義歯装着後，しばらくして義歯不適合を主訴として来院する患者の多くの原因は，義歯の内面の不適合より，人工歯のばらついた咬耗が原因である（**Fig 45**）．そのような場合は，咬合調整を行うことで内面を裏装することなく適合を回復することができる．しかし，それを繰り返すことで咬合が低位となり顎位が前方偏位を起こす結果となる．このような場合はゴシックアーチの描記を行い，顎運動を観察し必要に応じ義歯新製を検討すべきである．

咬合調整と粘膜面が不適合となる関係

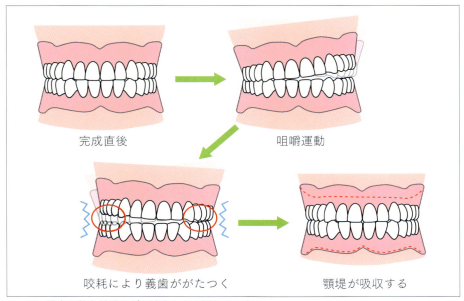

Fig 45　咬合調整と粘膜面が不適合となる関係を示す．

参考文献

1. 森田晃司，柄博紀，平田伊佐雄，加藤功一，津賀一弘．常温重合レジンの理工学的性質に及ぼす重合時温度環境の影響．第66回日本歯科理工学会学術講演会，2015．
2. 上濱正，阿部伸一，土田将広．今後の難症例を解決する総義歯補綴臨床のナビゲーション．東京：クインテッセンス出版，2012．
3. 小倉英夫，高橋英和，他．コア歯科理工学．東京：医歯薬出版，2008．
4. 高橋裕．上下顎レジン床総義歯粘膜面部の重合に伴う経日的形態変化について．補綴誌 1990；34（1）：136-148．
5. 内田欣臣，岡本史江，尾形和彦，佐藤隆志．マイクロ波重合型義歯床用レジンの寸法精度．補綴誌 1989；33（1）：114-118．
6. 平林茂，中西敏，立野治雄，三宅裕昭，平澤忠．歯科用メタクリルレジンに関する研究：（第10報）加熱重合レジン，ヒートショックレジン，流し込みレジンおよび常温重合レジンの物理的性質について．歯材器 1984；3（3）：350-358．
7. 長谷川明，勝誠，星合和基，平沼謙二．バルビツール酸誘導体を用いた歯科用常温重合レジンにおける触媒の影響．補綴誌 1997；41（4）：613-619．
8. 門磨義則，今井庸二．チオバルビツル酸誘導体を用いた常温重合開始剤に関する研究．歯材器 1991；10（5）：692-698．
9. 安田登，佐々木三男，小笠原浩一，岡部良博，藍稔．補綴応用を目的とした4-META含有常温重合レジンの研究 第1報 試作品MB-1, MB-2の接着強度と理工学的性質について．補綴誌 1984；28（2）：224-230．
10. 羽生哲也，稲永昭彦，武内哲二，澤村直明，川口稔，宮崎光治，堀部隆．床用レジンの重合変形について 第1報：上顎総義歯粘膜面部の三次元的検討．補綴誌 1985；29（2）：310-318．
11. 石鍋聡．荷重時における義歯床下粘膜の厚さの変化に関する研究．補綴誌 1991；35（1）：111-124．
12. 権田悦通，柿本和俊，柴田正子，柏村武司，松山博史，以倉完悦，三ケ山秀樹．総義歯患者の統計的観察（第3編） 第1報 特に食品咀嚼状況と義歯の清掃を中心に．補綴誌 1990；34（5）：944-952．
13. 荒木剛．全部床義歯装着者における咬合調整とその治療評価法に関する研究．補綴誌 2001；45（1）：93-105．
14. 黒木久幸．実験的咬合干渉をもつ咀嚼運動路判別分析と咬合干渉診断への応用．岐歯学誌 1991；18：547-568．
15. 赤川安正，吉田靖弘，櫻井裕也，他．患者の満足度を中心においた総義歯治療の一例．広大歯誌 1992；24：138-144．
16. 吉田光由，松尾勝弘，和田本昌良，他．総義歯治療が無歯顎者の生活の質（QOL）に及ぼす影響に関する臨床的研究．広大歯誌 1993；25：257-261．
17. E. W. Skinner, R. W. Phillips, 他. スキンナー歯科材料学 上巻．東京：医歯薬出版，1963：180-198．
18. 中込敏夫．実践 総義歯スタンダード 歯科医師がさだめ 歯科技工士がつくる．東京：医歯薬出版，2015：76-86．
19. 古谷野潔，矢谷博文（編）．月刊「歯科技工」別冊 目で見る咬合の基礎知識．東京：医歯薬出版，2002：118-121,148-149,150-151,154-155,202-203,210-211．
20. 小出馨（編）．「補綴臨床」別冊 臨床機能咬合学 咬合の7要素によるオクルージョンの臨床．東京：医歯薬出版，2009：134-149．
21. 堤嵩詞．イラストで学ぶ総義歯技工イメージレッスン―技工技術の変わらぬ本質を探り，これからの臨床技工に活かす― 第1回 品質工学の歴史と技工物の品質管理への応用．歯科技工 2014；42（4）：408-419．
22. 安田登，木村博，野首孝祠，小柳津純男，齊木好太郎，曽根田兼司．QDT別冊 床用レジンの世界 その1 加熱重合床用レジンと義歯製作．東京：クインテッセンス出版，1991．
23. 安田登，木村博，野首孝祠，小柳津純男，齊木好太郎，曽根田兼司．QDT別冊 床用レジンの世界 その2 常温重合床用レジン．東京：クインテッセンス出版，1993．
24. 松田謙一，前田芳信．全部床義歯臨床のビブリオグラフィー―成書の改訂各版記述の比較にみる，無歯顎補綴治療の本質と臨床知見70余年の蓄積 第16回 歯肉形成・重合について．歯科技工 2016；44（5）：610-618．
25. 佐藤幸司．人工歯排列に必要な力学・生理学・解剖学の基礎知識―第8回（最終回） 義歯の重合と咬合調整の考察．歯科技工 2016；44（10）：1260-1269．
26. 堤嵩詞．長期臨床応用に耐えうる人工歯の材質を考える―生体で用いる義歯としての耐用年数を，咀嚼メカニズムの考察と患者の使用感から捉え直す― 後編 陶歯とレジン歯の組み合わせをいかに考えるか．歯科技工 2013；41（6）：640-652．
27. 井上敏博．レジンの重合収縮補償による総義歯の適合精度向上の取り組み―シリコーンゴムを用いた埋没法の工夫とポイントについて．歯科技工 2013；41(10)：1145-1155．
28. 中込敏夫，向井道夫（協力）．総義歯がわかれば技工がワカル 第9回 ワカれば簡単！咬合調整．歯科技工 2013；41(10)：1166-1180．
29. 松本直之，市川哲雄（監著）．リンガライズドオクルージョン 義歯の咬合・インプラントの咬合．東京：医歯薬出版，2010：72-98．
30. 堤嵩詞，平岡秀樹．総義歯づくり すいすいマスター 総義歯患者の「何ともない」を求めて～時代は患者満足度～．東京：医歯薬出版，2014：150-163．
31. 寺岡文雄，北原一慶，多田広宣，中川正史，高橋純造．総義歯の重合後および保存時の変形とその回復 第1報 各種一般重合方法で作製した総義歯．補綴誌 1995；39（2）：274-279．
32. 堤嵩詞．歯科材料のいまを知り，未来を探る―第6回 精度の高いレジン床の重合法とは？歯科技工 2004；32（1）：110-121．

CHAPTER 10
治療用義歯

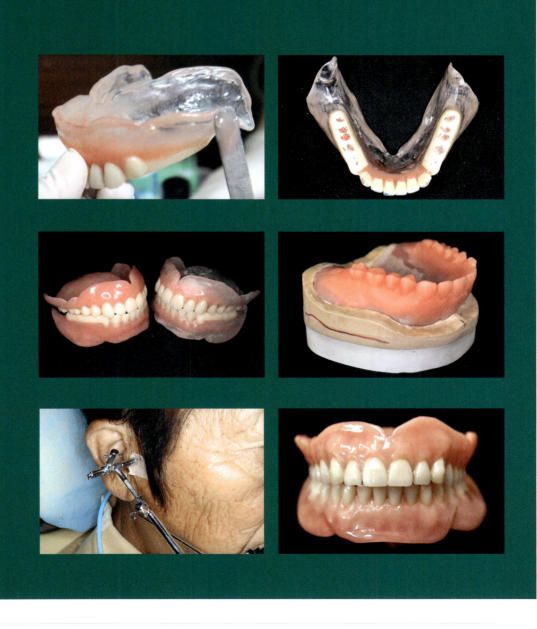

Chapter10 のポイント

治療用義歯を使用した機能総義歯製作手順

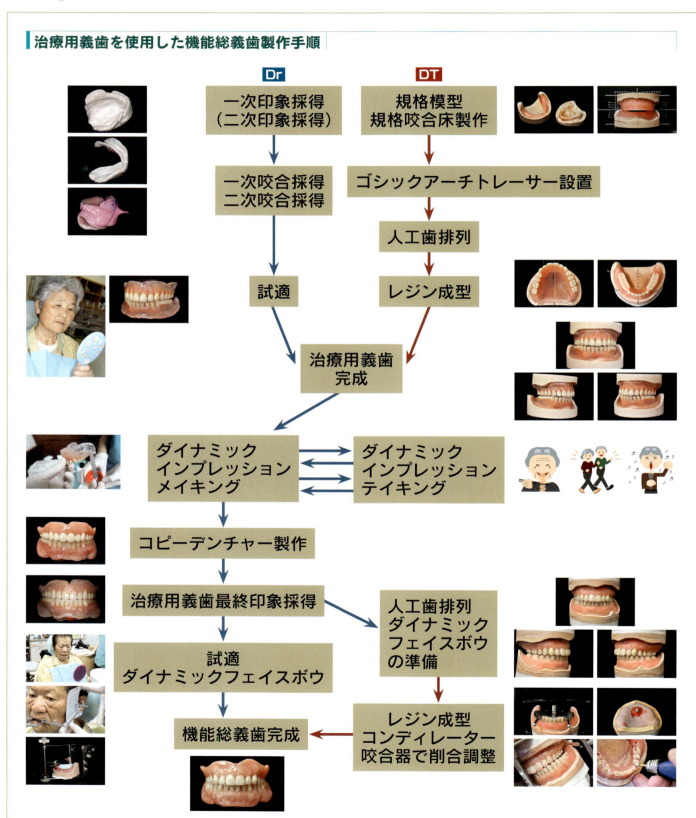

Fig 1　治療用義歯を使用した機能総義歯製作の手順をフローチャートで示す．

治療用義歯製作上の注意

①治療用義歯は，基礎維持が正確に採得されている印象体を用い製作する．

②下顎の臼歯は，軟らかいフラットテーブル（化学重合レジンに50％程度ベビーパウダー等を混ぜた平らな板状のもの）を使用する．

③垂直的顎位は，治療用義歯を使用する間に下顎のフラットテーブルが削れた時点の高さが最終咬合高径となるため，想定する最終咬合高径より咀嚼摩耗量を計算した高さ分，若干高く製作する（通常1～2mm程度）．

④顎位のリハビリテーションを目的とするため，完成義歯と異なり前歯部に垂直的な被蓋をつけない（Angle I 級様顎間関係の場合）．

⑤レジン床はクリアレジンを使用することで加圧部位が貧血帯として目視できるため粘膜面の当たりや被圧変位の調整が正確かつ容易にできる．

⑥下顎の顎堤条件によりアクリル系軟性レジン裏装材を薄く1層裏装した義歯を選択する場合がある（そのような義歯を装着することで患者は長年悩まされてきた痛みから解放され治療に協力的になることが多い）．

治療用義歯とは

1．治療用義歯の定義

治療用義歯（治療義歯）とは，最終補綴物の総義歯を入れる前に一定期間装着する総義歯のことである．義歯床下粘膜を整え，その義歯にてダイナミックインプレッションを行い，習慣性閉口路終末位（嚥下位）の設定を行う．治療用義歯を使用することで新製総義歯の装着後の修正や調整が最小限で済む．

E. R. Pound 先生がティッシュコンディショニング材を粘膜面に使用して下顎臼歯部をフラットにした「仮義歯」を製作されたものに発するが，その後さまざまな変遷や改良が重ねられ，総義歯製作に用いられている．

今回は筆者（五十嵐）と共著者の高橋歯科技工士が行っている治療用義歯製作法を記す．

2．治療用義歯の目的

・動的機能印象にて義歯床形態の決定（ダイナミックインプレッション）．
・咬合再構成（Occlusal reconstruction）された顎位でのリハビリテーション．習慣性閉口路終末位（嚥下位）での顎位の設定．
・機能印象形態と機能咬合位の調和．

3．治療用義歯の適応症

無歯顎患者全般が適応であるが，特に術者が難症例と診断した症例に適している．

一般的に難症例と思われる症例は，
・顎堤吸収が著しく被覆粘膜が顎堤を覆うような症例．
・顎位の偏位やタッピングが妥当な位置で収束せず，ゴシックアーチ描記で顎位および機能のリハビリテーションが必要と診断された症例．
など，今までの製作法では良好な結果が得られない症例などに有効である．

治療用義歯

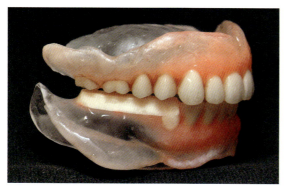

Fig 2　治療用義歯．

治療用義歯

治療用義歯製作法

　下顎治療用義歯に限り，装着時に痛みが出現し義歯調整が円滑に行われないことを防ぐために，軟性裏装材を1層敷いて対応する場合がある．義歯粘膜面をアクリル系レジンにするか軟性裏装材を1層裏装するかは顎堤条件・対向関係・咀嚼習慣などを事前に診査・診断し，術者が決定する．

　通法の製作手順は **CHAPTER 9** までに記したため，ここでは軟性裏装材を1層敷いた治療用義歯を製作する手順を記す（**Fig 3〜27**）．

正確な基礎維持を反映した印象採得

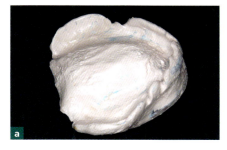
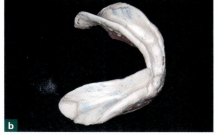

Fig 3a, b　基礎維持が印象体に正確に反映された印象採得を行う．それに加えて機能も正確に反映できていれば，治療用義歯での調整量が少なくて済む．

規格咬合床の製作

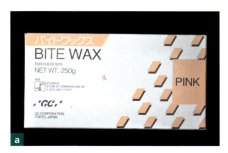
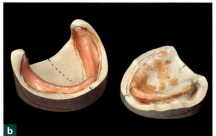
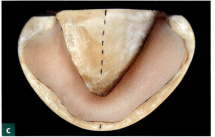
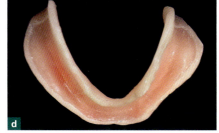

Fig 4a〜d　印象体より規格模型を製作し，規格咬合床を製作する．義歯床粘膜面での痛みの出現を予防したい場合，治療用義歯粘膜面に COE-SOFT（GC America, ヨシダ）を1層敷くことがある．この場合，治療用義歯の咬合床の下顎は COE-SOFT を裏装するためのスペーサーとして BITE WAX（ジーシー，厚さ1mm，**a**）を圧接し（**b**），その上にベースプレートのレジンを圧接してワックスを内面に取りこむ（**c, d**）．その必要がないと診断した場合は，通法に則り規格咬合床を製作する．

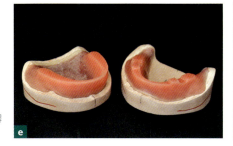
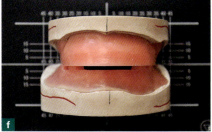

Fig 4e, f　規格咬合床を製作して，咬合採得を行う．

CHAPTER 10

上顎仮想咬合平面の設定

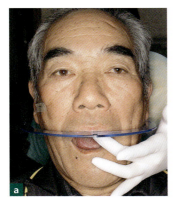
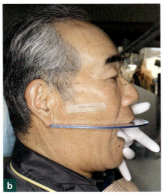

Fig 5a, b 通法に則り術者が患者固有に定めた仮想咬合平面を設定する．

咬合高径の設定

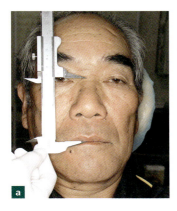
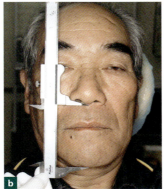

Fig 6a, b 顎位のリハビリテーションを目的とした治療用義歯の咬合高径の設定の場合，下顎臼歯部はフラットテーブルの咬耗量を考慮して，少し高めに咬合高径を設定しなければならない．この高めというのも患者の咀嚼力・咀嚼習慣・食習慣・下顎臼歯部フラットテーブルの硬さ，治療用義歯の装着期間等さまざまな要因で摩耗量が変わるため，数値化するのは難しいが平均して最終咬合高径より1～2mmである．
　筆者は，顎位が安定し治療用義歯装着期間が短期間と予測した場合は0.5～1mm程度，顎位が不安定・顎関節症など3カ月以上装着する可能性がある場合は1～2mm程度としている．予想をはるかに上回る摩耗が起こり，咬合高径が想定より低くなる場合は，再度フラットテーブルを張り替える．

フレンジテクニックと一次咬合採得

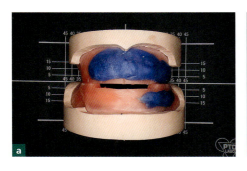
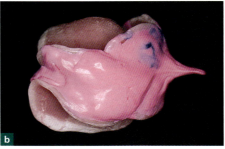

Fig 7a フレンジテクニック．
Fig 7b 通法に則りフレンジにて審美とリップサポートを回復し，一次咬合採得を行う．

前歯部人工歯の選択

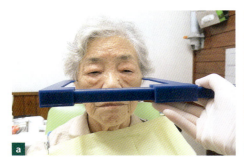
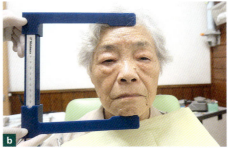

Fig 8a, b 人工歯選択のための顔幅測定．通法に則り人工歯を選択するが，最終装着義歯の審美や排列位置の要望を聞く基準としても，治療用義歯では最終装着時を想定した前歯部を選択しておく必要がある．

治療用義歯

ゴシックアーチ描記法

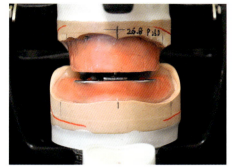
Fig 9a　ゴシックアーチ装置の付着．

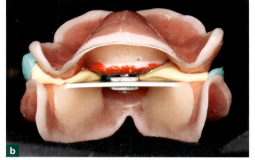
Fig 9b, c　ゴシックアーチの描記．

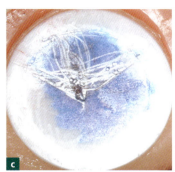

Fig 9a〜d　ゴシックアーチ描記は，製作前診断時・治療用義歯製作時・治療用義歯装着中など，定期的にその治療の有効性を確かめるために行う．描記された軌跡の観察を繰り返すことで，下顎運動のリハビリテーションを診断しそれに応じた咬合を付与する診断材料とする．

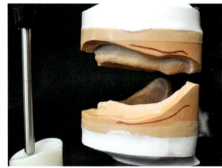
Fig 9d　ゴシックアーチ描記法で設定された顎位．

治療用義歯の上下顎前歯部の人工歯排列

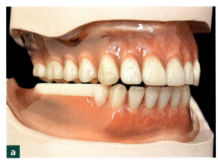
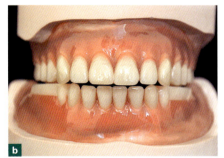
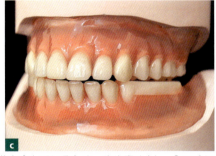

Fig 10a〜c　Angle I 級様顎間関係の場合，治療用義歯の咬合高径は人工歯による摩耗や調整分を含んでいるため，やや高め（1〜2mm）に設定している．上顎臼歯部の機能咬頭の接触のみで下顎を自由に運動させ，リハビリテーションとともに顎位を探っていくので，上下顎前歯部は基本的に垂直被蓋をゼロとする．

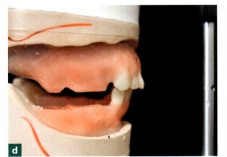
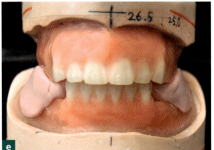
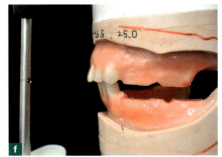

Fig 10d〜f　Angle II 級様顎間関係で前後的に顎運動のストロークが多い場合には垂直的な被蓋を与えるが，偏心運動時干渉が起こらないように調整する．その後，下顎臼歯部にフラットテーブルを装着するため，フラットテーブルの厚み分の蝋堤を5mm程度削除する．

267

CHAPTER 10

フラットテーブルの製作

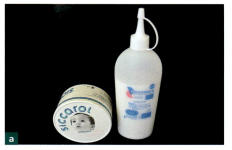
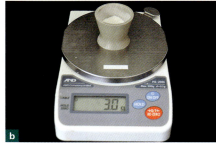
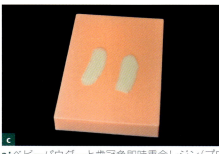
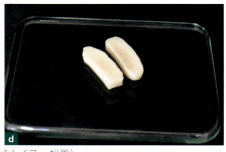

Fig 11a〜d 顎位のリハビリテーションを目的とするため，下顎臼歯は板状の軟らかいレジン（フラットテーブル）で製作する．これは，下顎の習慣的咀嚼運動において，習慣性閉口路終末位（嚥下位）と咀嚼運動路の観察ができる．下顎の顎位が不安定な場合を想定し，人工歯より頰舌径を広く製作する．

a：ベビーパウダーと歯冠色即時重合レジン（プロビナイス，松風）．
b：ベビーパウダーとレジンの粉末を1：1の割合で混ぜる．材料は正確に計量する．
c：混液比は1.2でベビーパウダーレジン粉末10gに対してレジン液12gの割合で練和する（プロビナイス使用時）．それをあらかじめ製作しておいたフラットテーブルのゴム枠に入れて常温（室温23℃）の状態で重合する．ベビーパウダーを混ぜたフラットテーブルは硬化に15分程度時間がかかる．
d：ゴム状になった頃合いをみて（約10分）ゴム枠から外し，咬合面側をガラス練板に押し付け，レジンの収縮での反りを平らに補正して完全硬化するまでガラス板にて圧接する．硬化したらトリマーで裏面を調整して隅角はシリコーンポイントで面取りを行い，完成する．

フラットテーブル設置のための Model analysis

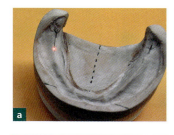
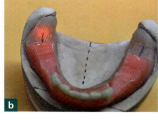
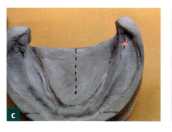
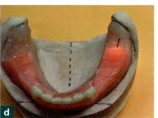
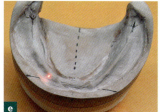
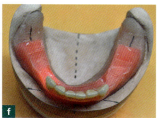
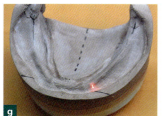
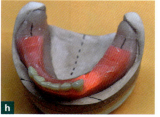

Fig 12a〜h レーザーマーカー（ディバインガイド）を使用して，フラットテーブル設置の目安となる下顎基礎床に歯槽頂線の記入を行う．上顎臼歯機能咬頭または下顎臼歯中心溝となる位置である歯槽頂線を下顎咬合床ワックスリムの上に記入する．

治療用義歯

フラットテーブル設置

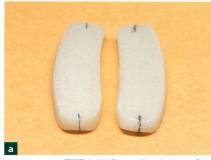 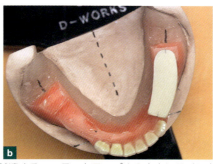 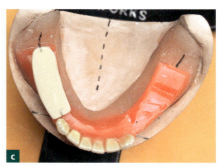

Fig 13a〜c　下顎臼歯部にフラットテーブルを試適する．フラットテーブルの中央にラインを引き，頰舌的に基礎床の歯槽頂の印に合うように位置の設定を行う．

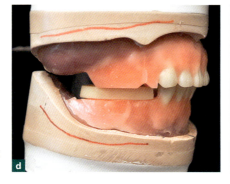 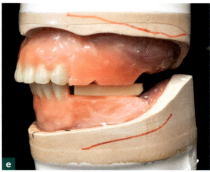

Fig 13d, e　上顎咬合平面に合わせて排列を行う．

上顎臼歯部人工歯排列

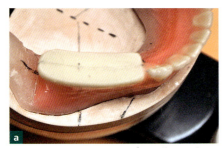 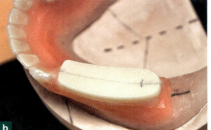 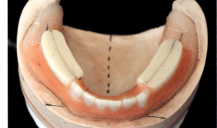

Fig 14a, b　フラットテーブルの位置の確認．

Fig 14c　フラットテーブル設置後．上顎機能咬頭の咬合位置の指標としてフラットテーブルの中央（下顎歯槽頂の位置）にラインを引き上顎の人工歯を排列していく．

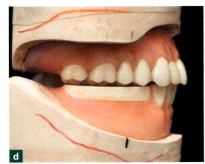 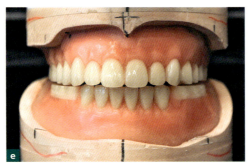 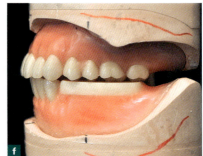

Fig 14d〜f　上顎臼歯部排列後．人工歯は陶歯（写真はベラシア SA ポーセレン，松風）を使用している．

269

人工歯排列終了

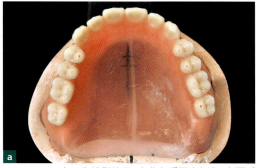 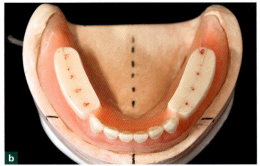

Fig 15a, b　人工歯排列終了．十分な舌房を与え，上顎舌側臼歯の機能咬頭のみをフラットテーブルに接触させる．

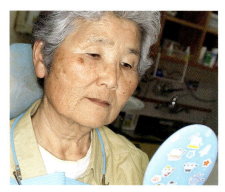

Fig 15c　治療用義歯人工歯排列試適．治療用義歯試適時には，咬合器で設定した中心咬合位と口腔内でのタッピングポイントが一致しているかおよび前歯部の接触がないかを確かめる．治療用義歯では，装着直後から一定期間は，ガイダンスがない状態で，患者自身が筋肉位での習慣性閉口路終末位(嚥下位)を自然に設定する(中心咬合位の設定)．被圧変位量の大きな症例では，咬合器上では被蓋ゼロで設定していても口腔内で前歯部に接触を認め，アンテリアガイダンスが出現する場合がある．そのような場合は，咬合器上で沈下量を考慮した再排列を行う必要がある．
　治療用義歯の調整の終盤に中心咬合位の設定がなされた後，下顎フラットテーブルの咬耗によりアンテリアガイダンスが出現することやそのバランスを調整することは，完成義歯の情報として有効となる．

治療用義歯レジン成型の前準備

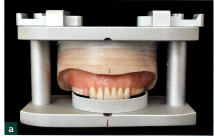 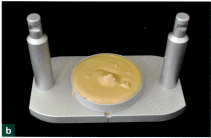 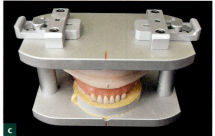

Fig 16a〜c　試適が完了した後，必要があれば修正し，治療用義歯のレジン成型の工程に入る．後に COE-SOFT 裏装を行うため，リライニング専用咬合器フィッティングジグ(カンノ工業，トクヤマデンタル)に付属のボクシングリングの上に置き，下顎本模型をマウンティング石膏で上板に付着し，硬化後，下板にボクシングリングを置き超硬石膏で石膏コアを製作する．
a：リライニング用咬合器に付着．
b：石膏で歯列のコアを採得．
c：咬合器の石膏コア完成．

治療用義歯

治療用義歯成型用副模型の製作

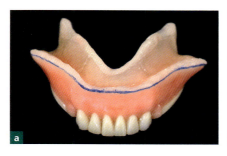
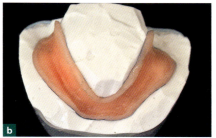
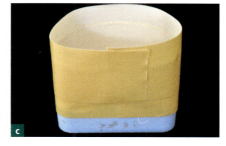
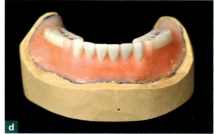

Fig 17a〜d 軟性アクリル系レジンを裏装した治療用義歯の製作には，レジン成型時に使用する裏装材分が引かれた重合用模型の製作が必要となる．下顎ワックスデンチャーのベースプレート内面の1mmのスペーサーを除去し，ボクシングを行い，レジン成型用の模型を製作する．作業用模型ではなく，スペーサーの隙間分差し引いた成型用の模型で蝋義歯を外さずそのまま埋没重合作業をする．

重合

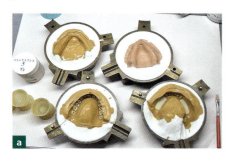
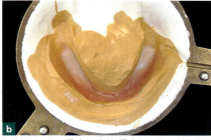
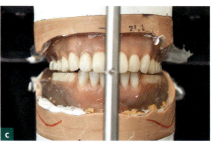

Fig 18a〜c 治療用義歯は正確な適合性が必要となるため，重合は化学重合レジンで精密に行う．義歯床部をクリアレジンで製作することで適合や被圧変位の調整を目視化で行うことが可能となる．ただし，前歯部の見える部分は，審美性を考慮し歯肉色のレジンでカラーリングを行う．患者の希望等で，クリアレジンを好まない場合は術者の判断で通常の歯肉色のレジンを使用し，粘膜面の適合や被圧変位の調整はミジィ P.I.P. ペーストなど粘膜適合試験材を代用する．
a：フラスコに埋没，流蝋．
b：歯肉色レジンによるカラーリング．
c：治療用義歯重合後．

治療用義歯の審美面の修正

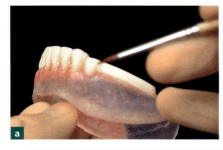
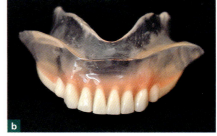

Fig 19a, b 下顎フラットテーブルの第一小臼歯は口角付近で笑うと見える部分なので，歯冠色レジンを築盛し，歯があるかのように見せる．

271

CHAPTER 10

COE-SOFT を裏装する

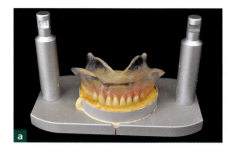
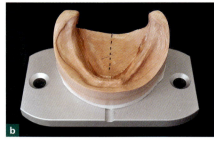

Fig 20a, b フィッティングジグの下板の石膏コアに下顎義歯を装着してスティッキーワックスで全周を石膏コアに強固に焼き付ける．下顎本模型にワセリンを薄く均一に塗布し上板に装着する．

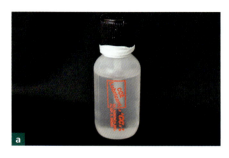
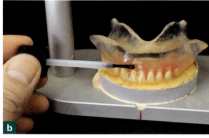

Fig 21a, b COE-SOFT（GC America，ヨシダ）付属のルーブリカントオイル（分離剤）を床縁付近以外の唇頬側面・舌側面に均一に塗布する．

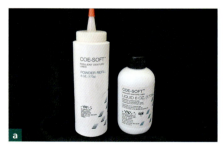
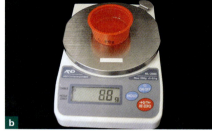
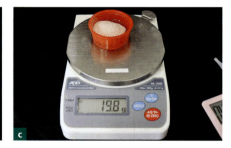

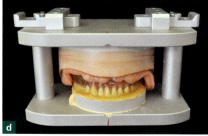
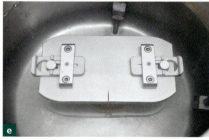

a：軟性レジン裏装材 COE-SOFT．
b：液の計量．
c：粉の計量．
d：裏装材圧接．
e：重合槽に入れ，水温45℃，2気圧下で8時間以上浸漬して硬化させる．

Fig 22a〜e COE-SOFT の粉液比をメーカー指示通りに計量し，30秒以内で混和を完了し，本模型粘膜面と下顎治療用義歯内面に軟らかいうちに盛り上げ，餅状になったタイミングで，フィッティングジグで上板と下板を合わせ圧接する（室温23℃）．

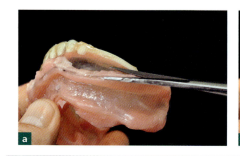
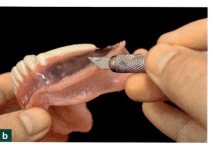

Fig 23a, b 模型から外した治療用義歯の辺縁余剰部分をハサミやデザインナイフでトリミングする．

治療用義歯

Fig 24a, b 一通りトリミングが終わったら，スーパーアクリルポリッシャー ファイン（Kerr，カボデンタルシステムズジャパン）で仕上げ研磨し，滑沢に整える．このとき，床縁部分のみ氷水で冷やしながら低速回転で行うと容易にきれいに仕上がる．

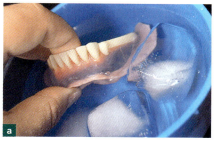
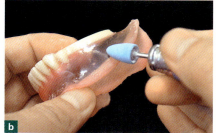

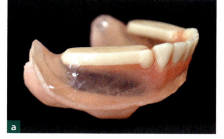
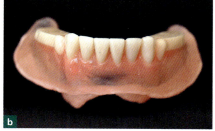
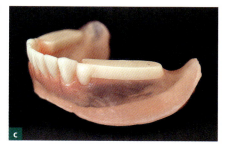

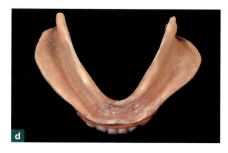

Fig 25a〜d 下顎治療用義歯 COE-SOFT 裏装完了．

治療用義歯の最終咬合調整

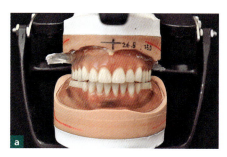
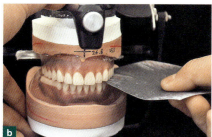

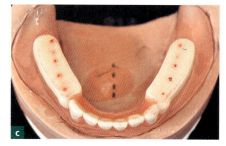
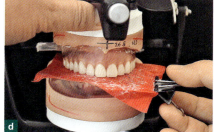

Fig 26a〜d 咬合器上で最終咬合調整する．咬合調整はテーブルのフラットは削合せず，耐水ペーパー（#320）を削れる面を人工歯側にして挟み，引き抜きながら人工歯を徐々に削合し，機能咬頭の4点もしくは5点を正確に接触させる．咬合チェックにはHANEL（ハネル咬合フォイル，茂久田商会）の厚さ12μmの咬合紙を使用する．

CHAPTER 10

治療用義歯完成

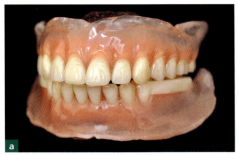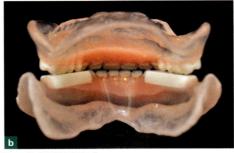

Fig 27a, b 上顎模型を外し，通法に従って研磨を行い，治療用義歯完成．

治療用義歯の発送

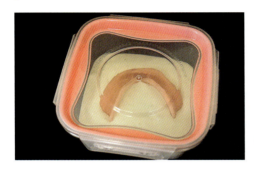

Fig 28 COE-SOFT 裏装をした下顎治療用義歯は輸送時変形しないように，アルジネート印象材の中に研磨面を埋入する．乾燥を防ぐため密閉できる容器に入れ発送する．

治療用義歯で採得する「機能印象」とは

1．機能的印象と機能印象

　機能的印象とは，術者主導で患者の意識下で実際の口腔機能を仮想して口腔周囲筋を動かし術者が設定した印象体に反映させていくことである（**Fig 29〜31**）．

　一方，機能印象（Functional impression）とは，術者が設定した印象体に日常生活で患者が主として無意識下にて口腔周囲筋を動かすことにより，口腔機能を反映していくことである（**Fig 32**）．

2．静的維持と動的維持の違い

　筋圧形成など機能的印象採得での維持を静的維持（Simulated retention）といい，治療用義歯を用いてのダイナミックインプレッションでの維持を動的機能維持（Optimal retention）という（**CHAPTER 3** の **Fig 1b** 参照）．

　診療室において術者主導で行う筋圧形成などで印象採得された総義歯は，個々の患者の日常における口腔周囲筋の動きを正確に反映することは不可能で，術者の裁量による静的維持が得られる．それにより総義歯装着後，辺縁の過不足による維持の不足が起こる場合や，印象圧により粘膜面の圧迫による「当たり」が出現することもある．機能的印象採得が，患者の口腔機能と近いかどうかで完成義歯の調整の回数が決まる．

　治療用義歯を用いたダイナミックインプレッションの場合，日常生活における機能を義歯形態に正確に取り込めるため，静的維持より維持力の高い印象体が完成する．診療室で，術者がダイナミックインプレッションメイキングを行う時にはアクリル系軟性裏装材は軟らかいため，痛みの出現は少なく，患者が自宅にて食事や会話などの刺激で，軟性裏装材の中の液成分の可塑性材が溶出して経時的に硬くなることで，ダイナミックインプレッションテイキングが行われて口腔の動的機能が取り込まれた印象体が出来上がる．

機能的印象

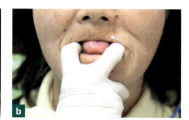

Fig 29a, b　機能的印象採得時の筋圧形成.

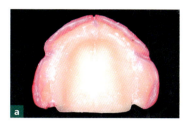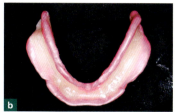

Fig 30a, b　筋圧形成.

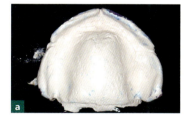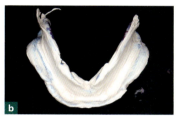

Fig 31a, b　精密印象.

機能印象

治療用義歯

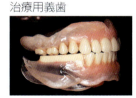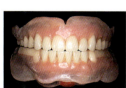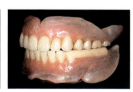

診療室	日常生活
形態の付与	機能の獲得

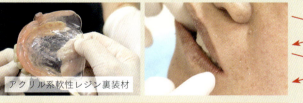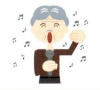

アクリル系軟性レジン裏装材

診療室で，通常のレジンと違い重合反応をしない軟らかいResilient denture linerにより辺縁形成を行う.
→ダイナミックインプレッションメイキング

日常生活を行う中で，Resilient denture linerに経時的に機能圧が加わり，可塑材が溶出しアルコールが揮発することで硬化をしていくので，経時的に機能を自然に取り入れていく.
→ダイナミックインプレッションテイキング

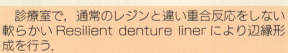

機能的維持を求めていく

Fig 32　機能印象採得法.

CHAPTER 10

治療用義歯を用いたダイナミックインプレッション

治療用義歯を用いたダイナミックインプレッションの手順は，
①被圧変位量の調整（リリーフ）
②辺縁形態・研磨面形態の決定
③総義歯粘膜面全体のウォッシュ
である．

1．被圧変位量の調整（リリーフ）

被圧変位量の調整（リリーフ）について **Fig 33**，**34**に示す．

2．辺縁形態・研磨面形態の決定

外側弁・フレンジ・辺縁形成

被圧変位量の調整後，外側弁・フレンジ・辺縁形成をする（**Fig 35〜41**）．

歪みと被圧変位量の調整

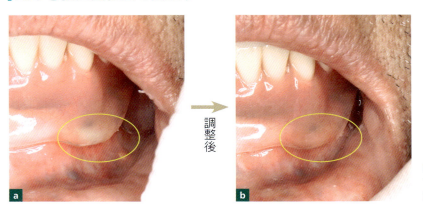

Fig 33a, b 治療用義歯の製作過程で歪みを削除にて調整する（**a**）．黄色の丸印は歪みの部位．調整後貧血帯が改善している（**b**）．

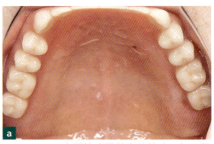 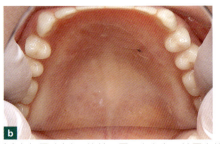 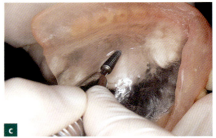

Fig 34a〜c 上顎治療用義歯装着時の無加圧時（**a**）と加圧時（**b**）の比較．歪みとともに被圧変位をリリーフし被圧変位量の調整をすることで（**c**），基礎維持に加え，気圧差による陰圧維持を獲得し，治療用義歯の維持は増すことになる．

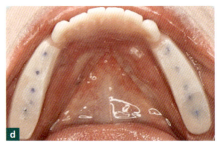 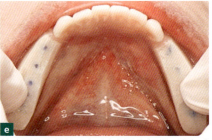 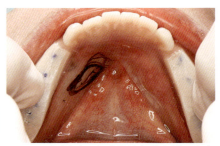

Fig 34d, e **d**は下顎治療用義歯無圧時．患者は治療用義歯装着時より左側骨隆起部の違和感を訴えていた．その部位が白く貧血帯を呈していることがわかる．加圧することで左側骨隆起部の貧血帯がより明確となり，患者は痛みを訴えた（**e**）．

Fig 34f 加圧時に白く抜けた貧血帯に印をつけて削除し，過圧部位の調整をする．深水皓三先生よりご教示いただいた治療用義歯は，義歯床の一部分を透明なレジンで製作するため，被圧変位の調整が目視化で行える．

治療用義歯

治療用義歯の辺縁形態の決定

Fig 35a ダイナミックインプレッションに使用する印象採得材は経時的に加わる咀嚼による物理的圧力により、液成分の可塑材が溶出しアルコールが抜けることで硬くなるアクリル系軟性裏装材 COE-SOFT を選択し、まず外側弁の形態と辺縁の長さを採得していく。COE-SOFT は液粉とも冷蔵庫で保存している。

Fig 35b 上下顎ダイナミック印象の COE-SOFT 使用量。一次印象時に採得した基礎維持が保てている咀嚼粘膜部や内側弁部にまで軟性裏装材が流れてしまうと、印象材の厚みにより基礎維持が壊れてしまうため、印象採得材の1回の使用量が重要となる。冷やすと硬化遅延になり操作性が良好となるため、冷やしながら使用する。

Fig 35c メーカー推奨の粉液比よりも液成分を多くし練和する。

Fig 35d 無圧的印象採得で歯肉歯槽粘膜境を正確に採得できている場合、上顎義歯床辺縁の大幅な形態修正が必要ない場合が多い。

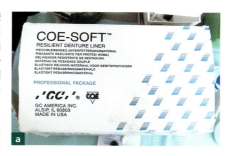
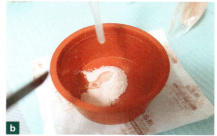
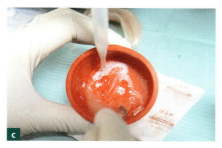
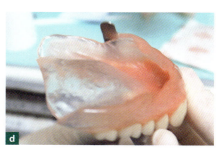

Fig 35e, f 被圧変位量の調整を行った後、治療用義歯辺縁が不足している場合、辺縁（外側弁の形態）を先に決定する。必要以上の辺縁の長さや厚み（バルキー〔分厚い〕やオーバーボーダー〔歯肉歯槽粘膜境を越えた辺縁〕）は維持が低下減弱し、装着中の違和感に繋がるため一部分ずつ軟性裏装材を薄く敷いていく。厚みが2mm以上になる場合には、軟性裏装材の硬化が期待できないため中心部を削除し、即時重合レジンに置き換え調節する。軟性裏装材を口腔内に挿入するとき、口角や口腔周囲組織などに付着しないように細心の注意を払う。

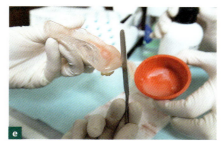
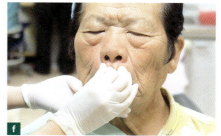

Fig 35g, h 下顎舌側面インプレッションメイキング。下顎辺縁設定は、舌側の顎舌骨筋線より下部の筋肉の動きが影響するエリアの形態をまずは設定する。顎堤吸収の状態や、舌骨筋群や咽頭収縮筋の影響で舌側の義歯床辺縁は、大きく形態を変える。顎位のリハビリテーションが起こることでも、舌側辺縁形態が変化する。

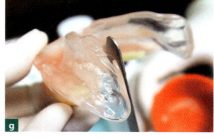
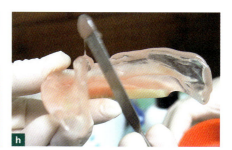

Fig 35i, j 下顎頬側インプレッションメイキング。頬棚部の辺縁の長さとフレンジの形成は、下顎義歯の維持に強い影響を与えるため、個々の解剖学的形態を触診・視診を交えながら十分に見極めていく必要がある。

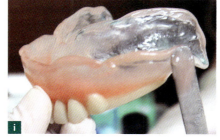
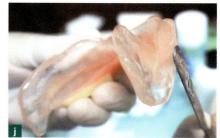

277

治療用義歯の辺縁形態の決定（続き）

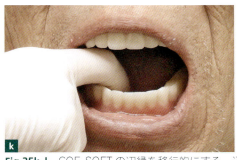
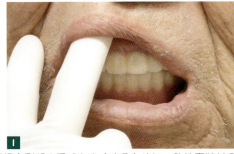

Fig 35k, l COE-SOFT の辺縁を移行的にする．辺縁余剰部の舌感を良くするために，軟性裏装材の端を治療用義歯に貼り付け，違和感が出ないように努める．一度に辺縁の全周に軟性裏装材を敷く必要はなく，術者が扱える範囲に軟性裏装材を敷き，初期硬化を得てから次の範囲に移行していく．確実な方法で敷いていくことが大切である．調整中に痛みや違和感が出現する部位はその都度削除した後，新たに敷き直すことを繰り返し適切な辺縁を印象採得していく．印象採得終盤になると治療用義歯の小帯など辺縁形態が細かく再現される．

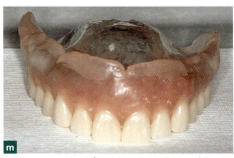
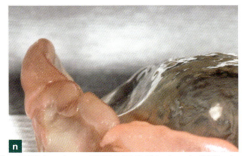

Fig 35m, n インプレッションテイキング後の辺縁．辺縁はコルベン形態より峰状に立った状態になることが多い．

もっと詳しく㉕　軟性裏装材を扱うときの注意点

　治療用義歯のダイナミックインプレッションは，診療室で術者がダイナミックインプレッションメイキングを行い，患者が日常生活でダイナミックインプレッションテイキングを行う．それは，印象体を術者と患者が協力して作り上げることを意味し，患者の協力なくしては印象体が出来上がることはない．
　患者は家庭での扱いについて以下を守る必要がある．
①レジン材の変色につながるため，治療後1日前後は色つきの食材を摂取することは避ける．
②軟性裏装材が早く固まるように咀嚼を勧める．しかし，せんべい，ピーナッツやゴマ，粉薬等は，軟性裏装材の中に入り込むことがあるので，治療直後や軟性裏装材が軟らかい間は避ける．
③治療用義歯の洗浄は流水下で丁寧に手指にて洗い，特に軟性裏装材で印象採得を行っている部位は硬い歯ブラシなどで傷つけない．また不潔にすると軟性裏装材に細菌やカンジダ菌などが増殖する（特にシェーグレン症候群など）ため，清潔に保つようにする．
④軟性裏装材が軟らかいうちは夜間時もなるべく装着しておき，夜間時に総義歯を外す時は，専用容器に水を張りその中に保存する．軟性裏装材の変形を防ぐため，咬合面が容器の硬い部分に当たるように保存する．
⑤食事や会話などの日常生活の動的機能を印象体に反映させることが目的なため，なるべく治療用義歯装着中は通常の食生活を送る（フラットテーブルに圧痕が付くまでは線維性の食物は食べにくい）．

治療用義歯

■ フレンジ形成

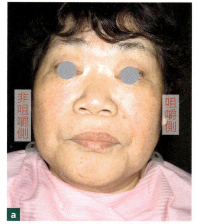
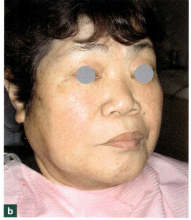
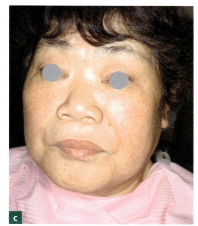

Fig 36a〜c　顔貌から口腔周囲筋を観察する．この患者は現在，左側で咬んでおり，右側頰周辺は筋肉が衰退しており平坦で無表情な印象である．

　フレンジ形成の目的は，①審美面の回復，②リップサポート，③生理的維持，④食渣の停滞防止である．無歯顎患者の多くは，習慣性の片側咀嚼を繰り返しており，口腔周囲筋は非対称になる傾向がある．口腔周囲筋が衰退し顔貌が非対称になるだけでなく，食事中に義歯床の頰側部に食渣が停滞し，それを舌や頰等で排除しようとすることで義歯の維持が阻害される．

　治療用義歯で左右均等に咀嚼が可能になり，フレンジを形成することで審美面での回復と口腔周囲筋が総義歯を包み込み生理的な維持を期待でき，併せて食渣の停滞を予防し，口腔周囲筋の維持を阻害する運動を防ぐ印象体が実現する．

Fig 37a, b　治療用義歯で動的印象採得を行いながらフレンジ形態を決定する場合，薄く敷くことで形態が決まると予測される部位に軟性裏装材を敷く．治療用義歯の使用中に食渣が多く溜まる場合は，その部位に即時重合レジン等でフレンジ形成を行い食渣の溜まりを確かめる．少量ずつレジンの積層を行わないと維持を阻害し，装着違和感に繋がる．
a：軟性レジン裏装材によるフレンジ形成．
b：即時重合レジンによるフレンジ形成．

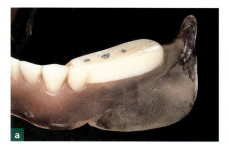
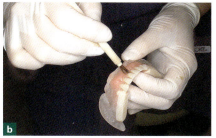

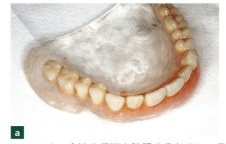
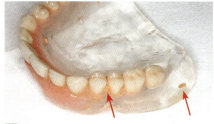
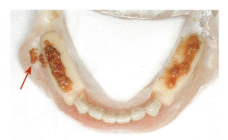

Fig 38a, b　食渣の停滞を確認するために，テストフード（ビスケットやせんべい）を用い嚥下させた後取り出し，食渣の停滞を観察する（矢印）．

Fig 38c　テストフードを咀嚼させると，非咀嚼側には食渣の停滞がみられる（矢印）．

Fig 39a, b　口腔の観察．食物は，咀嚼運動時に，咬合面を中心に舌側と頰側に舌と頰筋や口腔周囲筋に動かされながら粉砕されペースト状になっていく．非咀嚼側の頰側を観察すると，左右シンメトリーに排列を行っていても，開口時の歯列と頰の隙間が確認できる．非咀嚼側の頰筋が緩いため義歯研磨面と頰粘膜の間に隙間が出現し，そこに食渣が入り込み停滞することがわかる．

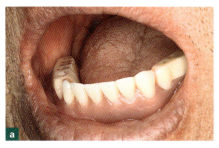
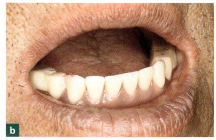

CHAPTER 10

フレンジ形成（続き）

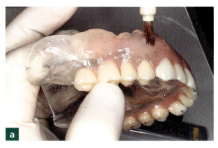
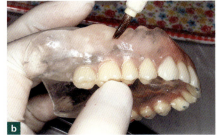
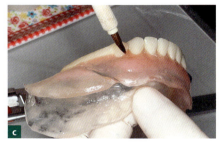
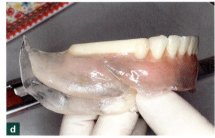

Fig 40a〜d　食渣の溜まった部位に同量のレジンを盛る．

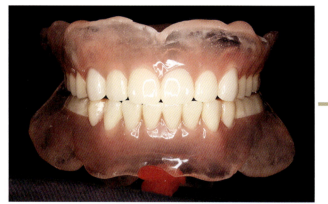

Fig 41a　フレンジ前．

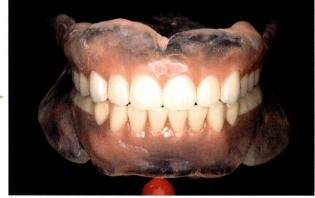

Fig 41b　フレンジテクニック終了．

内側弁の維持

　外側弁・フレンジ・辺縁形成が行われたのち，必要に応じ内側弁維持を目的としたシーリングを行う（**Fig 42**）．内側弁維持を求める部位は，粘膜が厚く，粘膜下に脂肪細胞や唾液腺細胞，軟らかな結合組織があるため，辺縁を200〜300μm程度厚くして，わずかに圧を加えることでボーダーシーリングを行い，物理的維持力を期待する（**Fig 43**）．内側弁のシーリングには，印象材が粘膜に過剰な圧を加えないように，小帯部にわずかな通路を形成して余剰の印象材が咀嚼粘膜に入らないようにする．

　治療用義歯辺縁が完成した時点で，印象採得を終了する場合もある．

総義歯粘膜面全体の最終印象

　治療用義歯床縁に動的機能を取り込んだ後，松風ティッシュコンディショナーIIなどの軟性裏装材を敷いた治療用義歯を1〜3日ほど使用させ印象採得が終了となる．これは必要に応じ行う場合と行わない場合がある．行う場合は印象材使用量を卵の殻の内側にある薄皮程度のイメージで行う．以前は，ビスコゲルで行っていたが，現在は，松風ティッシュコンディショナーIIソフトもしくは，ハイドロキャストplus（APS，東京歯科産業），COE-SOFTなどを適宜使用している．小帯・レトロモラーパッド・フラビーガム部・上顎結節部後端にある翼突下顎ヒダ・ヒモ状になった歯槽頂等に圧がかからないように，前もって印象体をわずかに削除し印象採得を行

治療用義歯

内側弁の維持

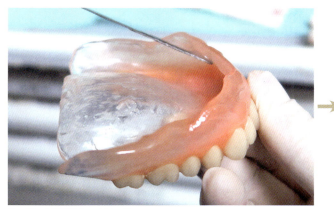

Fig 42　内側弁シーリング．

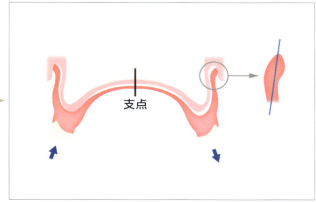

Fig 43　片側咀嚼の咀嚼圧が正中口蓋縫合付近の硬い組織を支点として平衡側の脱離をしようとする力のモーメントを防ぐため，内側弁にて物理的維持を求める．

顎位のリハビリテーション

患者の口腔内

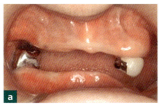
a
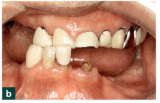
b
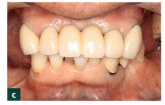
c
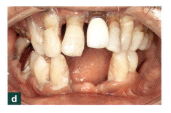
d

Fig 44a〜d　さまざまな患者の口腔内．

う．

　義歯床辺縁は歯肉歯槽粘膜境付近およびわずかに広げた被覆粘膜部に設定するが，原則，骨隆起や顎舌骨筋線上など粘膜の薄いところには設定してはいけない．治療用義歯は非常に優れた印象採得法であるが，軟性裏装材の粘度・量・厚みが不適切な場合には過度な圧が印象体に加わることがあり，材料の熟知が必要となる．加えて軟性裏装材は味覚に苦みを与えることがあり，あまり回数を重ねると苦痛につながるため注意する．

顎位のリハビリテーション

　顎偏位を起こしている症例の顎位の設定は容易ではない．顎偏位を起こした総義歯患者は，歯を徐々に失って総義歯に至っている（Fig 44）．多数歯欠損時に部分床義歯等で失った口腔機能を補っていても，残存した天然歯と口腔周囲筋，不適合義歯の影響を受けて経時的に顎偏位を起こすことが多い．また，歯が生えていた時にAngle II級1類などで，有歯顎時より二態咬合を呈している患者や，顎関節症の患者においても，総義歯の顎位の設定に苦慮する場合がある．

　治療用義歯を選択する患者には，ゴシックアーチの描記が想定通りにいかない顎位の設定が困難な患者が含まれる．そのような患者のゴシックアーチ描記は，矢じり状でない場合も多い（**CHAPTER 7 Fig 112**）．

　治療用義歯を用いた場合，習慣性閉口路終末位（嚥下位）を中心咬合位として設定するため，咬合高径の設定後，ゴシックアーチ描記の顎位にて下顎臼歯のオクルーザルテーブルがモノプレーンやフラットテーブルの治療用義歯を製作し，その治療用義歯で咀嚼運動を繰り返すことで顎位を求めていく（**Fig 45**）．

281

CHAPTER 10

顎位のリハビリテーション（続き）

顎位の整復

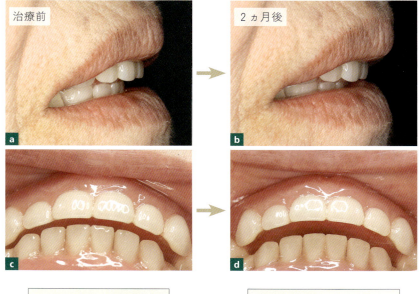

Fig 45a〜d 顎位のリハビリテーション．患者は，旧義歯で前方偏位と診断した．治療用義歯装着より2ヵ月で顎位の整復が起こった．

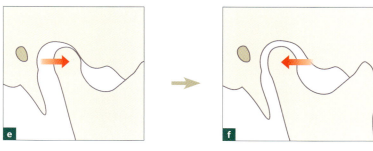

Fig 45e, f 顎位のリハビリテーションにより顎位が整復される．

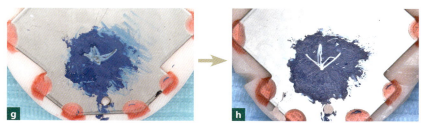

Fig 45g, h 治療用義歯使用開始直後と使用時でのゴシックアーチ描記の違い．

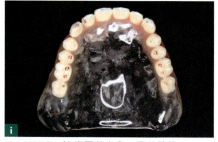
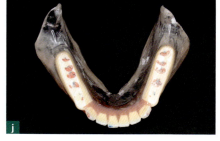
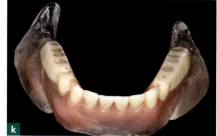

Fig 45i〜k 治療用義歯2ヵ月装着後．

治療用義歯

コピーデンチャーの製作

　ダイナミックインプレッションが概ね採得できたら治療用義歯のコピーデンチャーを製作する（Fig 46）．コピーデンチャーを製作する場合，治療用義歯で得られた形態を極力歪ませない成型精度が期待できる製作法を選択する（Fig 47）．

コピーデンチャーの製作

コピーデンチャーと治療用義歯

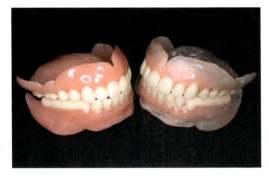

Fig 46 コピーデンチャー（左）と治療用義歯（右）．ダイナミックインプレッションが概ね採得できたら治療用義歯のコピーデンチャーを製作する．

コピーデンチャーの製作法

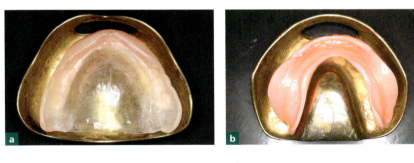

Fig 47a, b 治療用義歯をキャストボックスに合わせる．

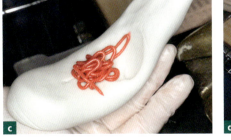 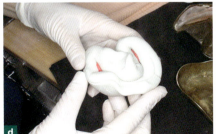

Fig 47c, d 技工用シリコーンパテを練る（ゼタラボ，Zhermack，フィード）．

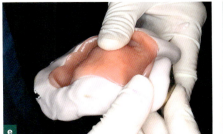 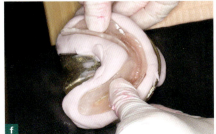

Fig 47e, f 咬合面より印象採得を行う．

283

コピーデンチャーの製作法（続き）

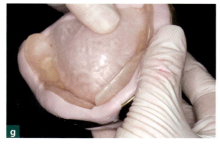
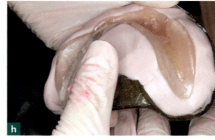

Fig 47g, h 周りをトリミングする．

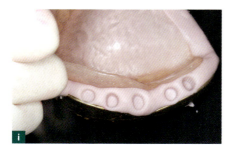
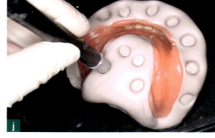

Fig 47i, j 固まる前にストッパーを付与する．

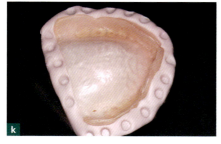
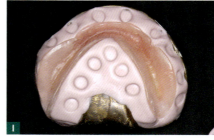

Fig 47k, l シリコーンパテと粘膜面にワセリンを塗る．

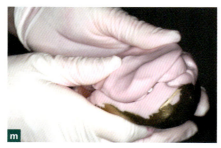
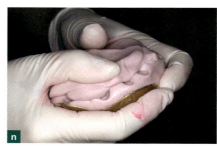

Fig 47m, n 同様にシリコーンパテを貼り，蓋をする．

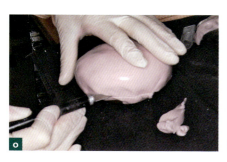
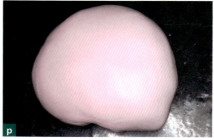

Fig 47o, p 余剰部をトリミングする．

治療用義歯

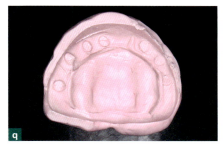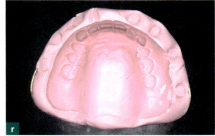

Fig 47q, r　上顎コピーデンチャー用シリコーン印象体.

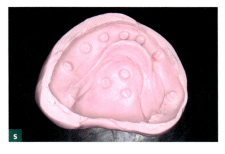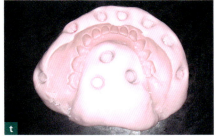

Fig 47s, t　下顎コピーデンチャー用シリコーン印象体.

コピーデンチャーの製作法：技工操作

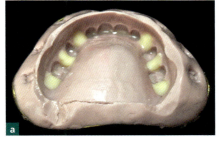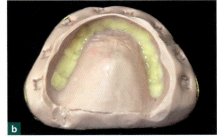

Fig 48a, b　印象採得した治療用義歯の型に化学重合レジンをシリンジで注入し，流し込み式でコピーデンチャーを製作していく．まず歯冠色の即時重合レジン（プロビナイス，松風）をシリコーン型の人工歯部分に筆盛りする（1歯ごとに分けて築盛することでレジンの収縮を最小限にする）．

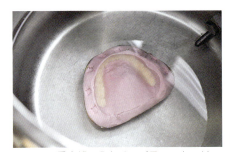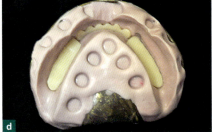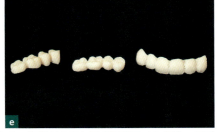

Fig 48c　重合槽に入れる．パラマートエリート（クルツァージャパン）を使用し，2気圧，45℃で30分間重合を行う．

Fig 48d, e　下顎重合レジン人工歯部．硬化したら一度型から外して歯頸部ラインに沿って形態修正を行う．eは形態修正後のレジン人工歯．

285

コピーデンチャーの製作法：技工操作（続き）

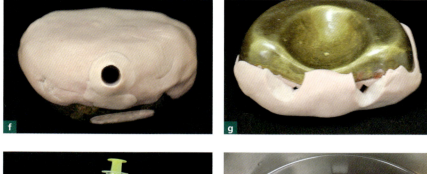
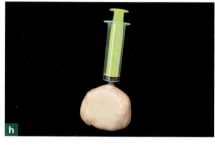
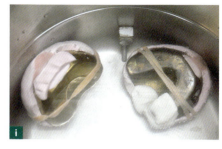
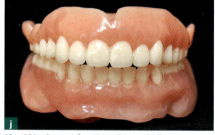
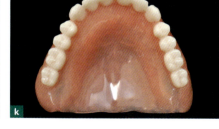

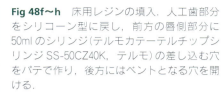

Fig 48f～h 床用レジンの填入．人工歯部分をシリコーン型に戻し，前方の唇側部分に50mlのシリンジ（テルモカテーテルチップシリンジSS-50CZ40K，テルモ）の差し込む穴をパテで作り，後方にはベントとなる穴を開ける．

Fig 48i パラエクスプレス粉液を混液比0.6で30秒間練り，シリンジに入れ4分後に圧入する（室温23℃）．パラマートエリート（重合窯）で45℃の温水中に入れ，2気圧で30分間重合し，常温まで徐冷をする．

十分な徐冷後，重合したコピーデンチャーをシリコーン型から外し形態修正をする．パテでの印象であるのと，レジンの熱収縮の圧力をパテで抑えきれず，寸法変化を起こしやすい．そのため，口腔内では粘膜面調整とCOE-SOFT裏装を前提とするので豊隆や床縁形態などは控えめに形態修正を行い，通法通り研磨をして完成する．

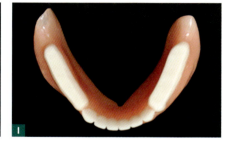

Fig 48j～l コピーデンチャー完成．

治療用義歯調整終了後

日常生活において治療用義歯を違和感なく使用できるようになり，術者が印象面・フレンジ部・顎関節機能の調和がとれていると診断できた時点で，治療用義歯の調整を終了する．それは，印象採得・咬合採得・フレンジテクニックによる義歯研磨面形態の採得を同時期にできたということである．

技工サイドと情報を共有するため，まず，垂直的なタッピングを咬合紙にて印記し（**Fig 49**），次に側方運動を違う色の咬合紙で印記する（**Fig 50**）．咬合紙でタッピングポイントを印記させた後，設定された顎位をシリコーン印象材で記録する（**Fig 53**）．

治療用義歯の調整が終了した後（**Fig 51, 52**），ラボサイドに送る1～3日前に軟性裏装材を1層敷く．これは，粘膜上の切歯乳頭や口蓋ヒダ等のランドマークのよりクリアな印象採得を行うこと，および治療用義歯を石膏模型より外しやすくするために行うものである．軟性裏装材は，ほんの微量敷くことで1～3日で硬くなる．つまりその期間で硬化が期待できる量でなければならない．またこれは，厚くなると基礎維持を壊してしまう．印象体の仕上がりに応じ，最終印象を行うため，必要ない場

治療用義歯

中心咬合位の印記

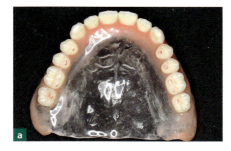
a
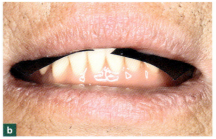
b
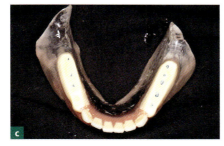
c
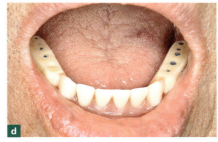
d

Fig 49a～d 垂直的タッピング．患者の姿勢・顎位などに注意をして正しい姿勢で臼歯にて軽くタッピングするように指示する．

治療用義歯での中心咬合位は，下顎位のリハビリテーション（もしくはハビリテーション）により獲得した習慣性閉口路終末位である．上顎舌側機能咬頭がいろいろな角度からフラットテーブルを削っているため下顎の中心咬合位の周りは臼状のエリアに削れており，咬合紙を咬ませることで初めて中心咬合位が点状で示される．

側方運動印記

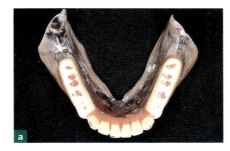
a
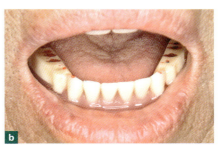
b

Fig 50a, b 下顎側方運動の印記．

治療用義歯最終印象

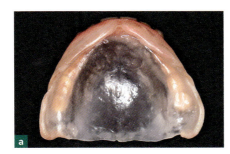
a
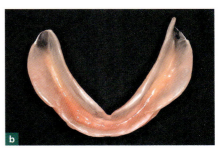
b

Fig 51a, b 治療用義歯最終印象．

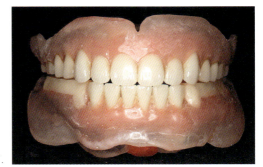

Fig 52 治療用義歯調整終了．

287

シリコーンバイトで固定

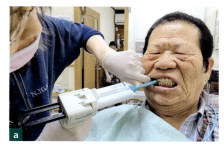
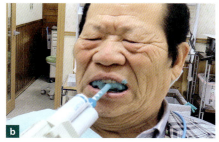
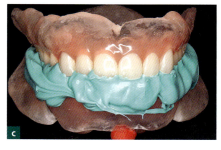
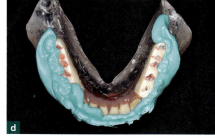

Fig 53a〜d 中心咬合位の印記の後，中心咬合位での咬合をシリコーンバイト材（フタールDオクルージョン，白水貿易．もしくはリアルバイト，トクヤマデンタル）で印記する．シリコーンバイト材は，両最後臼歯の遠心より頬側に流し込み容易に外れないようにする．

ラボサイドに移送

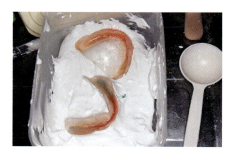

Fig 54 機能を採得した治療用義歯をラボサイドに移送するときは，アルジネート印象材を敷いた保存容器に咬合面側を埋没後，蓋をして100％保湿箱を製作する．閉鎖弁と粘膜面にはアルジネート印象材を付けないこと，治療用義歯がアルジネート印象材から簡単に外れたりしないことが大切である．アルジネート印象材に軟性裏装材が触れてしまうと印象体の歪みに繋がり，移送時にアルジネート印象材から外れてしまうと，箱の中で治療用義歯の軟性裏装材が，箱の硬い部分に当たり歪んでしまうためである．

ラボサイドで治療用義歯から人工歯排列を行うまでの準備

ボクシング

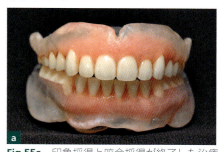
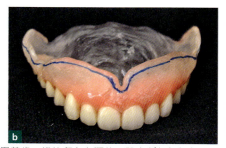
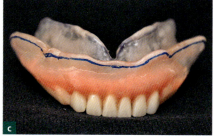

Fig 55a 印象採得と咬合採得が終了した治療用義歯．機能印象と顎位の設定が行われた．治療用義歯の形態を正確に再現するために，まずボクシングを行い，作業用模型を製作する．
Fig 55b, c ダイナミックインプレッションが終わった義歯の床縁を石膏を注ぐラインまでマーキングする．

合もある．
　技工所に移送する時には，アルジネート印象材を敷いた保存容器に咬合面側を埋没後，蓋をして100％保湿箱を製作する（Fig 54）．
　移送された治療用義歯から機能義歯を製作するラボ工程をFig 55〜71に示す．

治療用義歯

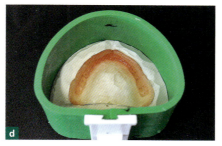
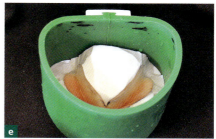

Fig 55d, e CDフラスコ（松風）にてアルジネート印象材を使用してボクシング作業を行う（ボクシングについては**CHAPTER 6**を参照）.

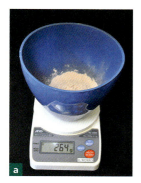
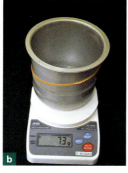
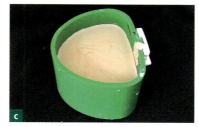
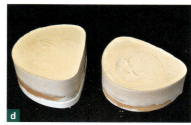
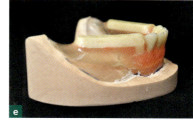
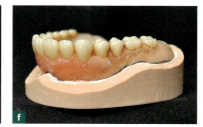

Fig 56a〜f 模型用硬石膏（DSラシオストーン，オーディック）を使用し，粉水を正確に計量して（**a, b**）注ぎ（**c, d**），規格模型の寸法でトリミングをする（**e, f**）.

平均値咬合器付着

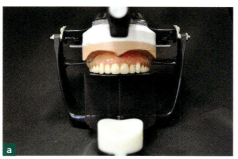
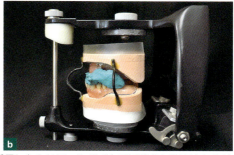

Fig 57a 治療用義歯のフラットテーブルの圧痕と採得したシリコーンバイトで最終的に決定された咬頭嵌合位で咬合器付着を行う．このとき，機能義歯排列用に平均値咬合器で，治療用義歯を模型から外さずに上顎模型を咬合平面板の解剖学的平均値の位置で付着する．

Fig 57b 続いて，中心咬合位のシリコーンバイトの記録を基に下顎模型の付着を行う．

印象採得

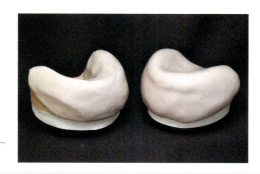

Fig 58 咬合器付着後，模型と歯列と歯肉の豊隆などの排列の参考のために，シリコーンパテで治療用義歯の研磨面・咬合面の印象採得をする．

CHAPTER 10

ベースプレート製作

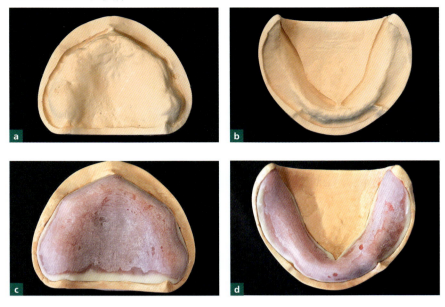

Fig 59a〜d 作業用模型から治療用義歯を外し，模型に適合したベースプレートを圧接する．光重合レジン：プロトレーLC Ⅱ（アグサジャパン，フィード）．

ワックスデンチャー製作

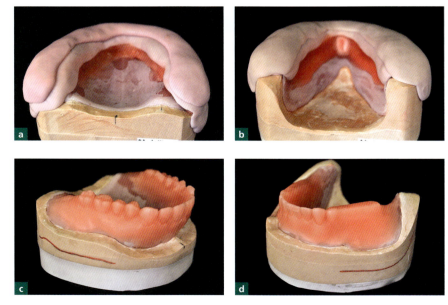

Fig 60a〜d ベースプレートの上にシリコーンパテをセットし（**a**），パラフィンワックスを流し込み（**b**），治療用義歯のワックスデンチャーを製作する（**c, d**）．高温に流蝋したパラフィンワックスを一度に流し込むと歪む原因となるため，低温のパラフィンワックスを数度に分けて流し込む．

Model analysis

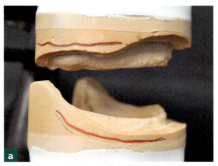 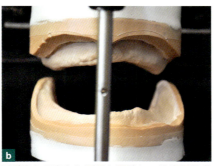 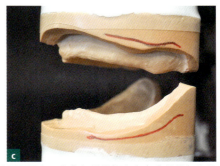

Fig 61a〜c 患者から治療用義歯での問題点や咀嚼能力の変化や限界を問診し,治療用義歯での問題点,さらなる機能を向上させるための観察を行う.上下顎の対向関係と顎位の変化があれば観察しておく.

最終総義歯の人工歯排列

上顎前歯部人工歯排列

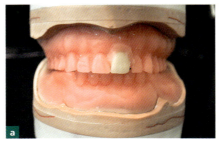 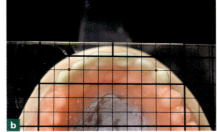

Fig 62a, b ワックスデンチャーを基に上顎前歯部を1歯ずつ排列していく.患者の要望や歯科医師からの変更点の指示などがあれば改善し,必要があれば個性的排列を行う.顎堤上の解剖学的位置関係を考慮しつつ,対称性を重視した人工歯排列を行う.

下顎前歯部人工歯排列

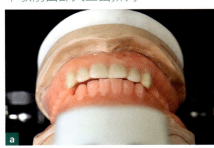 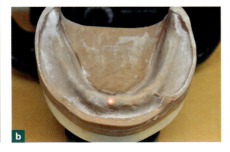 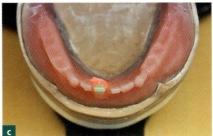
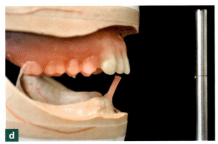 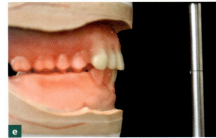 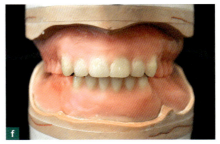

Fig 63a〜e 下顎前歯部は,レーザーマーカーを使用し,顎堤上の歯が残存していた時の咀嚼力の顎堤方向に対する力のベクトルが安定するように歯軸を考慮して排列する.リハビリテーションによって顎位の偏位があれば被蓋の修正を行う.
Fig 63f 上下前歯部排列終了.

CHAPTER 10

臼歯部排列前の Model analysis

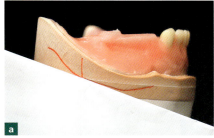
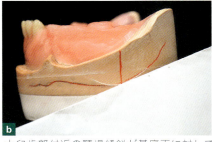
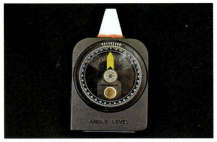

Fig 64a, b 臼歯部排列前の Model analysis. 大臼歯部付近の顎堤傾斜が基底面に対して 22.5°以上である部位は，不安定部位（Unstable zone）である．

Fig 65a マルチレベル A-150（シンワ測定，Amazon）にプラ板を付けて改造したもの．プラ板の先端に顎堤をあてがうと角度がわかるようになっている．

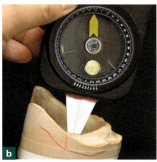
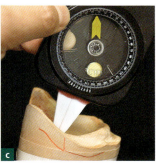
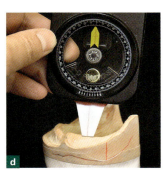
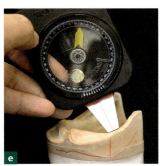

Fig 65b〜e 顎堤の角度が基底面に対して何度なのか部分的に測定をし，安定する部位（Stable zone）を認識し，臼歯部咬合限界を把握しておく．筆者は Unstable zone は20°以上を目安としている．

臼歯部排列：下顎法

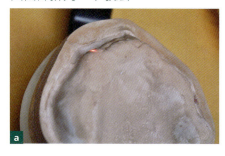
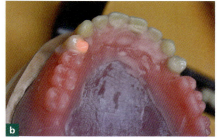
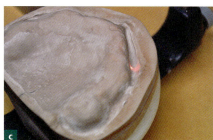
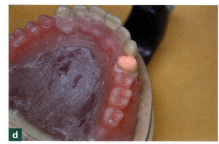
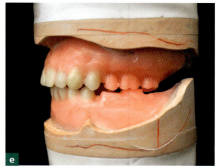

Fig 66a〜e 下顎法は下顎臼歯部から先に排列をする方法である．まず，笑うと見える上顎第一小臼歯は，臼歯でありながら前歯のような審美的要素もあるので，先に排列をする．

治療用義歯

Fig 67a, b 下顎臼歯を排列する際，レーザーマーカーを顎堤に当て排列位置を確認しながら行う．歯槽頂付近であり，天然歯の生えていたと予測される部位で最も安定する位置に上顎機能咬頭が咬み込むように排列をしていく．フラットテーブルにかかる咀嚼圧は常に真下にベクトルが向くのに対して通常の総義歯の場合1歯1歯顎堤に対する力のベクトルを考えなければいけないため，治療用義歯と比べて人工歯の頬舌的に安定した位置と歯軸にする．

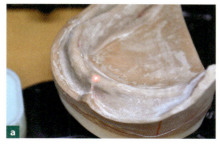
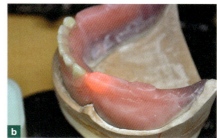

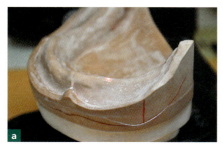
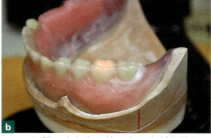
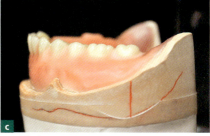

Fig 68a〜c 前後的に最も傾斜が少ないStable zoneに第二小臼歯・第一大臼歯が位置するように排列し，咬合平面の高さはレトロモラーパッドの2分の1から上縁を目安にし，第二大臼歯は顎堤傾斜に合わせ遠心を若干上げ湾曲をつける．あまり傾斜をつけすぎると偏心運動時のバランシングがうまくいかず，前方運動時に強い干渉となる（前歯部との被蓋とのバランスで後から調節可能である）．

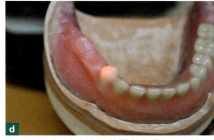
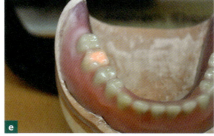
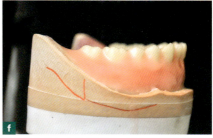

Fig 68d〜f 安定する位置を考慮し，パウンドラインから舌側には入らないようにし，舌房が狭くならないようにする．臼歯部咬合平面は左右で同じ高さにする．

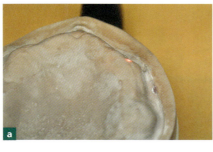
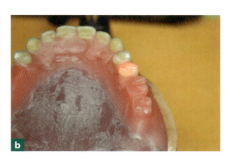
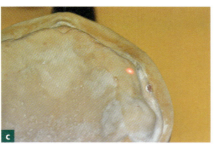
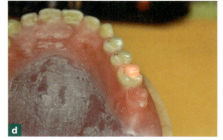

Fig 69a〜d 上顎臼歯部排列．上顎臼歯はレーザーマーカーを使用し，舌側歯肉縁残遺を確認しながら行う．人工歯の舌側面を舌側歯肉縁残遺から1〜2mm内側に排列するようにすると，歯があったと予測される位置に近くなり，口腔内を広く保つと思われる．顎堤吸収がある場合など，顎位の安定を優先する上で必ずしも理想的に排列することが常にできるわけではないが，上顎の顎堤がある程度しっかりと残っている場合は，下顎義歯よりも上顎義歯のほうが安定という面において融通が利く．

CHAPTER 10

治療用義歯フラットテーブルの読み方

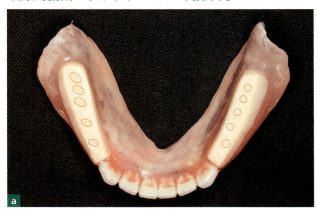

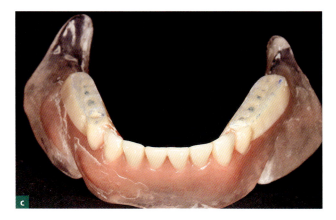

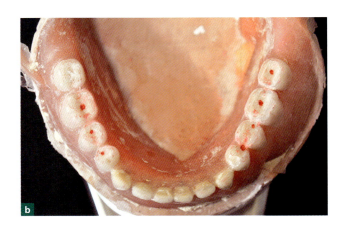

Fig 70a〜c 上下顎の対向関係で歯軸を調整し，快適性と安定の両方が保たれる位置に微調整が必要である．

　治療用義歯のフラットテーブルの摩耗の度合いや形を観察し，左右のどちらが主に作業側で平衡側であるのかを観察する．作業側は丸い艶のない圧痕状となっていることが多く，平衡側はシャープな艶のある頬側遠心に流れるラインが見られることが多い．これは，作業側は食物が介在した摩耗による圧痕で，平衡側は作業側の粘膜の沈下と平衡側の義歯の浮き上がりによってフラットテーブルと人工歯が滑走したバランシングコンタクトであることによると思われる．

　いずれも考慮した上で咬合関係を作るが，咀嚼運動を観察すると左右一定ではなく，左右どちらも作業側となることがあり，チューイングサイクルはいろいろな角度から下顎が中心咬合位へと入り込む運動をする．

人工歯排列終了

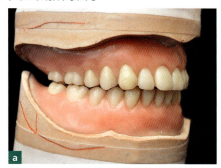

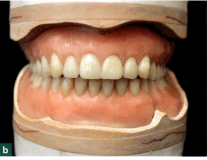

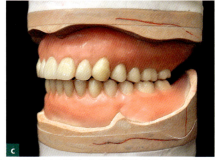

Fig 71a〜c 歯齦（歯肉）形成はチェアサイドの調整と機能印象（ダイナミックインプレッション）で作り上げられた情報を取り入れた形態とする．

治療用義歯

ゲルバーレジストレーションのための準備

　機能義歯（最終総義歯）の試適と同時に矢状顆路角を設定するため，ダイナミックフェイスボウを利用しレジストレーション（下顎運動の記録）を行う．そのためのレジストレーション装置を製作する．下顎にはトランスファープレートの取り付け，上顎には描記針の取り付けを行う．

レジストレーションのための準備

Fig 72a　上顎はあらかじめ描記針設置用にベースプレートを製作しておく．ゲルバーレジストレーションは下顎運動時に咬合高径の挙上を行っても正しい角度になるように計算式があるが，誤差を少なくするために咬合高径の上下はなるべく行わないほうがよいと筆者は考えているため，上顎のワックスデンチャーに描記針は取り付けない方法をとっている．

Fig 72b〜d　トランスファープレートは顎堤の大きさ，歯列の幅から適切な大きさを選択し，正中を考慮して正面に向くようにし，咬合平面と平行になるように設定する．
　描記針の位置は，トランスファープレート上に下顎運動をゴシックアーチとして記録する場合もあるので，描記する範囲を十分に考慮して設置する（描記板が下顎の場合は前方運動時には矢じりが後方向きに描ける）．描記針はどのようなタイプでもよいが，上顎ベースプレートとのクリアランスを考慮して干渉しない大きさのものを選択する．位置を決定したら，ユーティリティワックスでトランスファープレートに描記針を仮留めする．

Fig 72e〜h　咬合器を閉じ，機能義歯と同じ咬合高径で描記針を上顎ベースプレートにパターンレジンで固定し，下顎のトランスファープレートは着脱ができるようにシリコーンパテで動揺のないように固定する．

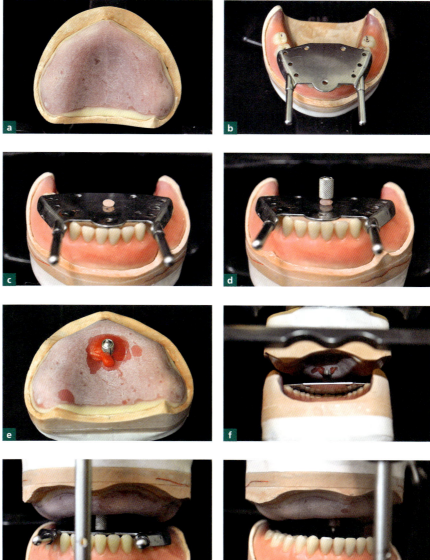

295

CHAPTER 10

仮床試適

仮床の試適について Fig 73に示す．

仮床試適

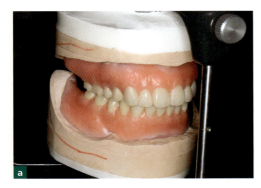
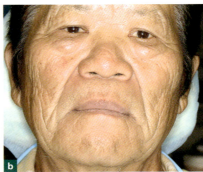
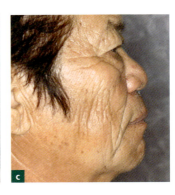
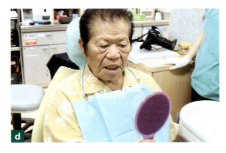

Fig 73a 試適時の仮床．
Fig 73b〜d まずは，審美性を術者と患者双方で確かめる．

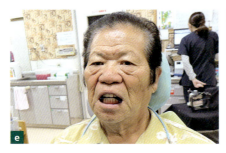
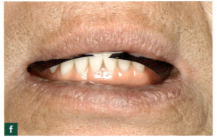
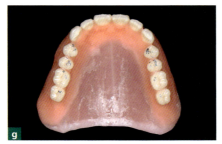
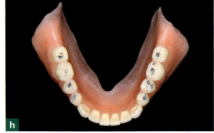

Fig 73e〜h 痛み・維持・審美面に問題がない場合，咬合紙をライトタッピングさせて，咬合接触を確かめる（e, f）．この時点では，細かな咬合調整や削合を行っておらず，試適時の確認では，咬合器上の接触点がタッピング時の咬合と同様であることのみを確かめる（g, h）．

296

治療用義歯

フェイスボウトランスファーとレジストレーションの描記

　フェイスボウは，顆頭間軸の距離と歯列弓の三次元的位置関係の記録のために使用する．コンディレーターバリオ半調節性咬合器を使用して咬合調整を行うためには，下顎運動の記録を咬合器に移し替える必要がある．そのため前方運動をレジストレーションにて描記し，矢状顆路角を設定する．

フェイスボウの設置

下顎頭相当部の位置とは？

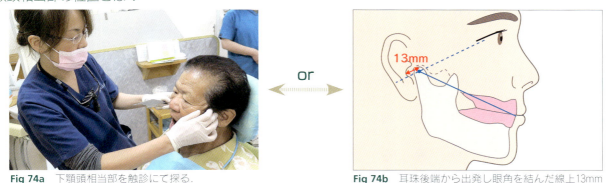

Fig 74a　下顎頭相当部を触診にて探る．

Fig 74b　耳珠後端から出発し眼角を結んだ線上13mmの位置を下顎頭相当部とする．

Fig 74a, b　コンディレーターバリオ半調節性咬合器専用のダイナミックフェイスボウは，下顎頭相当部と歯列弓の位置関係を記録する．まず，準備として下顎頭相当部に印を付ける．
　下顎頭相当部の位置とは，
①術者が触診し，患者に開閉口させて下顎頭相当部を設定する点（**a**）
②耳珠後端と眼角を結んだ線上で，耳珠後端から13mm前の点（**b**）
の両方を試し，妥当な点を下顎頭相当部とする．

下顎頭回転軸相当部

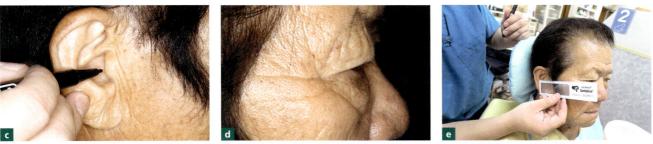

Fig 74c〜e　上記②の場合，耳珠後端（**c**）と眼角（**d**）を結んだ線上で，耳珠後端から13mm前の点（**e**）を下顎頭回転軸相当部とする．

口腔内装置の試適

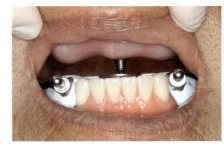

Fig 75　上顎レジンリム・下顎レジストレーションプレートの試適を行い，痛みやかたつきなどの不備がないか確かめる．

CHAPTER 10

ダイナミックフェイスボウの装着

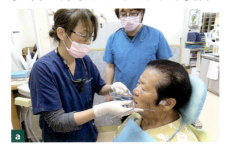
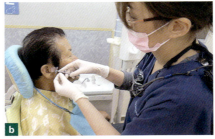

Fig 76a フェイスボウを装着．
Fig 76b 下顎頭回転軸相当部に描記ペンシルのペンシルを出さない状態で装着する．

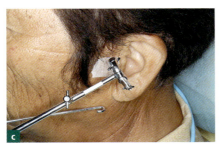
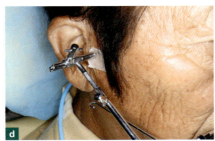

Fig 76c, d 下顎頭回転軸相当部に印を付けダイナミックフェイスボウを装着する．

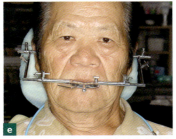
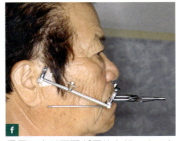
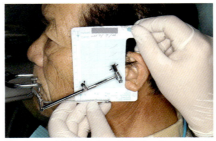

Fig 76e, f フェイスボウは装着時に，重量により下顎が偏位を起こすことがあるので前後運動を何度か試し，必要に応じ下顎頭回転軸指示スロットの位置の修正を行う．

Fig 76g 方眼紙をセットする．咬合平面位置確認バーはカンペル平面になるように設計されているため，方眼紙は確認バーと平行に装着する．

前方運動によりレジストレーションの描記

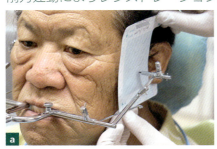
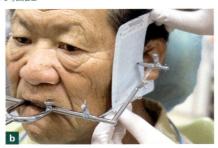

Fig 77a, b レジストレーションの描記．言葉で誘導し前後運動を一度させる．これを3セット以上行い，運動路を描記する．描記する時のみペンシルを出し，紙を移動する時には引っ込めておく．

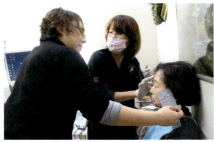
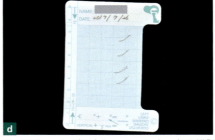

Fig 77c 左右同時に描記する場合は，2人の術者が左右に分かれて描記を行う．

Fig 77d, e レジストレーションカードに描記された下顎頭の動き．

治療用義歯

下顎模型を咬合器に付着

Fig 78a, b 模型にレジストレーションプレートを装着．付着時に模型の重さで，仮床から模型が外れないようにリムを模型に焼き付けて固定する．

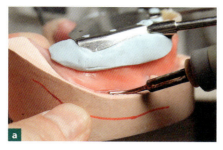
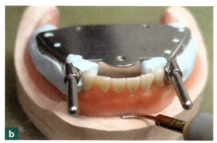

Fig 78c, d フェイスボウトランスファーで設定された下顎位を咬合器に付着する．描記ペンシルを咬合器付着用のピンに変更し，フェイスボウを咬合器に付着する．

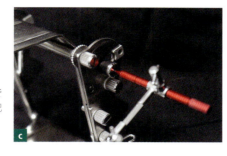
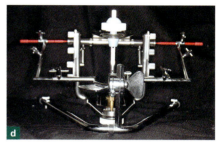

Fig 78e, f 仮床を焼き付けてしっかり固定した模型をフェイスボウに取り付ける．

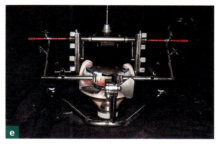
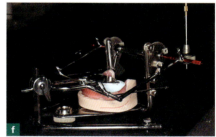

Fig 78g フェイスボウトランスファーで決定した位置で咬合器に付着する．
Fig 78h 下顎模型付着完成．石膏硬化後，フェイスボウを外しラボサイドに移送する．

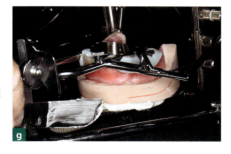
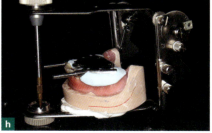

299

Chapter 10

レジストレーション後から総義歯完成までのラボサイドワーク

　ラボサイドワークについて **Fig 79～86** に示す．フェイスボウトランスファーとレジストレーションにより計測された顎関節機能を咬合器上に反映させ，削合調整しレジン成型を行い総義歯を完成させる．

コンディレーターバリオ半調節性咬合器への付着

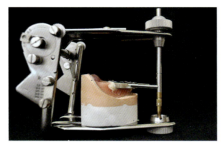
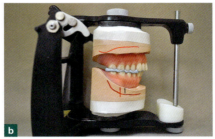
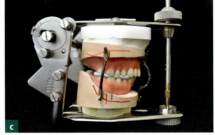

Fig 79a　チェアサイドより届いた下顎模型が付着された咬合器．
Fig 79b, c　平均値咬合器上でシリコーンバイト材を用いて上下顎の位置関係を記録しその位置をコンディレーターバリオ半調節性咬合器に再現する．

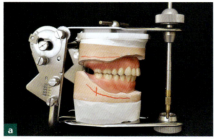
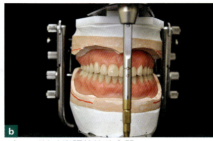
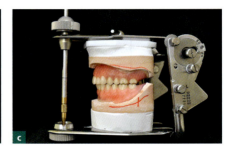

Fig 80a～c　模型の付着が終了したコンディレーターバリオ半調節性咬合器．

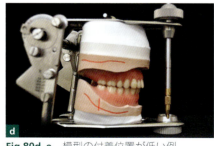
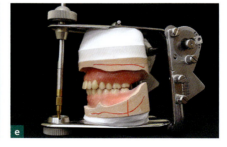
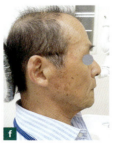

Fig 80d, e　模型の付着位置が低い例．
Fig 80f　模型の付着位置が低い例．下顎頭に対しての下顎中切歯切縁の位置（ボンウィル三角）やバルクウィル角には個人差があり，模型の付着位置もさまざまである．顔が長い患者は模型の付着位置も低くなる傾向がある．

レジストレーションとゴシックアーチ描記

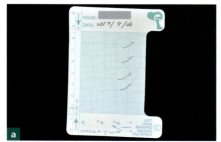
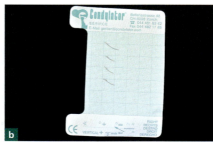
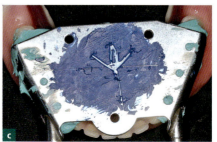

Fig 81a～c　レジストレーションカード（矢状面の動き）とゴシックアーチ（水平面の動き）の軌跡を併せて観察する．治療開始直後とリハビリテーショントレーニング後のゴシックアーチ描記を比較し観察する（治療用義歯ではゴシックアーチ描記で顎位の設定を行わない）．

矢状顆路角の設定

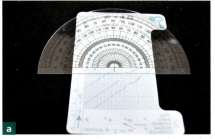 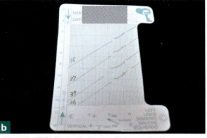 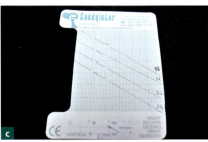

Fig 82a～c レジストレーションで描記された矢状顆路運動路を分度器で測る．矢状面の下顎前方運動の軌跡を直線で延長し，角度を測る．症例により往路と帰路で軌跡が違うことがある．これは外側翼突筋の緊張と関係しており，多くの場合は往路のほうが上を通るので，二重の軌跡が描ける場合は上のラインで計測する．

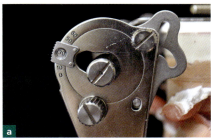 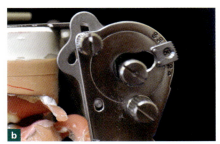

Fig 83a, b 計測された矢状顆路傾斜角度を咬合器の顆路角に代入する．患者固有のボンウィル三角を咬合器に再現するので，それで削合調整を行うと，生体の下顎運動と近似し調和が図れる．そのようにして削合調整した機能義歯は口腔内での咬合調整が少ない．
　ワックスデンチャーでの削合調整は前歯部と臼歯部でバランシングがとれることを確認し排列を修正するに留め，最終的な咬合調整はレジン成型後に行う．

人工歯排列の修正と咬合付与

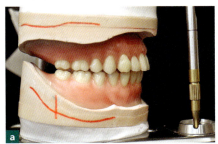 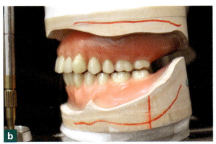 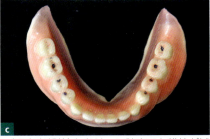

Fig 84a～c 本症例の人工歯排列の場合では，7̲相当部の顎堤傾斜が急峻なため Unstable zone（不安定部位）となり，口腔内でも維持が減弱になると判断し，中心咬合位において 7̲ と 7̲ の咬合接触を避け離開させている（**a**）．離開させる場合は食物を介在させても影響が出ないように 2 mm 以上間隙を空けて人工歯排列を行う．左側は咬合接触をもたせる（**b**）．Unstable zone の 7̲ は咬合接触がない（**c**）．

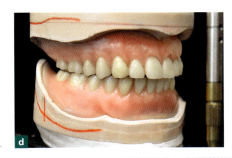 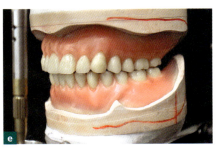

Fig 84d, e 歯齦形成後．

CHAPTER 10

レジン成型

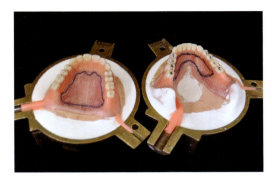

Fig 85　最終的な排列と選択削合を終えレジン成型（填入・埋没・重合）に移る．前章で述べた方法に則り，化学重合レジンで重合する．

削合調整

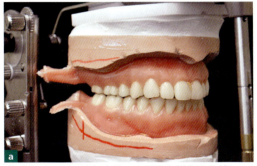
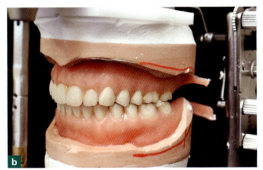

Fig 86a, b　リマウント後，人工歯を削合する（「もっと詳しく㉖」を参照）．

もっと詳しく㉖　レジン成型後にリマウントして削合調整する理由

　前章でも述べたが，レジン成型後は必ずリマウントをして最終的な削合調整を行う（Fig 86）．
　その理由は，重合後の歪みの補正を行うことと，顎関節機能を取り入れていない総義歯を口腔内に入れて直接的に咬合調整を行うと，たとえ早期接触があろうと粘膜上の総義歯が咀嚼運動時に沈み，床下粘膜が歪んで移動するので，エラーの場所が不明確になるためである．
　特に床部がワックスから硬質材であるレジン材に置き換えられた総義歯では，人工歯がしっかりと固定されているため，レジンの重合時の歪みの補正も行いながら偏心位での微調整を行うことが可能となる．総義歯患者の多くの顎運動はルーズであり，中心咬合位はポイントではなくエリアであると考え，患者が快適に違和感なく感じるためにサイドシフトの調整を行い，前方運動や偏心位限界運動路だけでなく，チューイングサイクルを考慮して，どの方向からでも中心咬合位に向けてスムーズに移行していくように調整をすることが大切である．
　もし，コンディレーターバリオ半調節性咬合器を使用せずに顆頭が水平的な動きをする咬合器を使用するのであれば，サイドシフトの動き，下顎窩と関節結節の傾斜が再現できないため，実際の顆路傾斜よりも咬合面を緩やかに削りすぎてしまう．そのため，ラボサイドでの側方位での調整は控えめにしないと，前歯部の咬合干渉を起こす原因となるので注意が必要である．

治療用義歯

最終総義歯完成

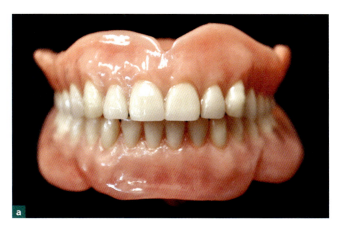

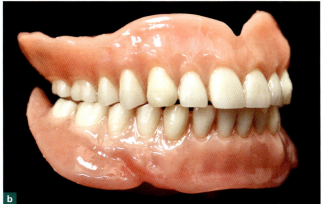
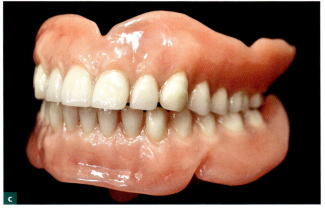

Fig 87a〜c 「違和感のない必要かつ十分な維持が得られた総義歯製作」．このようにして，顎機能を取り入れ，口腔組織に優しい違和感のない人工臓器である機能義歯が完成する．

おわりに

　日本の国民健康保険制度において，この治療用総義歯の製作法で全過程を行うことは，時間的にもコスト的にも不可能である．これは歯科医師，歯科技工士が勉強を重ね，保険治療の限界を理解したうえで，無歯顎患者が，「咀嚼機能や口腔機能を回復することで，生涯にわたり健康を維持し，さらに増進を図りたい」と希望したときに行う治療法である．

参考文献

1. Earl Pound（著），櫻井薫（監訳）．患者との信頼関係を築く総義歯製作法—ティッシュコンディショナーを活用して—．東京：わかば出版，2009：27-28．
2. Max Bosshart. Funktion & Ästhetik: Rehabilitation des Unbezahnten nach der Original-Gerber-Methode. Berlin：Quintessenz Verlag：120-121.
3. 堤嵩詞，平岡秀樹．総義歯づくり すいすいマスター 総義歯患者の「何ともない」を求めて～時代は患者満足度～．東京：医歯薬出版，2014：126-142．
4. 末次恒夫．リンガライズド・オクルージョン その考え方と与え方．デンタルダイヤモンド 1980；10：300-311．
5. 田中貞二．Pilot denture による下顎無歯顎患者の印象採得—高度吸収顎堤症例—．補綴誌 2002；46(1)：120-121．
6. 深水皓三．生体機能に調和した総義歯治療法—パイロットデンチャーシステム—．日本大学歯学部同窓会雑誌 1998；42(5)：21-25．
7. 寺岡文雄，北原一慶，多田広宣，中川正史，高橋純造．総義歯の重合後および保存時の変形とその回復 第1報 各種一般重合方法で作製した総義歯．補綴誌 1995；39(2)：274-279．
8. 湯本光希子，大内源之，鷹股哲也，佐藤崇，宮下昌也，高橋重雄．市販ティッシュコンディショナーの性質と組成．補綴誌 1993；37(6)：1162-1171．
9. 五十嵐尚美．「Max Bosshart スペイン研修 総義歯ドクターコース」より学んだ総義歯製作法とその応用．QDT 2017；42(6)：104-114．
10. 上濱正，堤嵩詞．パイロットデンチャーのフラットテーブル上に前後2つの下顎位が形成された症例にいかに対応したか その3 2つの下顎位への調和を図る人工歯削合～完成まで—．歯科技工 2001；29(9)：1214-1221．
11. 上濱正．噛み合わせの不安定な無歯顎患者に対する治療用義歯の応用．デンタルダイヤモンド 2005；30(13)：46-51．
12. 上濱正．治療用義歯によるデンチャースペースの回復．顎咬合誌 2005；25(1・2)：22-34．
13. 上濱正，阿部伸一，土田将广．今後の難症例を解決する総義歯補綴臨床のナビゲーション．東京：クインテッセンス出版，2012．
14. 堤嵩詞（監修）．いま再考する Gerber 理論・テクニックの有効性—顎運動の緻密な観察，分析に基づく総義歯製作システムの理解と応用—．歯科技工 2011；39(1-12)．
15. 下山和弘，安藤秀二，長尾正憲．Tissue conditioner の流動性に関する研究．補綴誌 1988；32(5)：1164-1170．
16. 吉田耕一郎，玉那覇哲，朝原早苗，皆木省吾，大川周治，長澤亨，津留宏道．各種ティッシュコンディショナーおよびリベース用レジンが床用レジンの曲げ強さに及ぼす影響．補綴誌 1988；32(6)：1311-1316．
17. 砂川孝．弾性裏装材が咬合力および義歯沈下量に及ぼす影響に関する研究—下顎両側性遊離端義歯について—．補綴誌 1979；23：195-208．
18. 鱒見進一．軟性裏装材のレオロジカルな性質と咀嚼能力に及ぼす影響．九州歯会誌 1984；38(5)：864-879．
19. 河野文昭，多田望，中畑哲也，佐藤修斎，羽田勝，松本直之．軟性裏装材の緩圧効果に関する研究 第1報 平行板実験．補綴誌 1988；32(6)：1241-1252．
20. 寺西邦彦．無歯顎補綴に強くなる本（下巻）．東京：クインテッセンス出版，2009：114-131．
21. 鈴木哲也．よい義歯 だめな義歯 鈴木哲也のコンプリートデンチャー 17のルール．東京：クインテッセンス出版，2011：28-31．
22. 中込敏夫．実践 総義歯スタンダード 歯科医師がさだめ歯科技工士がつくる．東京：医歯薬出版，2015：49-74．
23. 深水皓三（編著），堤嵩詞，阿部伸一，岡田尚士（著）．治療用義歯を用いた総義歯臨床．京都：永末書店，2014．
24. 野澤康二．チェアサイドの診断を具現化するための義歯の製作ステップ—歯科医師の治療方針を的確に理解することで達成される審美性と機能性の両立—．歯科技工 2016；44(12)：1458-1461．
25. 堤嵩詞．Level up Complete Denture Technique Standard 編 第14回 治療用義歯に用いる人工歯の選択と排列の基準および最終義歯製作中に患者が使用する複製義歯の製作．歯科技工 2002；30(3)：352-360．
26. 鈴木哲也，古屋純一．コンプリートデンチャー—鈴木哲也のマスター 1—ランクアップのための知恵と技．東京：デンタルダイヤモンド社，2017：158-177．
27. 井出吉信，小出馨．「補綴臨床」別冊 チェアサイドで行う顎機能診査のための 基本 機能解剖．東京：医歯薬出版，2004：154-163．
28. 中尾勝彦．「補綴臨床」MOOK 無痛デンチャーの臨床．東京：医歯薬出版，2002．
29. 堤嵩詞．精度の高いレジン床の重合法とは？ 歯科技工 2004；32(1)：110-121．

治療用義歯を用いた高維持力機能総義歯の製作に使用する器材

Dr

印象
咀嚼粘膜の無圧的印象採得．約2割増しの粉液比でアルジネート印象材を練る
→既製トレー，ソフトプレートワックス，メス，氷水，ぬるま湯，スーパーらくねる Fine，テクニコールボンド，アルジネート印象材，保湿箱，シリンジ，技工用メス

（必要に応じて追加印象採得を行う）

咬合採得
顎位の設定，咬合平面板，正中線設定，フレンジ，垂直的顎間関係設定，ゴシックアーチトレーサー
→咬合紙（赤・青），バイト材，咬合平面板，ノギス，技工用メス，シリコーンパテ，正中設定用糸，ピタ中，ゴシックアーチ用両面テープ，ゴシックアーチ用クレヨン，ワックス，ソフトプレートワックス

試適

治療用義歯装着，治療用義歯の調整，インプレッションメイキングとインプレッションテイキング① 外側弁と辺縁形成
①総義歯の当たりの調整，②被圧変位量のリリーフ．調整が終了してからインプレッションメイキングに入る（ゴシックアーチ描記の観察）
→COE-SOFT ほか軟性裏装材等，スタンプバー，保冷材，技工用メス，咬合紙

治療用義歯の調整，インプレッションメイキングとインプレッションテイキング② 内側弁シーリング，コピーデンチャー印象
8割方印象が終了したと判断した時点でコピーデンチャーの印象を採得する
→キャストボックス，技工用シリコーン，ワセリン

最終印象
ラボサイドからコピーデンチャーが出来上がってくるまでに内側弁のシーリングと最終印象を済ませる
→COE-SOFT など，最終印象材用材料，スタンプバー，保冷材，技工用メス，咬合紙（赤・青）

コピーデンチャーセットと最終印象終了
完成治療用義歯はフラットテーブルに咬合紙で垂直・側方運動の印記をした後，バイト材で留めて顎位の設定をする．輸送時には食品保存容器にアルジネート印象材を敷き咬合面側を印象材に埋没する
→COE-SOFT など，スタンプバー，保冷材，技工用メス，咬合紙（赤・青），バイト材，食品保存容器，アルジネート印象材，ガムテープ

機能義歯試適，ダイナミックフェイスボウを使用してレジストレーション描記
痛みの確認，咬合の確認，フレンジの確認
→ダイナミックフェイスボウ，記録用紙，コンディレーターバリオ半調節性咬合器，石膏，ゴシック装置，咬合紙（赤・青），バイト材

高維持力機能総義歯完成・装着

DT

規格模型・規格咬合床製作
規格寸法に模型をトリミング，模型観察
→PTD プラスチックサベヤー，ディバインガイド
ワックスリムを使用し規格咬合床を製作する
→PTD リムフォーム，トレーレジン，パラフィンワックス，PTD オクルーザルハンドプレート，アルミ製の平面板，ディバインガイド

咬合器にマウント後，治療用義歯用人工歯排列
平均値咬合器，臼歯部フラットテーブル（歯冠色即時重合レジンとベビーパウダー1：1），松風ブレンド陶歯・ベラシア SA ポステリア・エース臼歯などの陶歯，ディバインガイド，プロフィールコンパス，マルチレベル

治療用義歯完成
パラプレスバリオ（クリア・ライブピンク）

コピーデンチャー製作
歯冠色即時重合レジン，パラプレスバリオ（ライブピンク）

治療用義歯にて作業模型製作，コンディレーター咬合器に付着，人工歯排列
アルジネート印象材にてボクシング模型を製作
→CD フラスコ

人工歯排列・削合
治療用義歯を基にワックスデンチャーを製作
→松風ブレンド陶歯・エース臼歯・コンデュロフォームなどの陶歯，自動削合ラッピングペースト，トレーレジン，パラフィンワックス，PTD オクルーザルハンドプレート，アルミ製の平面板，ディバインガイド，プロフィールコンパス，マルチレベル

高維持力機能総義歯完成

おわりに

　当医院は日常診療において，MI（ミニマルインターベンション：最小侵襲治療）を旨に，Comprehensive dental treatment（包括的歯科診療）を中心に訪問歯科診療や障害者歯科診療にも力を入れている地域密着型歯科医院である．筆者の一番担当する診療は，歯周病治療，感染根管処置やCR充填などで「1本でも健康な歯を残したい，口腔環境を細菌学的かつ機能的に健康な状態で持続したい」と思い診療を行っている．保存的歯科診療の師は月星光博先生であり，先生との出会いで筆者の診療の質が変わり，患者に良い結果をもたらしたと感じている．

　今回月星先生の「歯科診療において沈黙は罪である．正しいと思うことを世間に問うべきである」と言われたお言葉に後押しされ，3年の月日をかけて高橋宗一郎歯科技工士とともに勉強し，まとめることができた．さまざまにご心配いただいた月星光博先生，ご子息の太介先生（月星歯科クリニック）に，たいへんお世話になり感謝を申し上げたい．また，深水皓三先生，堤 嵩詞先生，須山譲氏氏（デンタル オブ ユウ），市川 淳先生（ジュンデンタルクリニック），生田龍平氏（フェリーチェ）ほか「銀座深水歯科総義歯実技コース」でお世話になっている皆様，Max Bosshart先生，また土沢明日美先生をはじめとするいがらし歯科グループ・D-WORKS DENTAL LAB・INCのスタッフの皆様の助けやご助言があり，本の完成に至ったことに心より感謝を申し上げる．また何より常に快く協力していただけた協力患者様のおかげで完成した．

　筆者は常に「臨床での先生は，総義歯装着患者」と思っており，彼らが時に厳しく，時に優しく評価してくれること，彼らの口腔機能や全身機能の長期観察の結果が今の自分の仕事の質になっていると実感している．患者が受け入れなければ，いかなる理論も手技も無意味となってしまうため，他の診療とは異なり個々の患者との距離感を大切に保ち勉強し新しく得た理論や技術をすぐに実施できる環境を整えておくことが重要と考える．

　最後に筆者も多くの働く女性（人）が抱える問題を（深刻さはいろいろあるため同一ではないが），抱える時期があった．当時は育児と介護に追われ（その時は家族に支えがあり幸せであった），仕事は思うように従事することができず歯科医師としてのキャリアなどまったく考えられず，現在の自分の姿をまったく想像すらできなかった．今回女性歯科医師や女性が多く働く職域であるからこそ，思うように勉強する時間が取れない人の役に立ちたく，筆者のような女性開業医が総義歯製作についてわかりやすく書くことが大切だと思い執筆した．

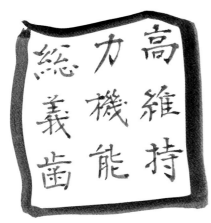

書家である患者さんが贈ってくれた「高維持力機能総義歯」。

　時間的・経済的にさまざまな問題を抱えている人，希望に満ち溢れ総義歯の勉強をしている人，この本を購入していただいたすべての人に感謝の意を込めて，私の大好きな女優ジュリー・アンドリュースの言葉を送りたいと思う．

「人生において必ず幸運が訪れます．その幸運を逃さぬよう，準備することが大切よ」

　私も，患者・スタッフ・私の家族・周りの人たち，何より自分自身が幸せになれるように常に準備をしなければならない．

五十嵐尚美

APPENDIX
索引

あ

アクリルレジンの切削・研磨・保管における注意点　250
アナトミカルランドマーク　63, 122
アルジネート印象材　67
アルジネート印象材の練和法　82
アルジネート用個人トレー　86
アルジネート用個人トレーの製作　87
アンダーカットの調整　78
アンテリアガイダンス　148

い

異常絞扼反射　26
イソコンパウンド　102
一次印象　63, 67
一次印象の採得法：下顎　84
一次印象の採得法：上顎　83
一次咬合採得　149
一次咬合採得での顎位の設定　163
一次埋没　241
イミディエイトサイドシフト　170, 173
イミディエイトサイドシフトの調整　243, 248
陰圧維持　40
印象圧　114
印象圧が義歯床下組織に及ぼす影響　114
印象体の管理　69
印象体の水洗・消毒　70
印象体の撤去法　85
インビビション　69

え

嚥下位　157, 264

お

横口蓋ヒダ　25, 123, 133
オトガイ筋　23
オトガイ結節　19, 29
オトガイ舌骨筋　29

か

外斜線　19, 33
外側弁維持　43
解剖学的維持　36, 44
解剖学的指標　63, 122
解剖学的ランドマーク　126
下顎安静位　157
下顎臼歯部 Model analysis　222
下顎臼歯部の排列　225
下顎犬歯の排列　220
化学重合レジン　238
化学重合レジンの吸水性　239
下顎重度顎堤吸収の印象採得　110
下顎前歯部の排列　218
下顎側切歯の排列　218, 220
下顎中切歯の排列　218, 219
下顎頭回転軸相当部　297
下顎の後退運動　147
下顎の後方運動再現機構　174
顎位と咬合の分類　55
顎位のリハビリテーション　281
顎関節症　55
顎関節部　146
顎舌骨筋　29
顎舌骨筋線　19, 31
顎堤吸収　53
顎堤傾斜の記入　211
顎堤形態の修正　58
顎堤状態　53
顎偏位　55
下唇下制筋　23
下唇小帯　19, 20
仮想咬合平面　149
仮想咬合平面の設定　150
仮想正中線　135
仮想咀嚼運動での調整　244

き

家族環境　53
加熱重合レジン　238
ガムライン　154
カンジダ口角炎　79
患者環境　53
完全埋伏智歯　56
観念運動失行　185, 198
顔幅からの人工歯選択　158
顔幅計測器　158
カンペル平面　148
カンペル平面採得法　150
カンペル平面の標記　150

き

既往歴　52
規格咬合床　137
規格模型　122
規格模型製作上のランドマーク　126
キサンタノ　89
義歯床用アクリル系レジン　238
義歯性線維腫　57
義歯性線維症　28
義歯調整後の経時的観察　258
基礎維持　36, 38, 63
基礎維持の重要性　115
機能印象　92
機能的印象　92
機能的印象と機能印象　274
旧義歯　53
旧義歯咬合高径　53
旧義歯使用期間　53
旧義歯装着感　53
旧義歯の義歯床辺縁位置　53
旧義歯の条件　53
臼歯部人工歯選択　222
臼歯部の位置と歯軸　216
臼歯部排列　221
頬筋　23
頬小帯　18, 19, 20

頬棚　19, 33
局所被圧変位　75
筋圧形成　104
筋圧形成（筋形成）の材料　102
筋圧形成・下顎　105
筋圧形成・上顎　104
筋圧による生理的維持　36, 43

く
グルタール溶液　70

け
経済状態　53
外科的前処置　56
ゲルバーレジストレーション　295
現在の服薬　52
現病歴　52
研磨　249
研磨面形成　160
研磨面形態　216

こ
口蓋　23
口蓋小窩　18, 25, 123, 133
口蓋腺　18, 25
口蓋ヒダ　25
口角炎　79
口角下制筋　23
口角挙筋　22
後顎舌骨筋窩　19, 33
咬筋切痕　33, 19
口腔内診査　53
口腔内装置の試適　297
口腔内粘膜病変　53
咬合圧支持領域　208
咬合器の選択　167
咬合挙上　157
咬合高径の設定　155
咬合再構成　58
咬合採得　146

咬合支持不安定領域　208
咬合支持不安定領域の設定　211
咬合接触点の修正　235
咬合調整　253
咬合平面の角度修正の手順　179
咬合平面の基準　178
交叉咬合排列　46
硬質レジン裏装材での筋圧形成　107
鉤切痕　18, 25
後退運動の調整　243, 248
後方運動再現機構　170, 174
後方基準点　128
口輪筋　23
ゴシックアーチ装着法　187
ゴシックアーチ描記　186
ゴシックアーチ描記法　184
個人トレーの製作　95
骨隆起　53
骨隆起除去　58
粉と水の管理　68
コピーデンチャーの製作　283
コンディレーターバリオ半調節性咬合器　169
コンディレーターバリオ半調節性咬合器への付着　300
コンパウンドの操作法　103
コンビネーションシンドローム　150

さ
最終仕上げ　249
最終精密印象の採得　63
最終総義歯の人工歯排列　291
作業側ガイド　215
作業側顆頭の後退運動　198
サブリンガルロール　19, 29
左右の差が大きい描記　198
酸化亜鉛ユージノール印象採得法　89, 91

酸化亜鉛ユージノール印象用個人トレー　91
三次埋没　241

し
次亜塩素酸ナトリウム　70
歯科用硬質石膏　116
歯齦形成　227
歯軸の調整　45
矢状顆路角の設定　245, 301
矢状前方顆路角　168, 170
矢状側方顆路角　168
歯槽頂間線法則　45
試適　234
自動削合　244, 249
歯肉形成　227
歯肉歯槽粘膜境　20, 123, 136
シネリシス　69
習慣性閉口路終末位　264
重合収縮　238
主介護者　53
常温重合レジン　238
上顎結節　26
上顎結節部に骨隆起があるときの印象採得法　92
上顎犬歯の排列　219
上顎歯槽結節　18, 26
上顎歯槽突起の外板　45
上顎歯槽突起の内板　45
上顎前歯部　217
上顎側切歯の排列　218
上顎第一小臼歯の排列　223
上顎第一大臼歯の排列　224
上顎第二小臼歯の排列　224
上顎第二大臼歯の排列　225
小頬骨筋　22
上唇小帯　18, 20
上唇鼻翼挙筋　22
シリコーン印象材を用いた二次印象採得　108

自立度 52
真空練和器 116
人工歯選択 158, 159
人工歯の形態 160
人工歯の歯軸の設定 211
人工歯排列位置 45
人工歯排列の修正と咬合付与 301
審美性の確認 236
診療室の室温・湿度 68

す
水平的顎位の設定法 184
スイベル型 169

せ
成型精度 237
成型操作手順 241
精神状態 52
正中口蓋縫線 18, 123, 133
正中の設定 153
静的維持と動的維持の違い 274
舌下腺 29
舌下ヒダ 19
石膏印象採得法 88
石膏印象用個人トレー 89
石膏硬化待機時の保管方法 118
石膏硬化待機中の印象面 118
石膏注入の注意点 116
石膏の管理 116
石膏の追加 118
石膏の注ぎ方 116
石膏模型の消毒 119
石膏を注ぐタイミング 70
切歯乳頭 18, 25, 123, 132
舌小帯 19, 21, 123, 136
舌側化咬合 214
舌側歯肉縁残遺 18, 123, 134
セメント質異形成部残存 57
前顎舌骨筋窩 19, 29
前歯部人工歯選択 158

前歯部の削合 245
前歯部の審美 216
前歯部排列 217
前処置 56
セントリックスライド 148
前方運動の調整 243, 246
前方基準点 127
前方偏位 197

そ
咀嚼粘膜 36
ソフトプレートワックス 79

た
大頬骨筋 22
対向関係 55
ダイナミックフェイスボウの装着 298
ダミー人工歯 154
弾性印象材 67

ち
中心位 147
中心咬合位の調整 243, 244
治療用義歯 264
治療用義歯完成 274
治療用義歯成型用副模型の製作 271
治療用義歯製作上の注意 263
治療用義歯の最終咬合調整 273
治療用義歯の上下顎前歯部の人工歯排列 267
治療用義歯の審美面の修正 271
治療用義歯の辺縁形態の決定 277
治療用義歯の目的 264
治療用義歯フラットテーブルの読み方 294
治療用義歯レジン成型の前準備 270

つ
追加印象採得 86

て
ディバインガイド 213, 214
テクニコールボンド 79
テンパリング 102, 103

と
トーチランプ 102
ドライアウト 70
トレーの試適 99
トレーの選択 75
トレーの保持 83, 84

な
内側弁維持 42

に
二次印象 63
二次印象採得 94
二次埋没 241
二態咬合 199, 200
ニュートラルゾーン 45, 212

ね
熱可塑性トレー 80
熱収縮 238
粘膜線維症 53
粘膜面の適合 58

は
ハイドロコロイド印象材 67
パサモンティーの切痕 29
発音時の下顎位 157
バッカルスペース 18
バランシング・コンタクト 215
バルクウィル角 168

ひ

被圧変位の調整　254
被圧変位量　40
被圧変位量の調整　63
歪みの調整　251
鼻中隔下制筋　22
被覆粘膜　36
表面張力　38

ふ

ファンデルワールス力　38
フィッシャー角　170, 171, 172
フェイスボウの設置　297
物理的維持　36, 40
フラットテーブル設置　269
フラットテーブルの製作　268
フラビーガム　53
フラビーガム難症例の印象採得　112
フルバランスドオクルージョン　214
フレンジ形成　279
フレンジテクニック　23, 44, 160
ブロックアウト　137
プロフィールコンパス　209
分子間力　38

へ

平均値咬合器　167
平均値咬合器付着手順　175
閉鎖維持　101
閉鎖維持の形成　63
ベースプレート　137
ベネットの運動路　171
ペリコンパウンド　102
辺縁の調整　252
偏心運動時の調整部位　245

ほ

膨潤　69
ボクシング　127
ポステリアファースト　148
ポストダム　27
補綴的前処置　58
ボンウィル三角　168

む

無圧印象　70
無圧的印象　70
無圧的印象採得　63
無歯顎臼歯部の水平的経時的変化　45

め

面荒れ　70

も

毛細管現象　39
模型分析　15, 47, 208
モディオラス　23

よ

要介護状況　53
翼突下顎ヒダ　18, 26, 123, 133

ら

ライトタッピング下顎誘導法　164

り

離液　69, 70
リップインデックス　165
了解障害　185, 198
両側性平衡咬合　214
リリーフ　137
リンガライズドオクルージョン　214
リン酸塩　70
リン酸塩水溶液　69

れ

レジストレーションとゴシックアーチ描記　300
レジストレーションのための準備　295
レジンの成型　241
レトロモラーグランド　29
レトロモラーパッド　19, 29, 123, 136

わ

ワックスリム　139

A

Albert Gerber　169
Angle Ⅰ級・Ⅱ級・Ⅲ級　55

B

Bennett angle　170, 171
Bi-conical（2つの角度の違う円錐形）　171
BLB　123, 134
BULLの法則　245

C

Concave（凹型）　171

D

Divineguide　213, 214

F

Fish of the pocket　33
Frenulum linguae　21

G

Gysiの三次元的矢状側方顆路角　171
Gysiベネット角の調整　243, 246

I

Immediate side shift　170

M
Model analysis　**15, 47, 208, 291**

P
Petrus Camper　**148**
Physiologic and reliable centric relation　**147**
Protrusive movement　**170**

R
Reference point　**63, 122**
Retrusive movement　**170, 243**

S
Stable zone　**15, 47, 208**
Super stable zone　**15, 47**
S字カーブの変曲点　**29**

T
Trubyte　**158**

U
Unstable zone　**15, 47, 208**

W
Willis法　**156**

α
α石膏　**116**

β
β石膏　**116**

著者略歴

五十嵐尚美（いがらし歯科イーストクリニック）
naomi@igarashi-dc.com

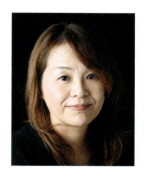

1991年　日本大学松戸歯学部卒業
1994年　いがらし歯科医院開業
2007年　いがらし歯科イーストクリニック開業

銀座深水歯科総義歯臨床実技コースチェアサイドインストラクター
CEセミナー高維持力機能総義歯講師
高維持力機能総義歯共同主宰
COMPセミナー共同主宰
宇都宮歯科衛生士専門学校障害者歯科講師
日本大学松戸歯学部歯周治療学非常勤研究員
日本歯周病学会認定医
日本障害者歯科学会会員
日本インプラント学会会員
日本老年歯科医学会会員
日本自家歯牙移植・外傷歯学研究会
歯科医師臨床研修指導医
宇都宮市歯科医師会会員
とちぎ歯の健康センター運営委員会
済生会宇都宮病院口腔ケア室（周術期口腔管理）

高橋宗一郎（D-WORKS DENTAL LAB）
cuspid79@gmail.com

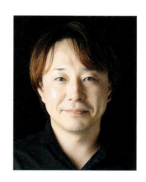

1994年　名古屋歯科医療専門学校卒業
1994年　トキワデンタルチーム（茨城県つくば市）勤務
2001年　歯科医院勤務
2004年　桜デンタルラボラトリー（茨城県つくば市）勤務
2007年　D-WORKS DENTAL LAB開業

日本歯科技工士会認定講師
CEセミナー高維持力機能総義歯講師
高維持力機能総義歯共同主宰

クインテッセンス出版の書籍・雑誌は，歯学書専用
通販サイト『歯学書.COM』にてご購入いただけます．

PCからのアクセスは…
歯学書　検索

携帯電話からのアクセスは…
QRコードからモバイルサイトへ

QUINTESSENCE PUBLISHING
日本

シリーズ　MIに基づく歯科臨床 補巻
生体に優しい総義歯製作法
〜高維持力機能総義歯〜

2018年6月10日　第1版第1刷発行

著　者　五十嵐尚美 / 高橋宗一郎

発 行 人　北峯康充

発 行 所　クインテッセンス出版株式会社
　　　　　東京都文京区本郷3丁目2番6号　〒113-0033
　　　　　クイントハウスビル　電話 (03)5842-2270(代表)
　　　　　　　　　　　　　　　　　 (03)5842-2272(営業部)
　　　　　　　　　　　　　　　　　 (03)5842-2277(QDT編集部)
　　　　　web page address　http://www.quint-j.co.jp/

印刷・製本　サン美術印刷株式会社

Ⓒ2018　クインテッセンス出版株式会社　　　　禁無断転載・複写
Printed in Japan　　　　　　　　　　　落丁本・乱丁本はお取り替えします
ISBN978-4-7812-0625-7　C3047　　　　定価はカバーに表示してあります

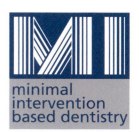

自家歯牙移植
増補新版

シリーズ MIに基づく歯科臨床 vol.04

月星光博● 著

自家歯牙移植は究極のミニマルインターベンションである

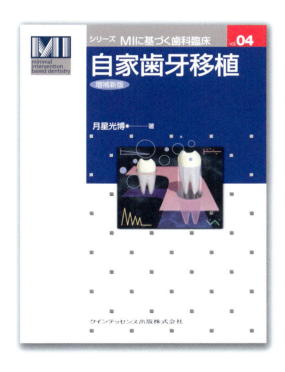

わが国で自家歯牙移植がブレイクスルーをむかえて20数年が経過した．希望と失望が入り混じった混乱の時代は終わり，新しい時代へと歯牙移植学はその地位を確立しつつある．エンド，ペリオ，矯正歯科，小児歯科，保存修復，補綴など，歯科のあらゆる分野で歯牙移植と無縁ではいられない．今，世界は歯牙移植に注目している．

text book

- ◆家庭医に必要とされるMIとしての自家歯牙移植の役割．
- ◆長期的経過症例でみる成功の臨床エビデンス．
- ◆大臼歯部，小臼歯部，前歯部に分けた適応症提示．
- ◆外科的挺出と意図的再植例の充実．

colour atlas

- ◆圧倒的に豊富かつバラエティに富んだ臨床例．
- ◆見やすいエックス線写真，口腔内写真，CT像が満載．
- ◆詳しい術式の解説と，成功へのキーワード．

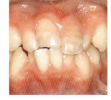 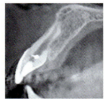 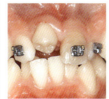 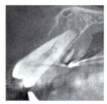 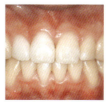 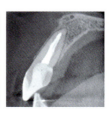

●サイズ：A4判変型　●304ページ　●定価　本体15,000円（税別）

QUINTESSENCE PUBLISHING 日本

クインテッセンス出版株式会社
〒113-0033　東京都文京区本郷3丁目2番6号　クイントハウスビル

リクッチの
エンドドントロジー

その時，歯髄に何が起こっているのか？

世界でもっとも美しい組織像と
臨床画像でわかる最新のエンド

著
Domenico Ricucci
José F. Siqueira Jr

監訳
月星光博
泉　英之
吉田憲明

　今，世界中のエンドの講演で臨床エビデンスとして，人の歯の組織切片のスライドが示され，その多くが「Dr. Domenico Ricucciの厚意による」とクレジットされている．そのDr. Ricuccciによる本書は，明るく鮮明に記録された高度な試料から，生体，細菌のコロニーなどの状態を観察し，病変像・治癒像で歯・歯髄・歯周組織で何が起きているのか，治療に何が必要なのか示す．本書で示される臨床の指針から得られるものは計り知れない．

- 圧倒的に豊富な臨床例から，細菌コロニー，免疫細胞の1つ1つまで観察できる，これまでになく明るく，鮮明で，臨床家にも読みやすい組織像を提示．
- わかりやすく解説された，病変と治癒のストーリー．
- たくさんの臨床例の組織像と，多くの文献からの精緻な考察から，これまでの臨床の疑問の答えと，指針がみつかる！
- 世界がいま注目のテキスト＆カラーアトラス．

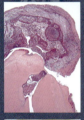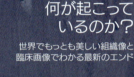

●サイズ：A4判変型　●444ページ　●定価　本体26,000円（税別）

QUINTESSENCE PUBLISHING 日本

クインテッセンス出版株式会社
〒113-0033　東京都文京区本郷3丁目2番6号　クイントハウスビル
TEL. 03-5842-2272（営業）　FAX. 03-5800-7592　http://www.quint-j.co.jp/　e-mail mb@quint-j.co.jp

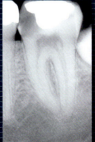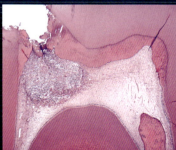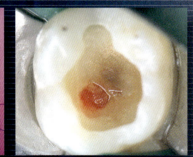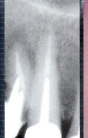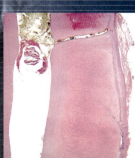